DANCE
Anatomy
[댄스 아나토미]

푸른솔

DANCE ANATOMY Second Edition
[댄스 아나토미] 개정판

2011년 10월 28일 초판 발행
2023년 9월 18일 개정판 1쇄 발행

저자 / 재키 그린 하스
역자 / 한유창·최세환·오재근

발행자 / 박홍주
발행처 / 도서출판 푸른솔
편집부 / 715-2493
영업부 / 704-2571
팩스 / 3273-4649
디자인 / 여백커뮤니케이션
주소 / 서울시 마포구 삼개로 20 근신빌딩 별관 302호
등록번호 / 제 1-825

값 / 29,000원

ISBN 979-11-979876-3-2 (93510)

DANCE
ANATOMY

댄스 아나토미 | 해부학적으로 쉽게 배우는 댄스

SECOND
EDITION
개 정 판

재키 그린 하스 지음
한유창·최세환·오재근 옮김

푸른솔

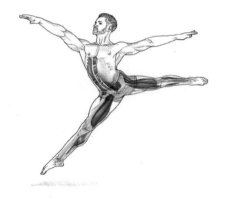

CONTENTS

서문

비디오 게임, 소셜 미디어와 온라인 비디오가 시각적 경쟁을 벌이는 가운데, 댄스의 아름다움을 감상하도록 사람들을 공연장으로 불러모으기가 더욱 어려워지고 있다. 그럼에도 불구하고 댄스 강사는 젊은 제자들을 탁월한 댄서로 키우기 위해 열심히 훈련시키고 있다. 댄서에게는 댄스가 활기를 띠도록 하는 책임이 있다. 댄서로서 당신은 관객이 댄스의 예술성을 생생하게 그리고 직접 경험하도록 하기 위해 무대로 올라가야 한다.

댄서가 움직이는 방식과 그들이 그러한 움직임을 통해 자신을 표현하는 방식은 관객을 댄스의 아름다움으로 이끈다. 라이브 댄스는 창의성을 증진시키며, 여러 세대에 걸쳐 창의적인 자기표현의 한 형식으로 사용되어왔다. 그것은 댄서가 창의적이고 비판적인 사고 기술을 활용하여 어려운 움직임 패턴을 수행하도록 한다. 강하고 재능 있는 댄서는 관객과 정서적으로 연결하는 능력이 있다. 댄서는 움직임을 통해 생각을 소통하여 관객의 경험을 증진시킬 수 있다. 댄서에게는 자기표현에 의해 관객의 기분을 변화시키는 능력이 있다. 댄스는 신체 기량의 탁월한 표현으로 원초적인 에너지와 매혹적인 기쁨을 모두 전달할 수 있다. 이 예술 형식의 전형적인 특징은 선이 뚜렷한 자세, 혁신적인 안무와 빼어난 이미지이다. 더욱이 모든 유형의 댄스는 흠잡을 데 없는 균형, 정밀한 근육 제어, 우아함, 리듬과 속도에 의존

한다.

오늘날 댄서는 정말로 운이 좋다. 건강하고 재능만 있다면 라이브 경연, 브로드웨이 쇼와 프로 발레단에서 기량을 과시할 기회가 얼마든지 있다. 예술 감독에 의해 주역으로 발탁되는 것만큼 흥분되는 일이 있을까? 이렇게 수준 높은 분야에서 경쟁하기 위해서는 정신적으로나 육체적으로 건강해야 한다. 관객은 그 어느 때보다도 더 감동을 원하며, 획기적인 안무라야 표가 팔리고 경쟁에서 이길 수 있다.

미국에서만 댄스 스튜디오가 약 3만 2,000곳이 있다. 댄스 스쿨, 스튜디오 및 아카데미는 사람들로 붐빈다. 댄스 수업, 리허설, 공연 및 경연의 고된 스케줄은 압도적일 수 있다. 댄서는 그 어느 때보다도 더 열심히 훈련하고 강사가 지시하는 모든 교정사항을 이해하기 위해 최선을 다하고 있다. 한편 강사는 테크닉, 예술적 기교, 음악성 및 까다로운 안무를 지도하고 아울러 비즈니스 마케팅도 해야 하는 부담을 지고 있다.

이처럼 정신없이 바쁜 현장에서 테크닉의 세부 사항은 때로 간과된다. 그동안 댄스 테크닉은 해부학적 분석이 거의 이루어지지 않은 채 전해져 왔다. 이러한 전통은 초기 세대들에게는 통하였을지도 모르나, 오늘날 당신이 다른 댄서들보다 우위에 서기 위해서는 가장 효율적인 훈련을 받고 그 어느 때보다도 더 강해야 하는데, 그러기 위해서는 기초 해부학을 이해할 필요가 있다.

바(barre)에서와 마루의 중앙에서 하는 각각의 콤비네이션 동작은 분명한 목적이 있어야 한다. 바 훈련은 그저 일련의 쁠리에(plié) 및 땅뒤(tendu)가 아니라 신체의 조직화(organization)이다. 그러므로 테크닉 수업에서는 근력의 발달을 강조하여 댄서가 관절을 제어하고 보호할 수 있어야 한다. 아울러 댄서는 댄스 자세들의 다양한 콤비네이션 동작을 일으키는 근육군의 작용을 이해해야 한다. 예를 들어 한 관절의 신전을 일으키는 근육은 그 관절의 가동범위 전체에 걸쳐 수축해야 한다. 댄서가 어느 근육이 신전을 일으키는지를 확신하지 못하면서 어떻게 그러한 콤비네이션 동작을 효과적으로 수행할 수 있겠는가? 이러한 상태에서는 계속해서 부적절한 근육을 과다 동원하여 근량만 늘리거나 과사용 손상을 일으킬 것이다.

이와 같은 현실을 염두에 둔 채 《댄스 아나토미》는 댄스 테크닉을 개선하는 보다 효율적인 방법의 발견에 도움을 준다. 이번 개정판에서는 뇌가 어떻게 움직임에 영향을 미치는지와 부상을 방지하는 방법에 대한 이해를 돕기 위해 2개의 장이 새로 추가되었다. 또한 이 책에는 250컷 이상의 운동 그림이 실려 있어 신체의 해부구조를 시각적으로 이해하도록 해준다. 이와 같은 해부구조 그림은 땅뒤, 빠쎄(passé) 및 아라베스끄(arabesque)를 수행할 때마다 신체 내부를 들여다보도록 함으로써 신체 라인의 향상에 도움이 된다. 댄서는 어느 근육을 수축시켜야 하는지를 정확히 알게 되어 움직임을 향상시킬 수 있다.

각각의 장은 움직임의 주요 원리를 다뤄 공연의 향상에 도움이 된다. 제1장은 이 책의 기초로, 3가지 아름다운 댄스 자세를 통해 몸 전체와 근육조직을 설명한다. 또한 이 장에서는 해부구조, 움직임의 면과 근육 작용을 설명함으로써, 신체가 어떻게 작용하는지에 관한 기본적인 이해가 중요하다는 점을 강조한다. 각각의 운동에서 작용하는 세부적인 근육은 그림으로 명쾌하게 표현되어 있다.

새로 추가된 제2장은 뇌와 신체의 나머지 부위 간의 신경학적 연결을 소개하므로 신경계를 논의하는데, 이는 댄서의 테크닉 개선에 도움을 줄 수 있다. 역시 새로운 제3장은 부상 방지에 초점을 두고 제자들과 강사가 모두 이해해야 하는, 부상과 관련이 있는 여러 주요 요인을 다룬다.

제4장에서 제10장까지는 신체를 중심부로부터 바깥쪽으로 가면서 살펴본다. 제

4장은 척추의 정렬(alignment)과 거치(placement)를 다루는데, 여기서 모든 움직임이 시작된다. 이 장은 척추 만곡과 척추의 모든 움직임을 설명하며, 또한 척추 거치에 역점을 두는 운동과 함께 구체적인 심부 근육을 강조하는 상세한 해부 그림을 제시한다. 이 장에 포함된 운동은 난이도를 올리려는 의도가 아니라, 더 나은 정렬을 위해 척추를 지지할 때 근육에 대한 인식을 기르고 근육의 역할을 이해하도록 돕는 의도로 소개된다.

제5장은 호흡의 해부학에 초점을 둔다. 댄서는 상흉부로 호흡해 긴장과 조기 피로를 일으키는 경우가 흔하다. 이 장에 제시된 그림은 횡격막, 폐와 늑골이 어떻게 협력하여 신체에 산소를 더 많이 공급해 근지구력을 개선할 수 있는지를 보여준다. 이 장에 포함된 운동은 다양한 움직임에서 호흡하는 세부적인 방법을 강조하며, 이들 운동은 상체에서 움직임을 개선하고 긴장을 감소시키려는 의도로 소개된다.

제6장은 댄스 움직임에서 중심부(core) 근육의 역할을 자세히 설명하고 심부 척추 안정근의 근력을 기르는 운동을 소개한다. 좀 더 구체적으로 말하자면, 척추 안정성은 층을 이루는 복근이 요방형근 및 장요근과 협력하여 이루어진다. 이 장에 포함된 운동에는 복근 수축과 척추 움직임 간의 관계를 나타내는 해부 그림이 실려 있다. 기본적인 댄스 수업만으로는 복근의 모든 층을 단련하거나 테크닉의 개선에서 이들 근육이 중요하다고 설득하기가 어려울 수도 있으므로, 댄서에게는 보완적인 중심부 체력 훈련이 거의 늘 필요하다.

제7장은 어깨와 팔의 근육을 상세히 설명하고 뽀르 드 브라(Port de Bras)와 들어 올리는 기술의 개선에 도움을 주는 운동을 소개한다. 제8장은 최적의 고관절 턴아웃(turnout)은 물론 최적의 골반 안정성을 위한 골반의 강화에 초점을 둔다. 제9장은 다리의 우아함과 파워에 초점을 두는 운동을 소개한다. 이러한 운동에 실린 각

각의 해부 그림은 근육의 기시부와 정지부를 보여줘 근육 수축의 위치를 미세 조정하는 데 도움을 준다.

댄스에서 부상의 대다수는 발목과 발에서 일어나므로, 제10장은 하퇴부를 위한 훈련을 강조한다. 한쪽 발에는 26개의 뼈와 34개의 관절이 있어 여러 움직임이 가능하다. 이러한 작은 관절들은 체중 전달, 발 밀어내기와 착지를 담당한다. 이들 관절에서 근력이 충분하지 않으면 정렬과 테크닉이 악화된다. 이 장에는 하퇴부, 발목과 발의 근력, 정렬, 균형 및 유연성을 위한 세부적인 운동이 포함되어 있다.

제11장은 신체의 여러 부위가 관여하는 운동을 소개한다. 이들 운동은 신체를 강화하는 외에 신체가 자세와 움직임을 이루기 위해 협력하여 일체로 작용하는 능력을 촉진한다.

이 책에 소개된 운동으로부터 효과를 보기 위해서는 수업, 연습과 휴식 시간으로 변화하는 주기를 고려해 효과적인 체력 훈련 프로그램을 개발해야 한다. 이러한 접근법은 당신에게 생소할 수도 있다. 여기서 목표는 비효과적인 훈련의 양을 제한하고 효과적인 훈련의 질을 개선하는 것이다. 이를 염두에 두어 제1장에는 보완적인 체력 훈련 프로그램을 계획하는 방법에 관한 논의가 포함되어 있는데, 이러한 프로그램은 궁극적으로 테크닉을 개선할 것이다.

댄서로서 진전을 이루기 위해서는 움직임의 전반적인 표현이 짜임새 있고 정밀해야 한다. 신체는 신체가 사용하는 공간에서 명확한 방향을 보여주어야 한다. 《댄스 아나토미》에서 내내 언급되는 여러 가상의 면은 신체 라인을 섬세하게 하고 안무를 깔끔하고 간결하게 수행하도록 도울 수 있다. 움직임은 깔끔하면 보다 리듬이 있고 음악적일 것이다. 당신이 심사위원단 앞에서 경연을 하든, 무대에서 공연을 하든, 혹은 테크닉 수업에 참여하든, 참관인(심사위원, 관객, 또는 강사)은 근력, 파워와 깔끔한 라인을 보고자 한다.

이 책은 더 나은 턴아웃 및 아라베스끄, 더 높은 데블로뻬(développé)와 보다 유연한 깡브레(cambré)를 이루기 위한 당신의 질문에 답할 것이다. 모든 운동에서 적절한 호흡 기법에 관한 지시, 체위를 개선하기 위해 중심부 근육을 동원하는 방법과 중요한 안전수칙이 설명되어 있다. 그런 다음 해당 운동에서 사용되는 근육을 열거하고 이어 실제로 댄스 자세에서 그러한 근육을 부각하는 상세한 해부 그림이 나온다. 따라서 당신은 제시된 운동과 댄스 자세 간의 관계를 알 수 있으며, 이러한 관계는 모든 유형 및 스타일의 댄스에 적용된다.

《댄스 아나토미》에 소개된 운동은 당신의 댄스 훈련에 보다 실용적인 사고를 불어넣으면서도 이 예술 형식의 아름다움을 저해하지 않도록 도울 것이다. 당신은 이 책을 자신의 신체 움직임의 역학을 이해하고 움직임을 교정하는 도구로 활용할 수 있다. 당신은 주역으로 발탁되는 그 순간을 위해 신체를 단련하고 테크닉을 개선하는 과정을 지속해 나갈 것이다.

감사의 글

젊은 사람들을 가르치는 데 그리고 이 예술이 활기를 띠도록 하는 데 자신의 삶을 바친 놀라운 댄스 강사에게 모두 감사한다. 불가피하게, 당신은 제자들에게 음악에 맞추어 움직이도록 가르침으로써, 그뿐만 아니라 평생 그들을 이끌 정서적이고 창의적인 인간 경험을 하게 해줌으로써, 제자들의 삶에 심오한 영향을 미칠 것이다. 다음과 같은 일부 댄스 지도자는 내 삶에서 결코 잊을 수 없을 것이다: Miriam R. Doktor, Valerie R. Weld, Richard Sias, Chase Robinson, David McLain, David Blackburn, James Truitte, Frederic Franklin, John Butler, Ivan Nagy와 Ruth Andrien.

이번 개정판의 출간에 도움을 준 다음과 같은 분들에게 진심 어린 감사를 표한다.

- 신시내티 발레단 댄서 Christina LaForgia Morse와 James Gilmer
- 노던켄터키대학교 연극예술대학 댄스 코디네이터이자 노던켄터키대학교 무용학과 교수 Tracey Bonner
- 사진작가 Peter Mueller
- 편집인 Cynthia McEntire

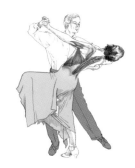

동작(motion)은 신체의 움직임 또는 자세 변화로 정의된다. 그러나 동작 중의 댄서를 지켜보면 신체의 자세 변화보다 훨씬 더 많은 것을 보게 된다. 댄스는 활기찬 시각 예술로, 균형, 근력과 우아함에 의해 창조되는 짧은 이미지들로 이루어진다. '균형'은 키워드로 이 책에서 내내 강조된다. 그것은 체중의 고른 분포, 평형 상태, 또는 비율의 조화로운 배열로 정의할 수 있다. 가능한 최고의 댄서가 되기 위해서는 근육 균형을 이해해야 한다. 물론 하나의 예술 형태로서 댄스의 미학이 결코 과학적 분석을 위해 희생되어서는 안 된다. 하지만 움직임의 기본 원리를 배워 건강한 근육 균형을 유지하면 댄서는 신체를 효과적으로 그리고 안전하게 움직일 수 있다.

이 장에서는 3가지 댄스 자세, 즉 재즈 레이아웃(jazz layout), 아띠뛰드 데리에르(attitude derrière)와 스플릿 점프(split jump)를 그림으로 보여주면서 움직임의 원리를 설명한다.

뼈, 관절과 골격근

움직임을 이해하기 위해서는 기본적으로 뼈, 관절과 근육을 이해해야 한다. 이들 신체 부위는 인간이 움직임일 수 있도록 하는 구조물이다. 이와 같은 구조물을 조정하는 방법을 알면 근육 균형과 신선한 에너지가 생기고 댄서로서 기량도 향상될 것이다.

뼈

인체에는 206개의 뼈가 있으며, 이들은 지지와 보호를 제공하고 근육에 지렛대 역할을 한다. 뼈에는 납작뼈, 긴뼈, 짧은뼈, 종자뼈(sesamoid bone), 불규칙뼈 등 5가지 서로 다른 유형 또는 형태의 뼈가 있다. 납작뼈는 두개골, 늑골과 골반의 뼈를 이룬다. 두개골은 뇌를, 늑골과 골반은 내부 장기를 보호한다. 팔과 다리에 있는 긴뼈는 근육에 지렛대 역할을 해서 움직임에 기여한다. 짧은뼈는 발과 손목에 위치하며, 어느 정도의 움직임을 제공하면서 안정성도 부여한다. 종자골은 근의 건 내에 묻혀 있고 그 아래 뼈의 표면과 건의 마찰을 줄여준다. 불규칙뼈로는 추골이 있고 이들 뼈는 척추를 보호하도록 고안되어 있다.

뼈는 칼슘(뼈의 강도를 결정함)과 콜라겐(뼈의 유연성을 결정함)으로 구성된다. 칼슘은 뼈에 저장되고 근육 수축을 돕는데, 칼슘 섭취가 낮으면 뼈의 약화를 초래해 피로 골절을 일으킬 위험에 처할 수 있다. 미국 보건부는 남녀에게 9~18세 사이에서는 매일 1,300mg의 칼슘이, 19~50세 사이에서는 매일 최소한 1,000mg의 칼슘이 필요하다고 권장한다. 50세 이상의 남성은 매일 1,000mg, 50세 이상의 여성은 매일 1,200mg이 필요하다(미국 국립보건원[NIH], 2016). 보충제를 제외하고 어디에서 매일 칼슘을 섭취할 수 있을까? 좋은 공급원으로는 우유, 치즈, 요구르트, 잎채소(예로 케일, 시금치), 강화 시리얼과 강화 오렌지 주스가 있다. 이와 같은 공급원은 칼슘 균형을 유지하도록 도와 뼈를 강하게 유지할 수 있다.

움직임은 지레 작용을 통해 일어난다. 지렛대는 작용력, 즉 힘이 가해지면 고정점을 움직이는 단단한 막대이다. 작용력은 저항, 즉 부하를 움직이기 위해 사용된다. 인체에서는 고정점이 관절이고 지렛대가 뼈이며 작용력은 근육 수축에 의해 제공된다. 예를 들어 그림 1-1의 재즈 레이아웃(jazz layout) 자세를 생각해보라. 들어 올린 다리에 초점을 두면, 고정점이 고관절이고 지렛대가 대퇴골(넓적다리뼈)이며 작용력은 고관절 굴근의 수축에 의해 제공된다. 이와 같은 관계가 가능한 것은 근육이 건에 의해 뼈에 부착되어 있고 뼈들이 강한 인대를 통해 서로 연결되어 있기 때문이다.

건은 조밀한 결합조직으로 된 섬유성 조직이다. 건은 유연하지만 강하고 근육이 수축할 때 힘을 전달한다. 일부 건은 초(鞘, sheath)로 싸여 있으며, 이러한 초는 건이 제자리에 있도록 돕고 쉽게 밀리도록 한다. 건초는 과사용 또는 과다훈련으로 인해 염증을 일으킬 수 있는데, 이를 건염(tendonitis) 혹은 건초염(tenosynovitis)이라고 한다. 근력 훈련, 스트레칭과 적절한 영양의 균형을 건강하게 유지하면 다양한 건 손상의 위험을 감소시킬 수 있다. 부상과 부상 방지에 대한 보다 상세한

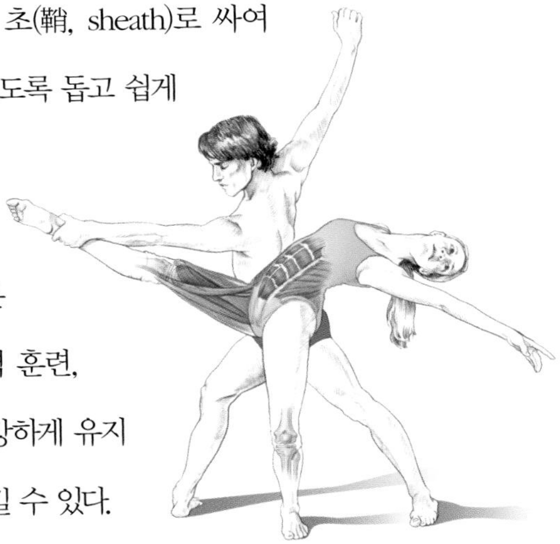

그림 1-1. 재즈 레이아웃 자세

정보는 제3장에서 소개한다.

　인대도 결합조직으로 된 강한 섬유성 조직이나, 뼈와 뼈 사이를 연결하고 관절을 붙든다. 강한 콜라겐 섬유로 구성되어 있는 인대는 댄스를 하는 동안 관절을 안정되게 유지한다. 인대는 염좌(sprain)를 일으킬 수 있으며, 심하게 신장되면 파열을 일으킬 수 있다. 대부분의 염좌와 파열은 댄서가 점프에서 내려오면서 발목 또는 무릎이 비틀릴 때 발생한다. 이러한 부상은 근력을 되찾기 위한 물리치료와 함께 휴식과 치유 기간을 요할 수도 있다.

관절

관절은 두 뼈가 만나는 부위에 있으며, 뼈의 말단(골단)에 위치한 연한 재질인 연골 덕분에 부드럽게 작용한다. 다년간의 댄스와 관절 과사용은 연골의 손상을 유발해 만성 염증을 일으킬 수 있다. 관절에서 연골이 손상되면서, 신체는 보상으로 기타 다른 관절을 과사용 하므로 신체의 작용에 불균형을 일으킨다. 강한 근육을 유지하여 관절을 지지하고 충분한 수면을 취하여 근육 재생을 도우며 건강한 적정 체중을 유지하여 관절에 가해지는 스트레스를 최소화하면 손상의 방지(그리고 균형의 향상)를 도울 수 있다.

　관절에는 여러 유형이 있으나, 여기서 논의되는 관절의 주요 유형은 볼-소켓 관절(ball-and-socket joint), 활주관절(gliding joint)과 경첩관절(hinge joint)이다. 관절에서 일어나는 모든 움직임에는 특정한 명칭이 있으며, 이러한 움직임은 대부분 짝으로 되어 있다. 짝이 되는 움직임은 보통 동일한 평면에서 일어나지만 방향이 반대이다. 예를 들어 무릎에서 굴곡(flexion)은 무릎을 구부리는 동작을 나타내는 반면, 무릎에서 신전(extension)은 무릎을 펴는 동작을 말한다(표 1–1 참조).

표 1–1. 관절의 움직임

동작	움직임	예
굴곡(flexion)	관절을 구부리거나 접는 것	그랑 바뜨망 드방(grand battement devant) 동작에서는 고관절의 앞쪽이 구부러지거나 굴곡된다.
신전(extension)	관절을 펴는 것	팔꿈치는 푸시업 자세에서 펴진다.
외전(abduction)	중심에서 멀어지는 것	알 라 스꽁드(à la seconde)에서 양팔은 몸의 양옆에서 2번 자세로 움직인다(벌려진다).
내전(adduction)	중심 쪽으로 움직이는 것	아쌍블레(assemblé)에서 다리는 모아진다.
외회전(external rotation)	바깥쪽으로 회전하는 것	턴아웃(turnout)에서는 고관절로부터 대퇴부를 외회전시킨다.
내회전(internal rotation)	안쪽으로 회전하는 것	어깨관절을 내회전시켜 손을 엉덩이에 둔다.
족저굴곡(plantar flexion)	발을 포인(point)으로 세우는 것	를르베(relevé)에서 앙 뿌앙뜨(en pointe)로 오르는 동작
족배굴곡(dorsiflexion)	발을 플렉스(flex)로 올리는 것	발뒤꿈치를 뒤로 기울여 전족부를 들어 올리는 동작
회내(pronation)	발을 안쪽으로 기울이는 것	족궁을 처지게 하거나 주저앉히는 동작, 평발
회외(supination)	발을 바깥쪽으로 기울이는 것	높은 족궁이 발의 바깥쪽 경계로 회전하는 동작

볼–소켓 관절로는 고관절과 어깨관절이 있다. 이와 같은 관절에서는 뼈의 한쪽 골단이 둥글고 이 뼈와 만나는 뼈의 골단은 컵 모양으로 생겼다. 고관절의 견지에서 이러한 정보는 턴아웃(turnout)과 데블로뻬(développé)의 향상에 중요하며, 이런 개념은 제8장과 제9장에서 추가로 살펴본다. 컵의 모양은 어깨관절이 얕은 데 비해 고관절은 더 깊다. 그림 1–2를 자세히 살펴보면 지지하는 다리의 고관절에서 대

퇴골두(femoral head)가 어떻게 비구 (acetabulum)에 끼워져 있는지를 보게 된다. 이 관절에서 움직임이 어떻게 일어나는지를 마음속으로 그려 본다. 여기서는 굴곡과 신전은 물론 회전 동작도 일어난다는 점에 주목한다.

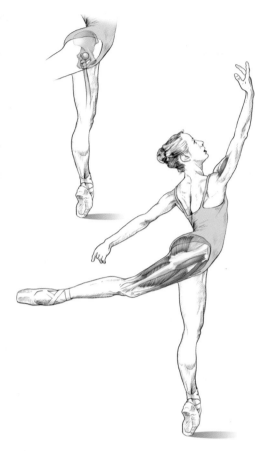

그림 1-2. 아띠뛰드 데리에르 자세

엉덩이와 어깨는 댄서가 수행하도록 요청받은 안무가 무엇이든 아름다운 라인을 만들기 위해 매우 힘써 작용한다. 쁠리에(plié), 점프 운동과 다리 움직임에서는 엉덩이에 체중이 실린다. 골반 안정과 엉덩이를 지지하는 근육의 건강한 균형을 유지하면 만성 엉덩이 부상의 위험을 감소시킬 수 있다. 이에 대해서는 제8장에서 추가로 논의한다. 어깨도 강하고 안정되어야 하는데, 어깨관절의 소켓은 아주 얕기 때문이다. 댄스에서는 어깨 탈구(shoulder dislocation)가 발생한다. 어깨관절을 강화하면 이러한 유형의 부상 위험을 감소시킬 수 있는데, 이는 제7장에서 추가로 논의된다.

활주관절은 양 골단이 비교적 납작한 뼈들로 이루어져 있으며, 움직임의 여지가 아주 적다. 예를 들어 그림 1-3에서 보듯이 각각의 늑골이 척추의 추골을 만나는

지점이 활주관절이다. 이들 관절에서는 움직임이 아주 적어 중간 척추(흉추) 부위에서 유연성이 떨어지는데, 이는 제4장에서 추가로 다루어진다.

경첩관절에서는 말단이 약간 오목한 뼈가 말단이 볼록한 뼈를 만나는데, 한 예가 무릎이다. 무릎은 굴곡하고 신전할 때 주로 하나의 평면에서 움직이나, 나중에 다루어지지만 무릎에서는 약간의 회전 움직임도 일어난다. 그림 1–1을 다시 보면 지지하는 다리는 무릎의 굴곡을, 움직이는 다리는 무릎의 신전을 보여준다.

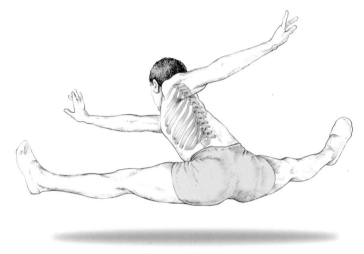

그림 1–3. 스플릿 점프

골격근

골격근(skeletal muscle)은 골격의 움직임을 시작하게 하며, 근섬유(근육세포), 근원섬유와 수많은 신경을 포함하는 결합조직 막들로 이루어져 있다. 이러한 신경이 뇌에 의해 자극을 받으면 화학반응이 일어나 관련 근육의 수축을 일으킨다. 각각의 근육은 뼈에 기시하는 지점(기시부)과 정지하는 지점(정지부)이 있다. 근육이 수축하고 근섬유가 단축되면 일반적으로 근육의 정지부가 기시부 쪽으로 당겨진다.

자극에 대한 근육의 반응은 근육의 특성에 달려 있다. 근육에는 기본적으로 2가지 유형의 근섬유, 즉 제1형(type I)인 서근섬유(slow-twitch muscle fiber)와 제2형(type II)인 속근섬유(fast-twitch muscle fiber)가 있다. 서근섬유는 느리게 수축하고 피로에 대한 저항이 높으며, 주로 체위 잡기와 자세 유지 그리고 유산소 활동에 사용된다. 속근섬유는 빠르게 수축하고 피로에 대한 저항이 낮으나, 서근섬유보다 더 큰 힘을 생성할 수 있다. 따라서 속근섬유는 쁘띠 알레그로(petit allegro), 즉 짧은 무산소 운동에 사용된다. 대부분의 발레 댄서는 서근섬유의 비율이 더 높은 반면, 보다 근육질인 혹은 더 다부진 모습을 한 댄서는 속근섬유의 비율이 더 높은 경향이 있다. 댄스 강도의 수준에 상관없이 서근섬유가 먼저 동원되고 속근섬유가 뒤따른다.

인체의 근육은 모두 정적 또는 동적 방식으로 수축하는(즉 긴장을 생성하는) 능력이 있다. 정적 수축(static contraction)은 관절에서 가시적인 움직임 없이 근육에 긴장을 생성한다. 반면 동적 수축(dynamic contraction)은 근육의 길이가 변화하는 유형의 근육 긴장을 말하며, 이러한 유형의 수축은 분명 관절에서 움직임을 일으킨다. 동적 수축은 단축성 수축(concentric contraction)과 신장성 수축(eccentric contraction)으로 나눌 수 있다. 단축성 수축은 근육의 단축을 동반하여, 신장성 수축은 근육의 신장을 동반하여 움직임을 일으킨다.

예를 들어 뿌앙뜨 땅뒤(pointe tendu)에서는 발이 포인(point)으로 세워지면서 종아리 근육이 단축성 수축을 통해 단축된다. 발이 시작 자세로 되돌아가면서 종아리 근육은 신장되기 시작하는데, 다시 말해 이러한 되돌리기 단계에서 근육은 신장성으로 작용한다. 이와 같은 구분의 중요성은 특히 점프에서 착지할 때 발휘된다. 이 경우에 관련 근육의 신장성 수축이 중력에 대항해 몸을 감속하도록 돕는다.

따라서 더 높이 점프하기 위해 근력과 파워를 기르려고 힘써 훈련하면서도, 부상의 위험을 줄이기 위해서는 착지의 제어에도 힘써야 한다. 또 다른 예로 1번 자세에서 를르베(relevé)를 수행하고 자세를 유지할 때, 유지 단계는 모든 다리 근육에서 정적 수축인 등척성 수축(isometric contraction)을 요한다. 다시 말해 이들 근육은 단축성으로 수축하여 몸을 상승시킨 다음 등척성으로 수축하여 자세를 유지한다.

근육들이 수축하여 움직임을 일으킬 때에는 다양한 근육이 협력하여 움직임의 목표를 성취하게 한다. 댄스 움직임은 근육들이 아주 잘 협력하기 때문에 면밀하게 제어할 수 있다. 이러한 관점에서 골격근은 주동근(agonist), 길항근(antagonist), 협동근(synergist), 안정근(stabilizer) 등 4가지 범주로 구분할 수 있다.

•**주동근.** 수축하여 움직임을 일으키는 근육으로 작용근(mover)이라고도 한다. 움직임을 일으키는 데 가장 효과적인 근육이 주동근육(primary muscle)이다. 예를 들어 발을 포인으로 세우는 동작은 비복근과 가자미근이 주동근육으로 작용해 일어나며, 이차근육(secondary muscle)으로 작용하는 기타 근육이 이러한 동작을 보조한다.

•**길항근.** 작용근에 대항하는 근육을 길항근이라고 한다. 이들 근육은 주동근이 작용하는 동안 이완되고 신장될 수 있으나, 때로 주동근과 함께 수축해 동시수축(cocontraction)을 할 수 있다. 상상할 수 있듯이 주동근과 길항근은 서로 반대로 위치한다. 그림 1-2로 다시 돌아가 아띠뛰드 데리에르 자세에서 움직이는 다리를 살펴보라. 여기서 주동근은 햄스트링과 둔근이다. 이들 근육은 활성화하여 고관절을 신전시켜 다리를 뒤쪽으로 들어 올린다. 길항근은 고관절 굴근, 즉 엉덩이와 대퇴부의 앞쪽을 따라 있는 근육들이다. 이들 근육은 주동근이 수축하는 동안 신장

된다. 한편 2번 자세에서 하는 그랑 쁠리에(grand plié)를 상상해보라. 댄서가 일어서면서 대퇴사두근(주동근)이 작용하여 무릎을 펴며, 햄스트링(길항근) 역시 동시 수축을 해서 슬관절을 더 잘 지지할 수 있다.

•**협동근.** 협동근은 혼동을 일으킬 수 있으므로 나누어 설명한다. 협동근이라고 생각되는 근육은 2가지 기능을 수행한다. 즉 이들 근육은 움직임을 촉진하거나 중화할 수 있다. 댄서에게 중요한 점은 협동근이 원치 않는 방향의 힘을 중화(반작용) 함으로써 움직임이 명확해지도록 돕는다는 것이다. 예를 들어 그림 1-2로 되돌아가 오른팔을 살펴보라. 어깨관절을 굴곡시켜 팔을 힘차게 들어 올릴 때 왜 상완골(위팔뼈)이 견갑골(어깨뼈)에서 분리되지 않을까? 그 답은 대흉근 아래에 감춰진 작은 근육인 오훼완근(coracobrachialis)에 있다. 이 근육은 수축하여 견갑골과의 관계에서 상완골의 움직임을 제어하는 데 도움을 줌으로써 협동근의 특성을 보여준다. 대개 모든 공은 주동근육으로 돌려지지만, 협동근은 주동근을 도와 부드럽고 조화로운 움직임이 이루어지도록 한다.

•**안정근.** 관절을 고정할 수 있는 근육을 안정근이라고 한다. 안정근은 원하는 움직임이 일어나도록 하기 위해 관절을 고정함으로써 닻과 같은 역할을 한다. 이들 근육은 이처럼 중요한 역할을 하기 때문에 이 책과 운동 설명에서 내내 반복해서 다뤄진다. 예를 들어 그림 1-2에서 척추는 복근의 수축에 의해 안정되고 지지된다. 그러한 수축이 없다면 뒤쪽으로 움직이는 다리의 탄력과 근력으로 인해 척추가 무너질 것이다. 대부분의 움직임을 일으키는 다리를 아주 열심히 단련하다 보면, 몸을 안정화하고 견고하게 유지함으로써 그러한 움직임을 가능하게 하는 근육의 중요성을 잊을 수도 있다.

신체 조성

잠시 신체 조성과 그것이 댄서에게 어떠한 영향을 미치는지에 관해 생각해보자. 댄서의 건강 수준과 직접적으로 관련되어 있는 신체 조성은 체지방량과 이를 제외한 제지방량의 비(比)이다. 국제 댄스 의학 및 과학 협회(IADMS)는 체지방의 건강한 비율이 여자의 경우에 17%에서 25% 사이이고 남자의 경우에 15% 미만이라고 제시한다(2011). 전통적으로 댄서는 기타 운동선수보다 체질량을 더 적게 유지해왔는데, 이는 댄스계가 호리호리한 몸매를 부추기고 있기 때문이다. 그러나 댄서는 모두 근육이 건강하게 기능하도록 하기 위해 그리고 오랜 연습 중 피로의 극복을 돕기 위해 소량의 체지방이 필요하다. 더욱이 지방을 최소화하기 위해 칼로리를 제한하면 부상, 무월경과 뼈 건강 악화의 위험이 증가한다. 자신의 신체 조성을 어떻게 검사하면 가장 잘 알아볼 수 있는지에 관해서는 보건의료인에게 물어보라. 여러 정교한 방법이 존재하나, 체지방 비율을 알아보는 데 가장 경제적이면서 널리 사용되는 검사는 피부 주름 두께 측정기(skinfold caliper) 또는 체지방 측정기의 사용이다. 신체의 특정 부위들에서 근육으로부터 피부를 집어내어 측정기 장치로 그 주름의 두께를 측정한다. 그런 다음 그 수치가 비율로 변환된다. 다시 강조하지만, 자신의 신체 조성을 알아보는 데 관심이 있다면 보건의료인과 상담해보라.

움직임의 면

동작은 자세의 변화를 동반하고 힘에 의해 일어난다. 댄서에게 그러한 힘은 몸과 마음의 조화로운 노력에 의해 생성된다. 이 책에서 사용되는 일부 해부학적 자세에 익숙해지기 위해 몸의 노력에 초점을 두어 시작해보자.

근육은 수축할 때 뼈들 사이를 연결하는 관절에서 움직임을 일으킨다. 댄스에서는 그러한 동작을 사용하여 몸을 모든 서로 다른 방향, 패턴 및 형태로 움직인다. 몸이 공간에서 어떻게 움직이는지를 이해하면 어려운 안무를 배우고 라인이 아름다운 움직임을 수행할 수 있다.

신체를 가상의 3가지 면으로 나누면 움직임을 더 잘 이해할 수 있다. 즉 수직면인 전두면(frontal plane) 및 시상면(sagittal plane)과 수평면인 횡단면(transverse plane)이 그것이며, 이들 면은 공간에서 3개의 차원에 해당한다(그림 1-4 참조).

관상면(coronal plane)이라고도 하는 전두면은 신체를 전방과 후방으로 나누며, 그림에서 다리를 곧장 양 측면으로 움직이는 것으로 나타나 있다. 정중면(median plane)이라고도 하는 시상면은 신체를 좌측과 우측으로 나누며, 그림에서 한 팔은 앞쪽에 그리고 다른 팔은 뒤쪽에 있는 것으로 나타나 있다. 횡단면은 신체를 상체와 하체로 나누며, 그림에서 몸통을 회전시키는 것으로 나타나 있다.

이제 댄서는 공간에서 몸의 방향을 전환하고 팔다리의 자세를 변화시킬 수 있기 때문에 신체의 자세와 방향을 나타내는 여러 용어를 정의하고 표준 해부학적 자세(standard anatomical position)란 측면에서 신체를 나타내는 것이 중요하다. 그림 1-5에서 보듯이 그러한 자세는 얼굴이 전방을 향하고, 양발은 편안히 평행하며, 팔은 몸의 양옆에 있고, 손바닥이 전방으로 돌려진 상태를 말한다. 이 자세를 기준으

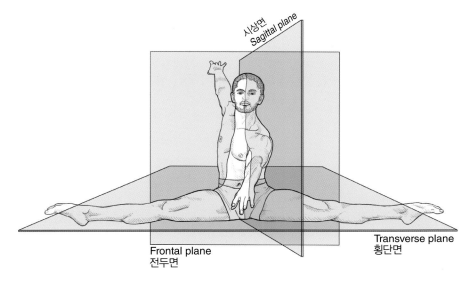

그림 1-4. 움직임의 3가지 면

로 모든 방향의 신체 움직임이 시작되고 모든 해부학 용어가 이 자세를 기준으로 한다(표 1-2).

계속해서 표준 해부학적 자세를 체내에서 가상의 여러 면으로 살펴보자. 신체는 횡단면에 의해 상체와 하체로 나뉘고, 시상면에 의해 좌측과 우측으로 나뉘며, 전두면에 의해 전방과 후방으로 나뉜다. 그래서 예를 들어 팔을 앙 바(en bas, 아래로) 자세에서 1번 자세를 거쳐 5번 자세로 높이 올릴 때에는 시상면으로 움직이는 것이다. 이러한 움직임에는 목적이 있으며, 그것은 편향되지 않은 채 그리고 기타 움직임이 개입되지 않은 채 가상의 면 내에서 팔을 높이 올린 5번 자세로 효율적으로 작용하는 것이다.

다른 예를 들면 옆으로 깡브레(cambré)를 할 때에는 전두면으로 움직이는 것으로, 마치 가상의 유리판을 따라 측면으로 구부리는 것처럼 기타 비효율적인 움직임이 조금도 없이 곧장 옆으로 움직이는 것이다. 마찬가지로 쁠리에를 수행할 때에는 다리가 전두면을 따라 곧장 옆으로 움직인다. 반면 다양한 힙합 동작에서 엉덩이는 안팎으로 회전하며, 이러한 움직임에서 각각의 엉덩이는 횡단면을 따라 움직인다. 마찬가지로 허리에서 몸통을 비틀 때에는 몸통이 횡단면을 따라 움직인다.

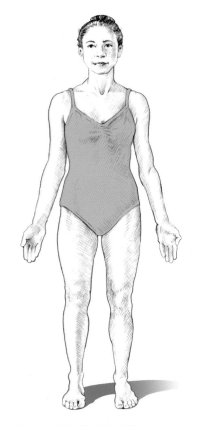

그림 1-5. 표준 해부학적 자세

이제 그림 1-3의 스플릿 점프를 다시 살펴보라. 다리가 어느 면으로 움직이고 있는가? 전두면이다. 만일 한쪽 다리가 약간 앞쪽으로 나갔다면 면을 벗어난 것으로, 그러면 댄서가 애써 추구하는 깔끔한 라인을 그리는 움직임이 나오지 못할 것이다. 따라서 이러한 점프는 올바로 할 때까지 반복해야 할 것이며, 다리를 어디에 두어

야 하는지를 이해하지 못한 결과로 반복하고 과도하게 연습하면 과사용 손상을 일

으킬 수 있다.

표 1-2. 해부학적 자세와 방향 용어

자세 용어	
용어	**정의**
해부학적 자세(anatomical position)	양발과 손바닥이 전방을 향하게 한 채 선 자세
앙와위(supine position)	바로 누운 자세
복와위(prone position)	엎드려 누운 자세
방향 용어	
용어	**정의**
상방(superior)	위쪽 또는 머리 쪽
하방(inferior)	아래쪽 또는 발쪽
전방(anterior)	앞쪽 또는 ~ 앞쪽
후방(posterior)	뒤쪽 또는 ~ 뒤쪽
내측(medial)	정중면에 가까운 쪽 또는 정중선 쪽
외측(lateral)	정중면에서 먼 쪽 또는 측면 쪽
근위(proximal)	사지의 기부(基部, root), 몸통, 또는 신체의 중심에 가까운 쪽
원위(distal)	사지의 기부, 몸통, 또는 신체의 중심에서 먼 쪽
천부(superficial)	신체의 표면에 가까운 쪽 또는 표면에 있는
심부(deep)	신체의 표면에서 먼 쪽
장측(palmar)	해부학적 자세에서 손의 앞쪽 면
배측(dorsal, 손 또는 발의 경우)	해부학적 자세에서 손의 뒤쪽 면; 해부학적 자세로서 있을 때 발의 등 쪽 면
저측(plantar)	해부학적 자세로 서 있을 때 발의 바닥 쪽 면

Reprinted, by permission, from K. Clippinger, 2007, *Dance anatomy and kinesiology* (Champaign, IL: Human Kinetics), 18.

의식적인 연결

마음은 댄스 아나토미를 사용하여 테크닉을 향상시키는 데 중요한 역할을 한다. 동작 중의 댄서가 되는 것의 일부는 주동근육의 작용을 이해하여 예를 들어 더 빠른 움직임 또는 더 높이 다리 들어 올리기를 적절히 상상하는 것이다. 또한 시각화를 도구로 사용하여 댄스를 보다 효율적으로 하도록 도울 수도 있다. 당신은 얼마나 많이 데블로빼란 동작을 연습하는가? 당신은 얼마나 많이 대퇴부에서 조임을 느끼고 이어 다리를 더 높이 올릴 수 없어 불안에 휩싸이는가? 어느 근육들이 조임 없이 수축하고 신장하며 안정되어야 하는지를 알고 있으면 어떨지를 상상해본다. 불안 없이 다리를 더 높이 올리는 것을 상상해본다. 이는 신체 능력과 함께 마음을 활용하면 가능하다.

시각화

제시된 신체 활동을 실제로 수행하지 않은 채 그 모습을 마음속에 그려보는 연습이 심상(imagery), 심적 시뮬레이션(mental simulation)과 시각화(visualization)를 포함해 다양한 용어로 표현되고 있다. 많은 종류의 심상 가운데 여기서는 공연을 향상시키기 위한 기초적인 시각화 기술에 초점을 두기로 한다. 예를 들어 댄서는 원치 않는 긴장을 풀기 위하여 간단한 긍정적 이미지를 사용해 고요한 중심(calm center)을 유지하는 데 집중할 수 있다. 자신의 몸이 어떻게 하기를 바라는지 정확히 마음속에 그려보고 사고를 긍정적으로 유지한다. 에릭 프랭클린(Eric Franklin)은 시각화의 거장으로, 나는 그의 용어 '종자 심상(seed imagery)'을 아주 좋아한다.

이는 직관적 사고(intuitive thought)를 심고 그러한 이미지가 성장하도록 하여 공연을 향상시키는 것을 말한다.

댄서가 동작을 반복적으로 훈련하면(수업과 연습에서 하듯이) 생리적 변화를 유도하고 정확성을 증가시키게 된다. 이러한 목적으로 매일 약간의 시간을 내어 조용한 장소를 찾아 눈을 감고 그저 자신의 숨소리에 귀를 기울여본다. 이제 자신이 되고 싶은 댄서 상을 상상해보고 자신이 수월하게 움직이는 모습을 그려본다. 움직임의 라인이 얼마나 깔끔한지에 초점을 둔다. 자신이 수행하는 모든 콤비네이션 동작에서 자신이 얼마만큼 제어를 하는지 마음속에 그려본다. 댄서는 그것을 마음속에서 볼 수 있고, 음악이 연주되는 것을 들을 수 있으며, 몸이 연속 동작을 세부적으로 수행하는 것을 느낄 수 있다. 이제 댄서는 그렇게 하기만 하면 된다. 그 밖의 모든 것은 놓아주고 자신의 테크닉에 집중한다. 댄서는 마음과 근육 간의 관계를 훈련하고 있는 것이다. 이들은 협력하여 균형을 이루어 댄서가 목표를 성취하도록 도와야 한다.

긴장 완화

마음의 상태는 훈련의 결과에 영향을 미친다. 상체가 긴장되어 있거나, 두 가지 동작을 수행해야 함에 스트레스를 받고 있거나, 혹은 균형을 잃을까 해서 불안해하는 상태에서 삐루에뜨(pirouette)를 준비한다면, 도대체 어떻게 댄서가 회전할 수 있을까? 대신 견고하지만 차분한 중심을 축으로 아름답게 여러 차례 회전하는 모습을 마음속에 그려보고 호흡을 한다. 자신의 방식으로 댄스를 해서 삐루에뜨를 하고, 두려움을 떨쳐버리며, 리듬을 타서 자신을 돕고, 회전을 즐긴다.

스트레스와 부상은 연구에 의해 관련이 있는 것으로 입증되었으며, 댄스는 분명 스트레스를 주는 노력일 수 있다. 여느 다른 스포츠처럼 댄스도 신체의 수행 능력을 최고조로 유지하기 위해 강도 높은 훈련 및 체력 관리를 요한다. 따라서 댄서는 완벽을 추구하고 자신을 한계 이상으로 내몬다. 그러나 경쟁이 가져오는 불안감 또는 실패에 대한 두려움이 자신의 마음을 압도하도록 한다면 대처하는 능력을 잃어 부상을 입을 위험에 처하게 된다. 또한 동기부여를 유지할 수 없어 주의력이 흐트러지고 순간적으로 자각을 잃으면 부상을 일으킬 위험이 있다. 아울러 이 모든 스트레스 요인은 망설임, 균형 기술의 약화와 원치 않는 근육 긴장을 초래할 수 있다.

이와 같은 위험을 피하기 위해 최고의 댄서는 동기부여와 격려를 해주는 건강하고 긍정적인 내면의 대화를 유지한다. 이러한 내면의 대화는 긴장을 감소시키고 수월한 움직임을 촉진한다. 당신은 마음과 몸 사이에 건강하고 균형 잡힌 연계를 구축하고 있다는 점을 기억해야 한다. 자신을 인정하고 댄스를 사랑하면 된다. 일부 사람들의 경우에 비판, 의심과 부정적인 혼잣말이 난무한다는 점은 사실이다. 그러나 댄스를 사랑하고 향상을 원한다면 자신에 대해 부정적으로 생각하고 불만을 가지는 태도는 멈춰야 한다. 자신은 어떤 것은 할 수 없다거나 특정한 움직임은 너무 어렵다고 스스로 말하는 것은 삼가야 한다.

댄스에 초점을 둔 운동

이 책에 소개된 운동과 그림 간에는 뚜렷한 관계가 있다. 운동 내내 목의 편안함과 균형, 아울러 중심부 전체의 안정성을 마음속에 그려보고 그러한 특성이 자신의 테크닉으로 옮겨지도록 한다. 예를 들어 다리를 위한 운동을 수행할 때에는 엉덩이에서 긴장이 아니라 관절 가동성이 풍부한 모습을 상상해본다. 그러한 이미지는 긍정적으로 그리고 간결하게 유지해야 한다.

운동 중 시각화 기술을 연습한 후에는 그러한 간결한 이미지를 수업, 연습 및 공연 전에 마음속에 간직한다. 자신의 기량이 어떻게 향상되는지, 몸이 어떻게 근육이 덜 조이면서 보다 효율적으로 작용하는지에 주목한다. 계속해서 긍정적인 시각화 기술을 사용하는데, 이러한 마음의 운동은 연습을 요한다. 부정적인 사고가 다시 스며들어 자신의 테크닉을 망치게 해서는 안 된다. 이와 같은 긍정적인 습관을 기르도록 돕기 위해, 제4장에서 제10장까지 각각의 장에는 댄스에 초점을 둔 운동 (Dance-Focused Exercise)이란 섹션이 포함되어 있어 이러한 기술을 각 장의 운동에 적용하는 지침을 제시한다.

심폐 지구력

이 책은 댄스 특이적 운동에 초점을 두지만, 심장과 폐의 효율성을 증가시키는 심폐 지구력(cardiorespiratory fitness)의 혜택을 간과할 수 없다. 점점 더 많은 댄스 관련 의학 연구가 댄서의 심폐 능력이 비지구력 스포츠를 하는 기타 운동선수의 경우와 비슷하다고 한다. 예를 들어 2015년에 로드리게스-크로즈, 크로즈와 라이스쵸크-올리베이라(Rodrigues-Krause, Krause, and Reischalk-Oliveira)는 "댄스에서 심폐적 고려사항: 수업에서 공연까지"란 제목의 탁월한 논문을 발표했다. 이 논문은 피로 관련 부상의 감소에 유산소 체력 훈련이 중요하다고 강조했다. 연습과 공연은 짧은 시간만 지속되지만(따라서 무산소 활동이지만), 댄서는 유산소 훈련을 통해 심폐 건강을 향상시켜 혈액순환과 세포로의 산소 공급을 개선해야 한다.

더 구체적으로 말하자면 유산소 훈련은 심장의 크기를 증가시키며, 이는 더 많은 양의 혈액이 전신으로 뿜어지도록 한다. 따라서 심폐 지구력이 향상되면 산소의 운반이 개선되어 지구력이 증가한다. 결국 심폐 지구력이 좋으면 신체적 및 정신적 피로가 감소하는데, 이러한 피로는 어느 쪽이든 부상을 초래할 수 있다. 그 결과 보다 유산소적으로 체력이 좋을수록 피로가 시작되기 전에 보다 오래 연습할 수 있다. 그러나 매일 받는 댄스 수업은 유산소 혜택을 충분히 제공하지 못한다. 유산소 능력을 증가시키는 최선의 방법은 심장박동수를 최소한 20분 동안 최대치의 70~90%로 올리는 것이다. 예를 들어 주 당 3번이나 4번 세션 당 최소 20분 일립티컬 머신, 트레드밀, 또는 고정 자전거에서 훈련하면(아니면 수영을 하면) 심폐 지구력을 향상시킬 수 있다.

댄스 지도자는 수업의 부분들을 다시 설계하여 운동을 반복하도록 하거나 휴식 시간을 줄인 채 운동을 더 길게 하도록 해서 더 많은 유산소 혜택을 제공할 수 있다. 또한 더 긴 점프 콤비네이션 동작을 도입할 수도 있다. 지도자는 수련생들이 심폐 지구력을 개선하도록 도와야 한다. 그러면 부상 발생률의 감소와 전반적인 건강의 개선에 도움이 될 것이다.

체력 훈련의 원칙

체력 훈련 계획을 수립하고 개선하기 위해서는 일부 원칙에 익숙해야 한다. 당신은 근육에서뿐만 아니라 건과 인대에서도 힘을 기르게 된다. 보다 강한 댄서가 되기 위해서는 매일의 댄스 수업 외로 몸의 강화를 위해 훈련해야 한다고 주장하는 연구가 증가하고 있다. 예를 들어 쿠테다키스와 자무르타스(Koutedakis and Jamurtas, 2004)는 '공연 운동가로서의 댄서'라는 제목의 훌륭한 논문을 발표하였는데, 이 논문은 형편없는 체력은 부상과 관련이 있다는 점, 그리고 체력은 모니터링을 받는 유산소 훈련을 추가로 해서 개선할 수 있다는 점을 강조한다. 늘 그렇듯이 예술적 기교가 중요하며, 당신은 여하튼 예술가이다. 그러나 건강한 댄서가 되기 위해서는 추가 훈련을 고려해야 할 수도 있다.

•**기능적 훈련(Functional training).** 지난 수년에 걸쳐 이는 스포츠 의학계에서 논의가 증가해온 주제이다. 이러한 유형의 훈련은 서 있는 상태에서 이루어지고 한 번에 하나 이상의 관절을 사용한다. 목표는 관절을 안정화하는 기본 근육에 초점을 두는 것이다. 그러한 근육을 수축시켜 안정화를 이루기 위해서는 여전히 그런 근육을 구분 훈련할 수 있어야 한다. 이번 개정판에는 댄서가 마루에서 하는 운동으로부터 바를 잡고 하는 기능적 훈련으로 옮겨가도록 돕기 위해 기능적 훈련을 위한 운동이 더 많이 포함되어 있다. 훌륭한 풋워크를 보이기 위해서는 발 위로 있는 관절들 역시 강하고 안정되어야 한다.

•**과부하의 원칙(Principle of overload).** 당신이 근력을 증가시키고자 한다면 정상적인 부하 이상으로 표적 근육군을 단련해야 한다. 이와 같은 운동은 최대의 수축을 통해 관절의 가동범위 전체에 걸쳐 수행된다. 보통 이러한 유형의 훈련에서는 반복이 더 적고 저항이 더 크며, 근육을 피로할 때까지 단련한다. 근력을 기르면 유연성을 잃을 것이라고 걱정하지 말라. 연구에 따르면 댄스에 필요한 유연성을 잃지 않으면서 근력을 향상시킬 수 있다고 한다.

• **가역성의 원칙(Principle of reversibility).** 체력 훈련을 멈추면 근력이 빠르게 상실된다. 그러므로 체력을 유지하기 위해서는 댄스 특이적 체력 훈련(이 책에 소개된 운동 자체)을 주 당 최소한 4번 지속해야 하며, 댄스를 하고 있지 않을 때(예로 일시 휴직 또는 휴가 기간에)조차도 그래야 한다.

• **특이성의 원칙(Principle of specificity).** 테크닉을 개선하기 위해 사용할 필요가 있는 댄스 특이적 근육을 훈련해야 한다. 다시 말해 체력 훈련이 댄스에 효과적이기 위해서는 댄스에 필요한 근육을 표적으로 해서 동원해야 하는데, 마치 수행하는 운동 자체가 댄스인 것처럼 말이다.

• **몸의 정렬(Alignment).** 운동의 모든 반복은 몸의 정렬, 중심부의 제어, 또는 적절한 호흡을 희생하지 않으면서 수행되어야 한다. 목표는 효율적으로 운동하는 것이다. 몸의 정렬이 흐트러지기 시작한다고 느껴지면 운동을 잠시 멈추고 몸을 재조정한 다음 다시 시작한다. 각각의 운동을 하면서 주요 근육 움직임을 강조하되 그것이 어떻게 전신에 영향을 미치는지에 주목한다.

• **준비운동과 정리운동(Warm-up and cool-down).** 각각의 체력 훈련 세션은 기본적인 준비운동으로 시작하여 혈류를 증가시키고 호흡을 가속화하며 체온을 약간 올려야 한다. 이런 식으로 준비운동을 하면 운동이 보다 효과적일 것이다. 10분 정도 시간을 내서 제4장에 소개된 운동들을 포함시켜 집중한 다음 제자리에서 어느 정도 가벼운 조깅을 한다. 체력 훈련 후 정리운동을 충분히 수행하면 몸이 안정시의 상태로 되돌아갈 수 있다. 이러한 운동은 10분 정도 이어질 수 있고 제5장에 소개된 호흡 운동들을 포함시킬 수 있다. 아울러 근육통을 완화하는 일부 가벼운 스트레칭을 포함시킬 수 있다.

준비운동, 정리운동과 운동 프로그램에는 약 50분이 소요되어야 한다. 이 책에 소개된 각각의 운동은 특정한 목표에 맞춰져 있다. 운동들은 모두 근육 균형을 제공하고 움직임의 전 범위에 걸쳐 제어를 요하도록 고안되었다. 탄력으로 움직임을 시작한 다음 중력 또는 무의식에 맡겨 움직임을 끝내서는 안 된다. 대신 각각의 운동을 천천히 정확하게 제어하면서 시작하고 움직임 내내 그러한 제어를 유지한다. 각각의 장은 특정한 근육군들을 단련하여 운동 강도를 증가시키고 자각을 심화시키도록 하면서 아울러 기능적 훈련을 위한 운동도 포함하고 있다. 안전한 골격 정렬에 정신을 집중한 상태를 유지해야 한다. 이는 이 책에서 내내 강조된다.

전문가들 사이에 의견이 다양하기 때문에, 지속 시간, 반복 횟수, 세트 수와 운동 강도를 특정해 체력 훈련 프로그램이 두루 적용되도록 만드는 것은 거의 불가능한 일이다. 일반적인 목적 상, 이 책에 소개된 각각의 운동은 달리 설명되어 있지 않는 한 10~12회 반복으로 3세트 하는 것으로 한다. 그러나 당신이 자신의 개인적 요구를 판단하는 데는 어느 정도 연습을 요할 수도 있다는 점을 이해하라. 근력을 기르려 한다면 가동범위 전체에 걸쳐 근육을 최대로 수축시키고 점진적인 방식으로 근육에 과부하를 걸어야 한다. 이 책에 소개된 일부 운동은 점진적인 저항을 위해 저항밴드나 작은 웨이트를 사용하나, 목표는 몸의 정렬을 아주 잘 유지하는 것이다. 정렬이 안정되고 주어진 운동이 더 이상 어렵지 않으면 저항을 점차 증가시켜도 좋다. 균형과 움직임의 질이 중요하다.

2 뇌 건강

BRAIN HEALTH

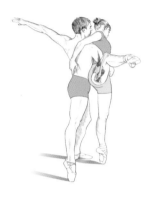

놀라운 뇌는 댄서가 하는 모든 댄스 움직임을 주관한다. 그러므로 뇌와 뇌에서 근육으로의 연결이 더 건강할수록 공연이 더 좋을 것이다. 강한 신경학적 연결은 속도, 민첩성과 균형의 향상을 촉진한다. 사실 댄스는 '신경발생(neurogenesis)'이란 과정을 통해 새로운 뇌세포를 생성한다. 다시 말해 댄스 움직임은 사실상 뇌를 재배선할(rewire) 수 있다. 댄서가 새로운 안무를 배울 때마다 뇌는 신체를 위해 새로운 신경 경로를 발달시키며, 이러한 경로들은 댄서가 생각하고 지식을 습득하도록 돕는다.

어떻게 이 모든 일이 일어나는가? 뇌가 정보를 더 잘 처리하면 신체가 더 잘 반응할 수 있다. 신경계의 정확성이 증가하면 턴이 나아지고 점프가 높아지며 댄서가 안무를 신속히 그리고 효율적으로 습득할 수 있다. 댄서에게 가장 중요한 감각의 하나는 균형감각, 즉 고유수용감각(proprioception)으로, 이는 기본적으로 댄서가 어떻게 공간에서의 위치를 아느냐 라는 것이다. 댄서는 균형감각, 신경계와 근육 수축을 훈련하는 법을 배워 테크닉의 정확성을 높일 수 있다.

이번 장은 신경과학을 속속들이 살펴보려 하지는 않는다. 대신 신경계가 어떻게 댄서의 테크닉과 공연의 개선에 도움을 줄 수 있는지를 검토해보고, 그러한 과정에서 뇌와 근육이 어떻게 메시지를 주고받는지에 관한 기본 지식을 소개한다.

신경계

신경계는 중추 및 말초신경계(central and peripheral systems)로 나뉜다(그림 2-1). 중추신경계는 뇌와 척수로 구성되는 반면, 말초신경계는 뇌와 척수에서 나오는 신경으로 이루어진다. 말초신경계 자체는 다시 감각 기관으로부터 감각 정보를 받아들여 근육의 수의적(의식적) 움직임을 일으키는 체성신경계(somatic nervous system)와 심장 박동, 호흡, 소화 등 불수의적(무의식적) 움직임을 조절하는 자율신경계(autonomic nervous system)로 나뉜다.

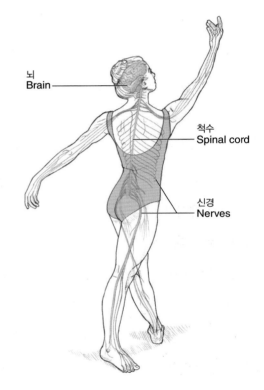

뇌
Brain

척수
Spinal cord

신경
Nerves

그림 2-1. 신경계는 중추신경계와 말초신경계로 구성되어 있다.

여기서는 댄스 움직임을 포함해 수의적 근육 운동을 통제하는 체성신경계와 움직임이 어떻게 일어나는지에 초점을 둔다. 이러한 움직임은 신경계가 신체의 관련 부위와 전기 신호를 주고받아 일어난다. 신경계가 더 효율적으로 작용할수록 댄서의 공연은 더 나아질 것이다.

신경은 섬유들의 다발이고 이들은 감각이나 운동을 일으킬 목적으로 자극 또는 신호를 뇌와 다양한 신체 부위로 보내고 받는다. 신경세포(neuron)는 신경에 자극을 생성하는 세포로, 세포체(cell body), 핵(nucleus), 수상돌기(dendrite)와 축삭(axon)으로 구성되어 있다(그림 2–2). 수상돌기(가지돌기)의 표면은 대개 메시지를 받아 세포핵으로 보낸다. 신경세포의 긴 돌기는 축삭으로 알려져 있다. 축삭은 세포체로부터 메시지를 다른 신경세포로 보내고 수초(myelin sheath)에 의해 보호된다. 수초(말이집)는 축삭에 절연 장치의 역할을 한다. 각 축삭의 말단에는 여러 축삭 종말(axon terminal)이 있으며, 이들은 메시지를 다른 신경세포에 보낼 수 있다. 시냅스 전 종말(synaptic terminal)이라고도 하는 축삭 종말은 시냅스(synapse)를 건너가는 신경전달물질(neurotransmitter)을 분비한다. 시냅스(연접)는 수상돌기가 또 다른 신경세포의 축삭으로부터 분리된 작은 공간이다.

따라서 메시지는 수상돌기를 통해 신경세포로 들어온 다음 세포체로 이동하고 축삭으로 간다. 축삭에는 수초로 덮여 있지 않은 작은 간극이 일정한 간격으로 있는데, 이를 랑비에 결절(Ranvier's node)이라고 한다. 랑비에 결절에서는 신경의 흥분 전도가 건너뛰듯이 일어나(도약 전도) 자극이 근육에 연결된 더 많은 수상돌기로 빠르게 전달될 수 있다. 일단 이러한 흥분 또는 자극이 일어나면 근육이 수축한다. 이와 같은 과정 전체는 시속 645㎞ 정도의 속도로 발생한다.

신경세포에는 운동신경세포(motor neuron), 감각신경세포(sensory neuron), 사이신경세포(interneuron) 등 3가지 유형이 있다.

1. 운동신경세포는 '원심신경(efferent nerve)'에 존재하며, 원심신경(날신경)은 메시지를 뇌로부터 근육과 일부 선(샘)으로 보낸다. 운동신경세포의 축삭 말단

은 근섬유와 신경근육 접합부(neuromuscular junction)를 형성하여 근섬유가 수축하도록 한다.

2. 감각신경세포는 피부, 근육과 관절에 뻗어 있어 감촉, 압력, 빛, 냄새, 맛, 냉온 온도 변화 등을 감지해 뇌로 전달한다. 이들 신경세포는 '구심신경(afferent nerve)'에 존재하며, 구심신경(들신경)은 신호를 뇌로 보낸다.

3. 사이신경세포는 운동신경세포와 감각신경세포 사이에서 연결점을 제공하며, 원심신경과 구심신경이 협력하도록 한다. 사이신경세포는 뇌와 척수에만 있어 말초신경계에 속하지 않는다. 감각신경세포로부터 들어오는 정보는 사이신경세포를 통해 운동신경세포로 전달된다.

예를 들어 새 신발을 신어 수포가 생긴 경우에 그 수포 주변의 구심신경이 통증을 전달하는 감각 메시지를 뇌로 보낸다. 그러면 원심신경이 다시 메시지를 뇌로부터 발에 있는 근육으로 보내 풋워크를 변경하거나 조정하도록 해서 수포에 동반하는 통증을 방지하거나 최소화한다. 따라서 구심 또는 감각신경세포는 정보를 받아들이는 반면, 원심 또는 운동신경세포는 정보를 근육으로 내보낸다.

알다시피 신경의 손상 또는 파열은 무감각을 초래할 수 있다. 그런 경우에는 보통 손상된 신경으로부터 메시지를 받는 근육이 약화되고 근 긴장도를 상실할 것이다.

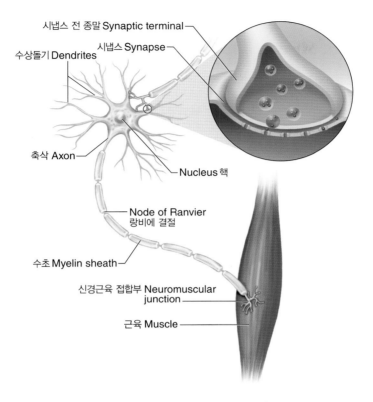

시냅스 전 종말 Synaptic terminal

시냅스 Synapse

수상돌기 Dendrites

축삭 Axon

Nucleus 핵

Node of Ranvier
랑비에 결절

수초 Myelin sheath

신경근육 접합부 Neuromuscular
junction

근육 Muscle

그림 2-2. 운동신경세포의 흥분

뇌 기능

규칙적인 유산소 운동은 뇌 건강과 아울러 기억력과 사고력을 개선할 수 있다. 댄스 움직임이 음악과 접목되면 음악이 뇌의 보상 또는 만족 중추를 자극하면서 댄스가 뇌의 운동 회로를 자극하는데, 운동 회로는 움직임의 조직화를 돕는다. 댄스가 사회적 상호작용을 동반하고 정신적 노력을 요구하는 결과로 치매의 위험을 감소시킬 수 있다는 점을 보여주는 연구들이 증가하고 있다. 예를 들어 버기즈

(Verghese) 등 연구팀(2003)은 댄스와 악기 연주 같은 활동이 치매와 알츠하이머병의 위험을 감소시킬 수 있다고 밝혔다.

또한 댄스는 파킨슨병으로 운동 장애가 있는 환자의 치료에, 특히 균형과 삶의 질을 개선하기 위해 사용되는 경우가 점점 더 많아지고 있다(Earhart, 2009). 예를 들어 브루클린 파킨슨 그룹은 안무가, 댄서이자 감독인 마크 모리스가 가르치는 댄스 수업을 제공한다. 그러한 수업은 참여자들의 뇌를 자극하여 균형을 개선하고 움직임을 제어하며 자신감을 기르도록 돕는다.

댄서는 이미 댄스의 유익함과 댄스가 어떠한 기분을 가져오는지에 대해 알고 있다. 또한 댄서는 반복이 완벽을 만든다는 점도 안다. 댄서가 더 많이 연습할수록 계속해서 예술적 기교를 완성하므로 몸이 움직임을 더 편안하게 느낀다. 뇌의 기억 중추는 동적 움직임(즉 여러 관절을 요하는 움직임)을 통해 개선되며, 그러한 움직임이 바로 댄스이다. 반면 건강하고 질 높은 움직임이 부족하면 신경 연결의 위축을 초래한다.

뇌가 어떻게 작용하는지에 관한 기본 지식을 간단히 살펴봄으로써 댄스, 움직임과 운동이 어떻게 뇌에 유익한지에 대한 논의를 계속해보자. 당신은 기본적인 땅뒤(tendu) 또는 어려운 삐루에뜨(pirouette)의 수행을 돕기 위해 뇌가 어떻게 메시지를 다리와 발로 보내는지 알고 있는가? 어떻게 당신은 새로운 콤비네이션 동작 또는 창의적 안무를 배우는가? 뇌는 당신이 어떻게 움직이는지를 주관하며, 안무가는 댄스의 스텝을 맡는다. 뿌앙뜨 땅뒤(pointe tendu)처럼 간단한 움직임에서조차 뇌는 아주 복잡한 일을 수행한다. 이 경우에 뇌는 땅뒤를 수행하기 위해 어느 근육이 활성화해야 하는지, 아울러 움직임이 얼마만큼의 힘을 필요로 하는지를 결정해야 한다. 이러한 복잡한 일을 '운동 기능(motor function)'이라고 하며, 이는 움직임이 신경의 도움을 받아 어떻게 일어나느냐 라고 간략히 규정할 수 있다.

기본 해부구조

뇌와 척수는 중추신경계를 구성한다. 뇌는 두개골로 둘러싸여 보호받고 그 속에는 1,000억 개 이상의 신경세포가 있다. 뇌의 여러 영역이 움직임, 시각, 감정과 기타 기능을 담당한다.

뇌의 주요 부위(그림 2-3)로는 대뇌, 소뇌와 뇌간이 있다.

뇌에서 가장 큰 부위는 대뇌로, 대뇌에는 피질이란 바깥쪽 표면이 있다. 대뇌는 전두엽, 두정엽, 후두엽, 측두엽 등 4개의 엽으로 나뉜다. 전두엽은 운동 기능, 문제 해결, 충동 조절과 판단을 담당한다. 두정엽은 통증의 처리, 후두엽은 시각 정보의 해석, 그리고 측두엽은 기억의 처리를 수행한다. 대뇌의 또 다른 부위인 전전두엽 피질(prefrontal cortex)은 뇌의 바로 앞쪽에 위치하며, 사고, 의사 결정과 성격의 표현을 담당한다.

움직임을 일으키는 대뇌 부위는 일차 운동 피질(primary motor cortex)이다. 대뇌의 중앙을 따라 위치하는 이 부위는 신체의 모든 부위와 연결되어 있다. 모든 수의적 움직임은 일차 운동 피질을 통해 통제된다.

뇌에서 깊숙이 대뇌와 뇌간(腦幹) 사이에는 간뇌(間腦, 때로 interbrain이라고도 함)라는 작은 부위가 있다. 시상(視床)과 시상하부로 구성된 이 부위는 함께 허기, 갈증, 감정 반응, 기억, 통증과 물리적 압력을 처리한다.

대뇌의 또 다른 부위인 변연계(邊緣系, limbic system)는 감정 반응을 담당하며,

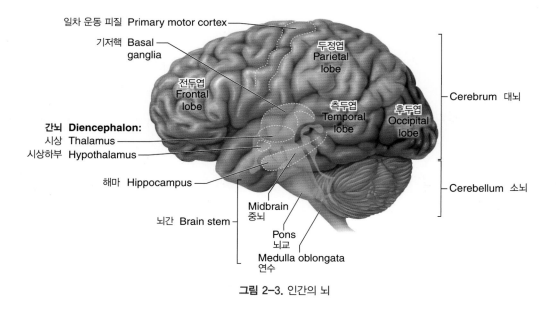

일차 운동 피질 Primary motor cortex
기저핵 Basal ganglia
두정엽 Parietal lobe
전두엽 Frontal lobe
측두엽 Temporal lobe
후두엽 Occipital lobe
Cerebrum 대뇌
간뇌 Diencephalon:
시상 Thalamus
시상하부 Hypothalamus
해마 Hippocampus
Cerebellum 소뇌
뇌간 Brain stem
Midbrain 중뇌
Pons 뇌교
Medulla oblongata 연수

그림 2-3. 인간의 뇌

시상과 시상하부를 포함한다. 시상과 뇌간은 기저핵(基底核)과 협력하는데, 기저핵은 전뇌(前腦, forebrain)의 바닥 깊숙이 위치하며 수의적 움직임의 통제를 도와 댄스를 수월하게 할 수 있다. 좀 더 구체적으로 말하자면, 메시지가 전전두엽 피질에서 기저핵으로 보내지고 기저핵은 그 메시지를 올바른 운동신경으로 보내 부드러운 움직임을 일으키도록 한다.

변연계의 또 다른 부위인 해마(海馬)는 측두엽에서 깊숙이 위치하고 감정, 동기부여와 기억에서 주요 역할을 한다. 예를 들어 댄서가 기본적인 땅뒤를 수행하는 기술을 배우면 해마가 그러한 정보를 저장해 그것을 다시 수행하는 방법을 기억하도록 돕는다.

뇌에서 두 번째로 주요한 부위인 소뇌는 대뇌만큼 크지는 않으나, 뇌 신경세포의 2/3 이상을 포함하고 있다. 이 부위는 뇌의 뒤쪽에서 뇌간과 대뇌 사이에 후두엽 밑으로 위치한다. 소뇌는 메시지를 받아 균형, 자세와 근육 협동을 통제하는데, 필요에 따라, 예를 들어 새로운 댄스 스텝을 배울 때 그렇다. 따라서 뇌에서 이 부위는 운동 학습과 완벽에 이를 때까지 움직임의 반복적인 미세 조정에 중요하다.

뇌에서 세 번째로 주요한 부위인 뇌간은 중뇌(中腦), 뇌교(腦橋), 연수(延髓) 등 세 부위를 포함한다. 중뇌는 신체 움직임의 통제를 돕는다. 뇌교는 메시지를 신경으로부터 뇌로 전달하고 아울러 메시지를 뇌로부터 받아 신경으로 보낼 수 있다. 연수는 척수와 연결되어 있으며, 호흡과 심장 박동을 담당한다. 따라서 뇌간은 메시지를 대뇌와 소뇌로부터 척수로 전달함으로써 일종의 비즈니스 센터 기능을 한다.

척수

척수가 하는 일은 뇌를 신경과 연결하는 것이다. 척수는 척추 안으로 깊숙이 위치한 긴 관상형 구조물로 뇌의 바닥에서 1번 또는 2번 요추까지 이른다. 척수는 그것을 둘러싼 추골(척추뼈)에 의해 보호된다.

척수는 신경전도 경로의 역할을 하고 그러한 척수에서는 31쌍의 척수신경(spinal nerve)이 나온다. 척수의 신경전도 경로는 상행 및 하행 신경로(ascending and descending nerve tracts)를 모두 포함한다.

각각의 척수신경은 구심신경과 원심신경 둘 다로 구성되어 있다. 척수신경은 체성신경이거나 자율신경일 수 있다. 체성신경은 근육, 건 및 관절과 메시지를 주고받으며, 자율신경은 심장 및 기타 선(샘)과 메시지를 주고받는다.

평형계

댄서는 뛰어난 균형감각을 갖추어야 한다. 그렇지 않으면 어떻게 댄서가 포인트 슈즈의 끝으로 균형을 잡을 수 있겠는가? 균형은 상당 부분 '고유수용감각(proprio-ception)'에 달려 있다. 고유수용감각이라는 용어는 라틴어 proprius에서 나온 말로 기본적으로 자기 자신의 것(one's own)을 의미한다. 이것은 댄서가 공간에서 자신의 위치를 아는 감각을 말한다. 따라서 고유수용감각은 댄서가 불이 켜지고 커튼이 올라가기 전에 어둠 속에서 균형을 잃지 않은 채 무대에 서는 데 도움을 준다. 또한 댄서가 균형을 잃지 않으면서 새로운 안무를 배우도록 돕는다. 아울러 댄서의 턴을 돕고 몸의 서로 다른 부위가 동시에 서로 다른 동작을 수행하는 동안 움직임의 조화에 도움을 준다.

신체의 균형을 유지하는 기능을 하는 평형계(balance system)는 3개의 신체 기관으로 이루어진다.

1. 전정기관(vestibular system)
2. 체성신경계(somatic nervous system)
3. 시각계(visual system)

전정기관은 내이(內耳, 속귀)에 위치한다(그림 2-4). 내이는 청각을 담당하는 와우(蝸牛, 달팽이관)와 평형을 담당하는 전정기관으로 구성된다. 외이(外耳, 바깥귀)가 음파를 고막으로 보내면 중이(中耳, 가운데귀)를 통해 전달된 그 소리 신호가 내이의 와우에서 신경 자극으로 바뀌어 청신경(auditory nerve)의 와우신경(cochlear nerve)을 통해서 뇌로 전달된다. 전정기관은 전정과 3개의 반고리관(semicircular canals, 즉 세반고리관)으로 이루어진다. 각 반고리관의 내부는 림프액으로 채워져 있고 한쪽 끝에 부풀어진 부위가 있으며 그 안에 섬모(cilia)가 있다. 머리가 회전하면 림프액이 상대적으로 반대 방향으로 이동하면서 섬모가 기울어지며, 그에 따라 발생한 신경 자극이 청신경의 전정신경(vestibular nerve)을 통해서 뇌로 전달되어 삐루에뜨, 푸에떼(fouetté) 등에서와 같은 회전 움직임이 감지된다. 반면 전정에 있는 이석기관은 대략 수평 및 수직으로 위치하는 2개의 기관으로 이루어져 있어 머리의 움직임에 따라 이들 기관 속의 섬모가 편향하는 비슷한 기전에 의해 뇌에서 선형 움직임이 감지된다.

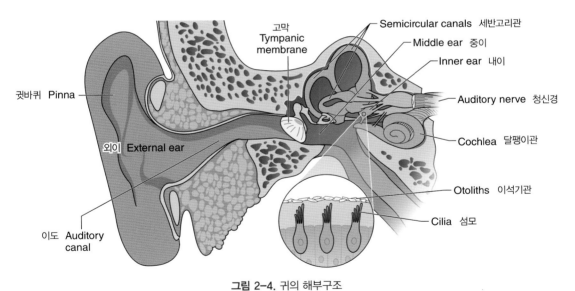

그림 2-4. 귀의 해부구조

양쪽 귀에는 각각 수평반고리관 1개, 전후로 있는 수직반고리관 2개 등 3개의 반고리관이 있다. 이러한 세반고리관은 대략 서로 직교해 모든 면과 방향으로 이루어지는 머리의 다양한 움직임을 모두 감지할 수 있다. 예를 들어 머리를 수평면에서 오른쪽으로 돌리면 우측 수평반고리관이, 왼쪽으로 돌리면 좌측 수평반고리관이 자극된다. 아울러 머리 양측에서 같은 평면에 있는 반고리관들이 보완적으로 작용한다. 예를 들어 머리를 오른쪽 앞으로 기울이면 좌측 전반고리관과 우측 후반고리관이 보완해 신호를 전달한다. 이들 신호가 뇌로 전달되고 통합되어 댄서가 머리를 똑바로 유지하게 된다. 내이의 전정과 세반고리관이 적절히 기능하고 있으면 댄서는 완벽히 턴을 연습할 수 있다.

평형계에서 균형의 유지에 중요한 역할을 하는 두 번째 기관은 체성신경계로 감각 수용체(sensory receptor)가 있다. 감각 수용체는 관절, 근육, 인대와 건에 위치하고 끊임없이 작용하여 댄서에게 공간 방향감(spatial orientation)을 제공한다. 감각 수용체로부터 오는 강한 고유수용감각 정보는 척수를 통해 뇌로 전달되어 댄서가 균형을 유지하도록 돕는다. 고유수용감각이 약하면 형편없는 균형감각, 조화되지 않은 움직임 패턴과 부정확한 테크닉을 초래한다. 또한 이와 같은 결함은 부적절한 정렬과 결국에는 근육 약화를 일으킨다. 따라서 예견되듯이 부상을 자초하는 셈이다.

세 번째 기관인 시각계는 운동 기능과 협력하여 댄서가 효과적으로 움직이도록 돕는다. 예를 들어 새로운 작품의 안무를 시도하고자 할 때 댄서는 어디에서 시작하는가? 믿기 힘들 테지만 그 안무를 보는 순간 댄서는 스텝을 밟기 전에 이미 자신의 신경과 근육에서 그것을 느끼기 시작한다. 이러한 강한 연결은 시각계의 정확성에서 온다. 따라서 강사와 안무가는 제자들에게 시연을 해서 움직임을 선보임으로써 학습 과정이 시작될 수 있도록 해야 한다. 댄서의 눈은 그 안무를 보고서는 즉시 신호를 뇌의 시각 피질로 보내 해석되도록 한다. 이런 시각계는 신체 움직임, 균형과 머리 움직임을 조직화하는 특정한 신경세포를 통해 신속하게 그리고 효율적으로 작용한다.

평형계에서 이 모든 기관이 잘 협력하면 댄서의 턴은 탁월할 것이다. 예를 들어 스팟팅(spotting)은 눈과 머리의 수평 움직임이 조화되어 통제가 유지되기 때문에 효율적이다. 균형의 유지와 어지럼의 방지에 필수적인 스팟팅은 정면의 한 점에 시선을 고정하고 턴을 시작해 더 이상 그 초점을 볼 수 없을 때 머리를 몸보다 빨리 반대쪽으로 돌려 다시 초점으로 돌아오는 것이다. 턴을 할 때마다 머리가 몸보다 먼저 돌아와 초점을 유지하는 것이 중요한데, 그렇게 해야 턴이 다시 시작되기 전에 몸이 균형과 안정을 다시 확립할 수 있기 때문이다. 강사가 제자들이 턴을 배우는 동안 말 그대로 머리를 수평으로 유지하도록 가르치는 것이 무엇보다 중요하다. 머리를 조금이라도 기울이면(옆으로, 위로, 아니면 아래로든) 전정기관과 시각계가 혼란스러워진다. 그러면 균형을 도우려는 노력으로 과다보상을 하게 된다. 이와 같은 스팟팅의 효율성은 학습할 수 있고(신체는 그에 적응할 수 있다) 푸에떼와 세네(chaînés)처럼 이례적으로 많은 턴을 하는 경우에 필요하다.

평형계의 3개 기관은 모두 균형을 유지하는 방법과 관련해 뇌와 메시지를 주고받는다. 이들 기관에 도전을 제기하면 균형을 개선할 수 있다. 예를 들어 댄서가 한쪽 발로 균형을 잡는 운동을 수행한 다음 불안정한 표면을 걸어가면 체성신경계의 고유수용감각이 뇌로 메시지를 보내 내부 균형감각을 강화한다. 눈을 감은 채 균형을 잡는 연습을 해서 시각계를 평형계에서 배제하면 체성신경계와 전정기관이 보다 열심히 작용한다. 또한 눈을 뜬 채 눈을 좌우로 움직이면서 균형을 잡으면 체성

신경계와 전정기관에 자극을 주어 개선할 수 있다. 아울러 바 옆에서 눈을 감은 채 를르베(relevé)를 시도하면 운동을 진전시킬 수 있다. 어느 쪽으로 몸이 흔들리고 자세를 잃어 바를 잡기까지 얼마나 걸리는지에 주목한다.

요컨대 균형 능력은 신경근육 협동을 향상시키기 위해 학습하고 연습하며 개선할 수 있다. 보다 균형 특이적인 훈련은 제11장에서 소개한다.

움직임의 수행

움직임의 수행은 3개 신경 경로, 즉 신경로의 도움을 받는다.

1. 피질척수로(corticospinal tract)

2. 소뇌계(cerebellar system)

3. 추체외로(extrapyramidal tract)

피질척수로는 수의적이고 정확하며 숙련된 움직임을 담당하는 운동신경로이다. 이 신경로는 대뇌 피질의 중앙에서 시작되고 뇌간을 통해 척수로 내려간다. 피질척수로는 매우 섬세한 움직임의 통제를 담당한다. 소뇌계는 근육 협동을 도와 근육이 움직임의 수행을 위해 잘 협력하도록 한다. 근육의 정확한 움직임을 수의적으로 통제하는 운동신경로가 추체로(pyramidal tract, 피질척수로와 피질뇌간로)인데, 이러한 추체로를 통한 운동에 따른 근육의 긴장, 이완 등과 같은 움직임을 불수의적으로 조절하는 운동신경로가 추체외로이다.

이러한 배경지식을 염두에 둔 채 간단한 땅뒤를 수행할 때 어떤 일이 벌어지는지를 생각해보자. 조직화된 움직임은 운동 피질에서 시작되어 척수에 있는 약 2,000만 개의 신경섬유를 따라 내려가는 신경로에 의해 일어난다. 운동 피질은 다양한 영역으로 나뉘며, 각각의 영역은 서로 다른 신체 부위를 담당한다. 전두엽에 위치하는 일차 운동 피질은 신경 자극을 생성하며, 이러한 자극은 신체의 중앙을 넘어가 반대 측에 있는 근육을 활성화한다. 다시 말해 뇌의 우측은 신체의 좌측을 통제하고 반대의 경우도 마찬가지이다. 다음과 같은 과정은 땅뒤를 수행할 때 댄서의 신경계가 얼마나 분주한지를 시사한다.

1. 강사가 땅뒤를 시연하는 것을 지켜볼 때 제자의 신경과 근육에서 활성화가 시작된다.
2. 시각계는 신속히 신호를 대뇌의 후두엽에 있는 시각 피질로 보낸다.
3. 땅뒤의 활성화를 위한 계획이 대뇌의 전두엽에 있는 일차 운동 피질 내에서 시작된다.
4. 일차 운동 피질로부터 메시지가 기저핵으로 보내지며, 거기서 운동 조절 및 운동 학습 정보가 시상을 통해 다시 운동 피질로 보내진다.
5. 운동 피질은 원심신경의 도움을 받아 피질척수로를 통해 메시지를 보낸다.
6. 그 메시지가 시상에 의해 전달된다.
7. 해마가 자극되어 땅뒤를 기억에 저장한다.
8. 소뇌가 메시지를 받아 평형계를 자극한다.
9. 뇌간이 그 자극을 받아 신호를 척수로 보낸다.
10. 척수가 그 신호를 엉덩이, 다리, 발목과 발로 보내므로 땅뒤의 수행에 필요한

근육을 자극한다.

11. 평형계가 계속해서 고유수용감각이 감지하는 정보를 전달한다.

이와 같은 과정을 통해 신경계에서 꽤 간단하면서도 조직화된 협동이 일어나 댄서가 기초적인 땅뒤를 수행하게 된다.

이제 댄스와 운동이 어떻게 뇌에 영향을 미치는지에 관한 논의로 되돌아가 보자. 운동 중에 뇌는, 보상 중추를 자극하고 기분과 태도를 변화시키는 여러 화학물질을 분비한다. 이들 화학물질은 무산소 댄스 운동에서보다 유산소 댄스 운동에서 더 많은 양으로 분비된다. 이러한 화학물질의 생성은 심장박동수를 빠르게 하는 보다 긴 작품을 연습하면 더욱 촉진된다. 이와 같은 과정에서 생성되는 주요 화학물질로는 다양한 신경전달물질이 있으며, 이들은 시냅스를 넘어 신경 자극을 보낸다. 이런 화학물질로 엔도르핀(endorphin), 세로토닌(serotonin), 도파민(dopamine), 뇌유래신경영양인자(brain-derived neurotrophic factor) 등 4가지를 간단히 소개하면 다음과 같다.

엔도르핀은 시상하부(변연계의 일부)에서 분비되고 행복감을 일으킬 수 있으며, 스트레스를 감소시키고 기분을 좋게 한다. 또한 통증을 진정시키고 만족감을 줄 수 있다. 엔도르핀은 유산소 운동 중 생성된다.

뇌와 장에 존재하는 세로토닌이 행복감을 촉진하기도 한다. 세로토닌은 기분 좋은 상태의 유지를 도우며, 반면 세로토닌 수치가 낮은 것은 우울증 및 심혈관 질환과 연관되어 있다. 운동은 신체가 세로토닌의 생성을 촉진하도록 돕는다.

도파민은 움직임의 조화 및 제어와 관련이 있으며, 또한 집중력과 동기부여의 유지를 돕는다. 도파민 수치가 낮은 것은 알코올 중독, 설탕 중독과 약물 남용처럼 중독 행동과 연관이 있다. 운동은 휴식과 일부 항산화제가 그러하듯이 도파민의 생성을 돕는다.

마지막으로, 운동하면 자극되는 또 다른 신경전달물질이 뇌유래신경영양인자이다. 이 성장인자는 기억력 발달에 관여하고 강도 높은 운동 중 집중력의 유지를 돕는다. 또한 신경가소성(neuroplasticity, 뇌가 변화하는 능력)에 관여하는데, 예를 들어 댄서가 새로운 안무를 배울 때 그렇다.

뇌 건강

뇌는 하루에 24시간 내내 일하고 수많은 신호를 주고받으며 모든 감정을 처리하지만 무게가 약 1.4kg에 불과하다. 또한 뇌는 모든 움직임을 제어하는 센터 역할을 한다. 어떻게 하면 뇌를 잘 보살필 수 있을까? 주요 조치로는 스트레스를 효과적으로 관리하기, 잘 자기, 건강하게 먹고 마시기 등이 있다.

스트레스는 신경전달물질을 방해하기 때문에 시냅스 및 신경 기능장애와 연관이 있다. 또한 스트레스는 심장 박동을 빠르게 하고 혈압을 올리며 호흡을 변화시키는 호르몬의 분비를 일으킨다. 스트레스는 일부 경우에 자극이 될 수 있지만, 흔히 통제를 벗어나고 심지어 압도적인 상태가 될 수 있다. 만성 스트레스는 꽤 파괴적이고 인지 및 기억 결손을 초래할 수 있는데, 그 징후로는 초조, 불안과 우울이 있다. 스트레스를 최소화하기 위해서는 과도한 스케줄을 피하고 부정적인 혼잣말 등을 삼가야 한다. 또한 과도한 걱정과 비현실적인 기대처럼 스트레스의 내적 요인에 유념해야 한다. 음악을 듣거나 야외에서 시간을 보내는 등으로 휴식을 취하는 시간을 가진다. 아울러 심호흡 운동, 기도, 또는 명상을 통해 의도적으로 스트레스를 저하시키는 활동에 참여해도 된다.

수면 부족은 협응력, 집중력과 기억력을 방해하며, 또한 반응 시간을 늦추고 혼동을 증가시킨다. 댄서가 집중할 수 없으면 어떻게 공연할 수 있겠는가? 수면이 부족한 경우에는 피질의 영역들이 휴식의 부족을 보상하기 위한 시도로 과다 작용한다. 그럼에도 지친 뇌는 휴식을 취한 경우에서만큼 잘 공연하도록 도울 수가 없다. 수면 중 뇌는 신경 경로를 재충전하기 위해 작용하므로 활성화된 상태로 남아 있다. 필요하다면 낮잠을 자며, 낮에 편안한 마음을 가지고 피로가 풀렸다는 느낌이 들도록 충분한 휴식을 취한다. 어느 정도의 수면을 취해야 원기가 회복되었다는 느낌이 들지는 사람마다 다른데, 지치고 머리가 몽롱한 느낌이 든다면 아마도 잠이 더 필요할 것이다.

건강한 식사는 자유기(自由基, free radical)의 생성을 억제하는 데 중요하다. 자유기는 짝이 없는 전자를 지닌 고도로 반응적인 분자로, 신체 조직을 세포 수준에서 손상시킬 수 있다. 자유기는 불안정하고 다른 분자와의 결합을 통해 필요한 전자를 끌어와 안정성을 되찾으려 한다. 전자를 빼앗긴 분자도 자유기 자체가 될 수 있으며, 이에 따라 연쇄 반응이 시작되면 조직을 더욱 더 손상시킨다. 비타민, 미네랄과 항산화물질이 풍부한 음식을 먹고 건강에 좋은 음료를 충분히 마시면 자유기가 미치는 영향을 최소화할 수 있다. 항산화물질은 비타민 보조제에도 존재하나, 신체는 식품으로부터 항산화물질을 더 잘 흡수한다. 식품에서 항산화물질의 좋은 공급원으로는 크랜베리, 자두, 블랙베리, 블루베리, 콩, 아티초크, 호두와 피칸이 있다.

건강한 식사는 뇌와 신체에 영양분을 공급한다. 건강에 보다 좋은 일부 식품을 소개하면 다음과 같다.

- 정제되지 않은 통곡물(whole grain)로 된 시리얼, 빵, 쌀과 파스타는 포도당의 형태로 뇌에 안정적인 에너지 공급원이 되어 집중력을 돕는다.
- 어류(예로 야생 연어)는 오메가-3 지방산을 제공하며, 이는 세로토닌의 생성을 도울 수 있고 알츠하이머병의 방지에 도움이 될 수도 있다.
- 짙은 빨간색과 자주색 과일, 특히 블루베리는 단기 기억 상실에 도움을 주고 스트레스의 부정적인 영향으로부터 뇌를 보호하는 것으로 나타났다.
- 녹색 잎채소와 아스파라거스는 비타민 E의 훌륭한 공급원이고 인지 감퇴의 방지를 도울 수 있다. 기타 비타민 E의 좋은 공급원으로는 아몬드, 아마 씨, 호두와 땅콩이 있다.
- 아보카도는 혈액순환의 개선과 연관이 있어 뇌 건강에 도움이 될 수 있고, 또한 고혈압의 저하에 도움이 될 수도 있다.
- 콩은 혈당 수치를 안정화할 수 있다. 뇌는 포도당을 필요로 하지만 이를 저장할 수 없으므로 콩은 뇌에 에너지를 제공하는 데 아주 좋은 식품이다.
- 다크 초콜릿은 집중력을 증진시키고 유지하는 데 도움을 줄 수 있다. 또한 엔도르핀의 생성을 촉진해 기분을 개선한다.

의학 연구들에 따르면 댄스가 인지 기능과 근육 기억(muscle memory; 절차 기억[procedural memory]이라고도 하며 소뇌에서 형성됨)을 촉진할 수 있다고 한다(Bergland, 2013). 인지 기능이 좋아야 지식을 습득하고 추리를 하며 주의를 기울일 수 있다. 댄스 움직임은 운동 피질, 기저핵과 소뇌를 동원하며, 이들의 관여는 기억력을 향상시킨다. 더욱이 댄서는 연습하거나 공연할 때 신속한 결정들을 내려 움직임을 조직화하고 음악에 맞추며 균형을 유지하고 안무를 기억해야 하는데, 이러한 과정은 댄서의 신경 연결을 개선한다. 이러한 연결은 배선(wiring), 즉 신경계의 경로들을 따라 정보를 보내는 신경세포들 사이의 연결이라고 할 수 있다.

아울러 미국댄스치료협회(ADTA)는 댄스가 불안을 감소시킬 수 있고 우울증의 효율적인 치료법으로 사용되어야 한다는 입장을 보인다. 또한 댄스는 그저 움직임과 음악을 통해 자신을 표현하도록 함으로써 자부심과 자신감을 증가시킬 수 있다.

따라서 당신이 힙합 댄스, 고전 발레, 아니면 줌바 수업을 즐기고 있든, 그건 전부 댄스이고 모두 당신의 뇌 건강에 무척이나 좋다.

부상 방지

INJURY PREVENTION

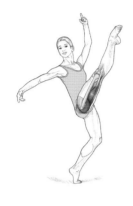

부상을 방지하기 위해서는 부상이 어떻게 일어나는지를 이해해야 한다. 부상 방지에 관해서는 이 책을 통해 내내 다루지만, 이번 장은 특히 근거 중심 정보에 초점을 두어 부상이 어떻게 그리고 왜 일어나는지를 이해하도록 돕는다. 댄서(아니면 강사 또는 안무가)가 부상 방지 교육을 자신의 실무에 도입하면 이러한 이해를 선제적으로 사용할 수 있다.

댄스 관련 부상과 부상 방지는 2,500편이 넘는 논문의 주제이다. 이와 같은 부상 중 거의 2/3는 과사용에 의해 유발되며, 급성 부상이 나머지 1/3을 차지하는 것으로 보고되고 있다(Ramkumar 등, 2016). 발레 댄서들 사이에 평생 부상 발생률은 84%에 달하는 것으로 추산된다.

댄스 관련 부상은 많은 변수의 영향을 받으며, 이들 변수가 공교롭게도 병합되면 댄서는 부상을 당할 위험이 있다. 부상 변수는 내재적이거나 외재적일 수 있다. 내재적 변수는 형편없는 테크닉처럼 댄서가 통제할 수 있는 것과 관련이 있다. 외재적 변수는 댄서의 통제를 벗어나는 것으로, 예를 들어 미끄러운 표면에서 댄스를 하면 변수는 일으키는 낙상을 초래할 수 있다. 더욱이 예상되듯이 댄서가 형편없는 테크닉으로 미끄러운 표면에서 댄스를 한다면 정말로 부상을 자초하는 셈이다.

내재적 요인

댄스에서 부상을 일으킬 수 있는 내재적 요인으로는 형편없는 테크닉, 근육 불균형, 근력 약화, 부상력, 잘못된 정렬, 피로와 빈약한 심폐 지구력이 있다.

대부분의 부상은 형편없는 테크닉을 보이면서 근력이 보다 약한 댄서에게 일어난다. 충분한 근력, 올바른 정렬과 적절한 유연성 없이 어려운 움직임을 수행하려 하는 댄서는 실패를 자초하는 셈이다. 댄서는 적절한 정렬과 관련해 강사의 말에 귀를 기울이고 그로부터 배우며 올바른 근육을 사용하여 주어진 움직임을 수행해야 할 책임이 있다. 결국 강사의 책임은 제자에게 건강, 신체 구조와 적절한 정렬에 대해 교육함으로써 그들이 테크닉을 향상시키도록 돕는 것이다.

댄스는 다양한 근육 불균형을 동반하며, 이는 자각과 교육을 촉진하는 선별검사를 통해 확인할 수 있다. 예를 들어 연구들에 따르면 댄서는 심부 복근이 약한 경향이 있어 요통을 일으킬 위험이 증가한다고 한다. 중심부 근력의 부족은 골반의 전방 경사를 초래해 하부 척추 관절에 스트레스를 가할 수 있다(Kline, JB; 2013). 또한 대둔근, 중둔근과 고관절 내전근 및 외회전근의 근력을 유지하는 것이 한쪽 다리로 댄스 움직임을 수행하면서 골반 안정성을 유지하는 데 중요한 것으로 알려져 있다. 이와 같은 매우 기초적인 지식에 유념하면 댄서는 심부 복근, 중둔근과 고관절 내전근 및 외회전근의 강화를 강조하는 준비운동을 연습할 수 있다.

또한 부상은 근력 약화와 관련이 있을 수 있다. 예를 들어 댄서에게 가장 흔한 부상의 하나는 발목 염좌(ankle sprain)이며, 연구를 통해 만성 발목 염좌와 고관절 외전근의 약화 사이에 상관관계가 있는 것으로 확인됐다(Friel 등, 2006). 따라서 댄서가 발목에서 발생하는 현상이 고관절에서 일어나는 현상과 연관되어 있다는 점을 이해하는 것이 중요하다. 아울러 요통이 있는 환자들에서 척추 안정근이 약한 것으로 알려져 있는데, 가장 기본적인 척추 안정근은 심부 복근과 다열근이다. 척추 기능장애, 즉 불충분한 움직임은 근육 불균형과 연관이 있으며, 척추 안정화가 약하면 척추 부상을 초래할 수 있다.

아울러 의학 연구들에 따르면 많은 부상을 초래하는 또 다른 요인이 부적절한 정렬이라고 한다. 예를 들어 골반이 전방으로 경사 된 채 훈련하는 것은 등 하부 부상과 연관이 있다. 또한 발을 안쪽으로 기울이는, 즉 발을 과다회내 시키는 댄서는 부상 발생률이 더 높은 것으로 알려져 있다. 특히 댄서가 바닥을 이용해 마찰을 얻음으로써 발의 과다회내를 일으켜 턴아웃(turnout)을 억지로 하면 중족부 손상, 아킬레스건염, 족저근막염 등 다양한 질환을 자초하는 셈이다. 또한 턴아웃을 부정확하게 억지로 하면 무릎이 비틀릴 수 있다. 그러면 슬관절에 극심한 비틀림 응력(torsional stress)이 가해진다. 이러한 작용은 슬개골 주행경로(patella tracking)에 문제를 일으킬 수 있으며, 아울러 내측측부인대의 손상을 야기할 수 있다.

댄스 관련 부상은 늦은 오후 또는 저녁에 그리고 공연 시즌이 마감되어 가면서 발생하는 경향이 있다고 하는 정보가 점점 더 많아지고 있다. 이와 같은 패턴은 피로가 부상의 원임임을 시사한다. 또한 댄서는 피로하면 균형을 제어하기가 어려워지고 점프에서 적절한 정렬을 유지한 채 착지하는 능력을 잃는다.

심폐 지구력을 향상시키면 부상 위험이 감소할 수 있다. 그러나 수업과 연습은 심폐 지구력을 향상시키지 못하는데, 거기서 수행하는 운동은 너무 간헐적이어서 심장박동수가 최대 수치에 이르지 못하기 때문이다.

부상 방지에 유념하면 신체적 및 정신적 균형을 성취하고 따라서 자신의 테크닉을 완성하는 데 도움이 될 수 있다. 아울러 길고도 건강한 경력을 즐기도록 도와줄 수 있다. 댄서로서 당신은 성취를 위해 스스로 채찍질한다. 당신은 규율이 잡혀 있고 헌신적이다. 당신은 자신에게 높은 기대를 걸며, 때로 통증을 감내하며 훈련한다. 아마도 통증을 감내하며 훈련해야 한다는 마음이 들 것이다.

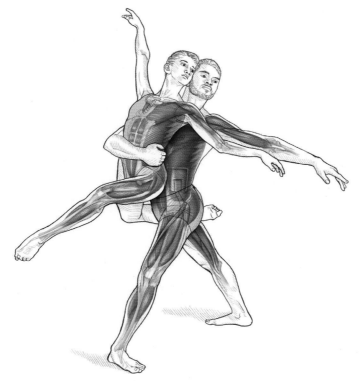

그림 3-1. 부상 방지에 유념하여 균형과 완벽을 성취하고 오랫동안 건강한 경력을 유지하도록 한다.

그러나 심각한 부상을 당하면 댄서는 자신이 사랑하는 삶에서 배제될 것이다. 사실 그것이 심각한 부상이든 혹은 경미하지만 불편해 훈련이나 공연을 못하게 하는 통증이든 상관없이, 그건 댄서가 참기 어렵고 댄서의 정신, 신체와 정서에 영향을 미칠 것이다. 일부 댄서는 화나고 슬퍼지며, 다른 일부는 우울증으로 시름한다. 무대 바깥에 서서 다른 누군가가 자신의 역할을 연기하는 모습을 지켜보는 것은 어려운 일이다.

부상의 위험을 최소화하기 위해서는 자신을 돌보는 것에 대해 선제적인 조치를 취해야 한다(그림 3-1). 복근을 훈련하여 건강한 척추를 지지하는 것에 관한 정보에 정통하도록 한다. 피로를 최소화하기 위해 질 높은 영양분과 수분을 섭취한다. 아울러 심폐 건강을 위해 시간을 할애한다. 테크닉 측면의 효율성을 위해 다리와 발을 강하게 유지해 오랫동안 건강한 경력을 즐기면서 계속 가능한 최고의 댄서가 될 수 있도록 한다.

외재적 요인

외재적 요인은 부상을 초래할 수 있는 일반적인 직업 위험이다. 이와 같은 요인으로는 예를 들어 딱딱한 바닥, 바닥재의 급격한 변화, 다양한 슈즈 유형, 과다훈련과 주 당 댄스를 하는 시간의 변화가 있다.

대개 댄서는 착지와 관련된 힘의 분산을 돕는 충격흡수 마루(sprung floor)에서 댄스를 하고 싶어 한다. 충격흡수 마루는 충격흡수층(subfloor)과 표면마감층(top layer)으로 구성된다. 충격흡수층은 송판으로 틀을 만들고 그 틀 위에 합판과 견목재가 덮여 있다. 표층은 비닐 또는 말리(marley)로 마감한다. 충격흡수 마루는 점프에서 착지할 때 생기는 힘의 일부를 흡수함으로써 무릎과 발목의 부상 위험을 감소시킨다. 반면 부상은 콘크리트 위에 깔린 견목재 마루와 너무 미끈미끈하거나 너무 끈적끈적한 마루에서 발생한 것으로 보고됐다.

슈즈가 댄서들 사이에 부상 발생률에 어떠한 영향을 미치는지와 관련한 연구는 드물다. 그러나 발레 슈즈, 아이리시 댄스 소프트 슈즈와 일부 재즈 슈즈는 중족부 또는 족궁에 지지를 거의 제공하지 못하는 것으로 알려져 있다. 물론 맨발로 댄스를 할 때에는 훨씬 덜 지지를 받으며, 이 경우에 점프에서 착지할 때 충격흡수가 이루어지지 않는다. 반면 탭 댄서들에서는 부상 발생률이 더 낮은 것으로 보고되었는데, 아마도 탭 댄스는 근육 스트레스를 덜 동반하고 탭 슈즈가 발에 지지를 더 제공하기 때문일 것이다.

댄스 관련 부상의 대다수는 과사용, 과다훈련, 또는 과다연습에 의해 일어난다. 예를 들어 댄서가 지쳐 있을 때 연습을 늘리면(혹은 매주 네다섯 번 받던 수업을 집중적인 하계 프로그램에서 매일 네다섯 번으로 늘리면) 예외없이 몸에 스트레스를 가해 얼마든지 부상을 일으킬 수도 있다.

선별검사와 평가

선별검사(screening)는 자신의 몸에 대해 더 많이 알도록 도울 수 있다. 또한 강사가 스튜디오에서 건강과 행복을 가장 잘 촉진하는 방법 그리고 부상 방지 프로그램을 구성하고 아마도 검사 결과에 따라 수업을 재구성하는 방법을 알도록 도울 수 있다. 선별검사는 부상을 초래할 수 있는 특성을 확인하기 위해 댄서의 해부구조를 평가하며, 또한 댄서의 정렬, 근력과 가동범위도 평가한다. 선별검사는 댄서와 협력한 경험이 있는 보건의료인이 실시할 수 있다. 예를 들어 선수 트레이너 또는 물리치료사는 선별검사를 시행해 댄서에게 해부구조와 장단점을 알려줄 수 있다.

선별검사는 다음과 같은 검사 결과를 내놓을 수도 있다.

- 심부 척추 안정근의 약화

- 고관절 굴근의 긴장

- 고관절 외전근의 약화

- 햄스트링의 약화

- 종아리 근육의 긴장

- 발과 발목의 과도한 회내

이와 같은 검사 결과 각각을 간단히 살펴보자.

이 책에서 척추와 중심부를 다룬 장들은 심부 안정근이 어떻게 작용하여 척추와 골반을 지지하는지에 관해 이해를 도울 것이다. 예를 들어 심부 안정근을 동원하는 방법은 제4장에 제시된 다리 밀기 운동을 통해 잘 알게 된다. 아울러 제6장에 소개된 운동은 척추 지지를 위해 중심부를 동원하는 방법을 보여주는데, 예로 복근으로 지지하기와 몸통 측면으로 들어 올리기가 있다.

고관절 굴근의 긴장은 골반을 앞쪽으로 당기거나 골반의 전방 경사를 일으켜 척추의 하부 분절에 불필요한 스트레스를 가할 수 있다. 골반의 전방 경사는 척추에 관한 장(제4장)에서 다루어지는데, 예로 중립 자세 잡기 운동은 골반의 올바른 거치를 도와준다. 또 다른 관련 운동이 제8장에 제시된 고관절 굴근 스트레칭이다.

또한 제8장은 고관절 외전근과 고관절 안정에서 이들 근육의 중요성을 논의한다. 고관절 외전근의 구분훈련과 강화를 돕기 위해 이 책의 마지막 장에 패럴렐 데가제 (parallel dégagé)란 운동이 있다.

햄스트링 강화의 중요성은 제9장에서 논의된다. 이들 근육은 햄스트링 컬 및 햄스트링 리프트 운동을 통해 구분훈련과 강화가 이루어질 수 있다.

종아리에서는 비복근의 유연성이 근육 균형의 유지에 중요하며, 또한 발목 염좌, 정강이 통증(shin splint, 내측 경골 스트레스)과 아킬레스건염의 위험을 감소시키는 데 도움이 될 수 있다. 종아리 스트레칭에 좋은 운동으로는 제10장에 제시된 볼 사용 를르베가 있다.

적절한 선별검사는 댄서가 발과 발목에서 지나친 회내(안쪽으로 기울이는 자세)를 보이는지를 평가해 발을 효율적으로 사용하는 방법을 이해하도록 도와줄 수 있다. 제10장에서 논의하듯이 댄서는 효율적으로 움직이기 위해 약간의 회내를 필요로 하나, 과다회내는 정강이 통증, 족저근막염 및 아킬레스건염과 연관이 있다. 고관절로부터 턴아웃을 하는 능력이 부족해 발을 사용하여 보상할 경우에 과다회내가 발생할 수 있다. 적절한 정렬은 고관절로부터 턴아웃을 해야 가능한데, 제8장에서 대퇴골의 회전이란 제하의 논의를 참조한다. 제10장에 제시된 돔 만들기 운동은 족궁의 근육을 강화하는 데 도움을 주어 중족부를 더 잘 지지하기 위한 근 긴장도를 느낄 수 있도록 한다.

댄서가 자신의 신체적 장단점에 대해 알 수 있는 모든 것을 알면 유익하며, 선별검사가 이에 도움을 줄 수 있다. 또한 선별검사는 보건의료인에게 댄서와 댄서의 테크닉에 대해 알리도록 도울 수 있다. 댄서와 보건의료인 사이에 효과적인 소통을 촉진함으로써 선별검사는 양 당사자가 서로를 더욱 알아가게 한다.

준비운동

준비운동(warming up)은 새삼스러울 것이 없지만 간과해서는 안 된다. 댄서가 공연 또는 경연에 늦어, 혹은 그날 더 일찍 연습을 해서, 혹은 그저 너무 지친 느낌이 들어 등의 이유를 대며 준비운동을 건너뛰면 부상을 자초하게 된다. 무슨 공연 또는 경연이든 그에 앞서 준비운동을 하는 것이 대단히 중요하다. 최선의 결과를 얻기 위해 댄서는 몸을 준비해야 한다. 특정한 관절에서 움직임을 제어하는 근육이 관절을 지지할 정도로 덥혀 있지 않으면 댄서가 부상을 일으킬 위험이 있다.

이와 같은 위험을 피하기 위해 강화 운동에 이어 스트레칭을 하는 운동 프로그램을 규칙적으로 수행한다. 준비운동 과정의 완료에는 최소한 30분이 소요되며, 다음과 같은 효과를 본다면 그만한 시간을 투자할 가치가 있다.

- **근육 온도의 증가:** 덥혀진 근육은 더 효율적으로 수축하고 더 신속히 이완하므로 속도와 근력이 향상된다.
- **체온의 증가:** 준비운동은 전반적인 체온을 약간 상승시켜 근육의 탄력성을 개선하므로 유연성이 증가하고 근육 좌상의 위험이 감소한다.
- **가동범위의 개선:** 관절 주위에서 가동범위가 증가하면 가동성이 향상되어 결국 댄서가 근육 좌상을 일으키지 않으면서 움직임 패턴을 안전하게 수행할 수 있다.
- **정신적 준비:** 준비운동은 정신적으로 수업 또는 공연을 위해 준비하는 데 좋은 시간이므로 집중력을 증가시킨다.

댄서가 경연 또는 공연에 앞서 최소한 30분 준비운동을 한다면, 제11장에 제시된 플라이오메트릭 운동을 5분 정도 수행함으로써 심장박동수를 올릴 수 있다. 그런 다음 볼 사용 를르베(제10장)를 30회 반복하고, 이어 각각의 다리로 다리 밀기 운동(제4장)을 15회 반복하여 심부 척추 안정근과 고관절 굴근을 위한 준비운동을 한다. 다음으로 몸통 컬과 몸통 비틀어 들어 올리기(제6장)를 추가해 각각 10~15회 반복함으로써 복근을 위한 준비운동을 한다. 그런 다음 몸통 측면으로 들어 올리기(제6장)를 각각의 측면에서 30초간 또는 플랭크 운동(제7장)을 1분간 수행함으로써 상체와 아울러 중심부를 위한 준비운동을 해도 된다. 계속해서 햄스트링과 대둔근을 위해 브리지 운동(제8장)을 10회 반복한다. 저항밴드가 있다면 중둔근을 위해 패럴렐 데가제(제11장)를 각각의 다리로 15회 수행한다. 다음으로 동적 스트레칭으로 넘어가 가슴으로 대퇴부 당기기(제11장)에 이어 고관절 굴근 스트레칭(제8장)을 각각 30초간 한다. 그러면 공연을 위한 준비가 충분히 될 것이다.

성장 관련 문제

청소년 댄서들은 사춘기에, 통상적으로 소녀의 경우 11~14세 사이에 그리고 소년의 경우 13~16세 사이에 힘든 신체 변화를 경험한다. 급성장(growth spurt)은 균형과 유연성에 변화를 일으켜 테크닉에 영향을 미칠 수 있다. 그러한 경우에 연습을 더욱 늘려감에도 테크닉이 악화되어 가는 듯한 이유를 언뜻 이해하기가 어려울 수 있다. 그러나 급성장기에 테크닉의 수행이 하락세를 보이는 것은 정상이다. 사춘기는 청소년이 어색하고 나약하다고 느낄 수도 있는 시련기이다. 이러한 시련이 댄서의 55%가 사춘기 동안 활동을 그만두는 이유일 수도 있다. 이와 같은 혼돈에 호르몬이 추가되면 이런 전환기는 개인의 자부심에 정말로 도전을 제기할 수 있다.

급성장과 관련된 변화로는 다음과 같은 것이 있을 수도 있다.

- 뼈가 연조직보다 더 빨리 성장함
- 다리와 팔의 뼈가 몸통보다 더 빨리 성장함
- 체중이 변화함
- 근육과 인대가 긴장됨
- 균형과 협응이 저하됨
- 흉추가 요추보다 더 빨리 성장함

신체는 성장판에서 특히 취약한데, 이곳은 긴뼈의 말단에 위치한 연골로 된 부위이다. 성장판은 부드럽기 때문에 약하고 손상을 입기 쉬우며, 특히 급성장기 동안 그렇다. 근육이 긴장되면서 성장판에 가해지는 당김이 증가한다. 이러한 부위의 손상은 급성으로 또는 과사용을 통해 일어날 수 있으며, 성장판 손상은 뼈의 성장에 영향을 미칠 수 있다. 손상의 중증도에 따라 성장판은 조기에 닫혀 혈류가 차단되고 손상 측이 정상 측보다 더 짧아질 수도 있다. 보다 심각한 피로 골절이 하부 척추, 경골, 대퇴골과 제5중족골에서 일어날 수 있다. 적절한 진단과 충분한 치유 기간이 없다면 그러한 손상은 뼈의 기형을 일으킬 수도 있다.

따라서 청소년 댄서라면 나이가 들면서 합병증을 겪지 않기 위해서 이와 같은 손상을 피하는 것이 중요하다. 일단 댄서가 성장을 멈추면 성장판은 경화되어 뼈로 전환될 것이다. 이러한 단계를 벗어날 것이란 점을 기억하도록 한다. 벗어나는 기간이 한두 해가 걸릴 수도 있지만 그로 인해 낙담하지 않도록 한다. 대신 이는 성장의 자연스러운 과정이므로 인내해야 한다.

댄서가 성장기에 손상의 위험을 감소시키기 위해 취할 수 있는 일부 조치들은 다음과 같다.

- 매일 정적(static) 스트레칭을 수행하는데, 이는 근육을 동원해 스트레칭 된 자세를 취하고 이를 잠시 유지하는 것이다. 충분한 스트레칭을 느끼고 그것을 30초 정도 유지하는 데 초점을 두며, 하루에 두 차례 다리 당 최소한 3회 반복한다. 사춘기 동안 긴장을 경험할 수 있는 종아리, 햄스트링, 대퇴사두근과 고관절 굴근에 대한 스트레칭을 포함시킨다.
- 관절에 가해지는 충격을 감소시키기 위해 점프 움직임을 제한한다. 수업 중 그러한 시간에 대신 스트레칭을 하도록 한다.
- 척추 안정화를 위해 복근 운동을 수행한다. 제6장에는 몸통 컬, 몸통 비틀어 들어 올리기와 측면으로 들어 올리기 등 여러 복근 운동이 소개되어 있다.
- 성장기에 균형 능력을 유지하기 위해 균형 훈련을 포함시킨다. 고유수용감각과 균형을 훈련하는 기본 운동은 이 책의 마지막 장에 포함되어 있다.
- 지도자와 소통한다. 강사에게 손을 내밀어 성장 관련 불편으로 인한 좌절감을 설명한다. 근력과 균형을 유지하려 하지만 통증과 긴장이랑 씨름하고 있다는 점을 강사에게 알려준다. 수업과 연습에서 점프 콤비네이션 동작을 줄이고 스트레칭을 늘릴 필요성에 대해 상의한다.

여자 댄서의 삼중고

댄서가 고된 훈련을 하고 스튜디오에서 긴 시간을 보내며 몸이 날씬하면 결실을 거둘 수도 있지만, 이렇게 하면 여자 댄서는 삼중고, 즉 불규칙한 식사, 무월경과 골소실이란 위험에 처할 수 있다. 더 나은 댄서가 되도록 도우리란 기대 속에 체중 감량을 위해 자신을 몰아간다면 재고해보라. 체중 감량은 공연을 개선하지 못하며, 결국 근육을 굶겨 근력을 감소시킬 수 있다. 보다 일반적으로 말하자면, 여자 댄서가 위와 같은 삼중고에 처하면 피로 골절을 일으키고 장기적으로 뼈의 약화와 심장 문제를 겪을 위험이 있다. 월경을 지켜보고, 건강한 식습관에 유념하며, 건강한 수준의 체중을 유지할 수 없다는 생각이 들면 영양사와 상담하고, 자신을 잘 돌보도록 한다.

부상의 생리학과 회복

부상을 일으켰으면 정말로 무슨 일이 일어나는가? 불행히도 어느 시점에서 댄서는 어떤 유형의 부상을 겪게 되며, 댄서가 그 치유 과정에서 자신의 몸에서 무슨 일이 일어나는지에 대해 더 잘 이해할수록 회복이 더 잘될 것이다. 그러한 현실을 염두에 둔 채 부상 생리학의 기초를 살펴보자. 특히 흔한 발목 염좌의 예를 고려해보자. 가령 댄서가 여러 시간 연습하다가 점프에서 내려올 때 발의 외측 모서리로 착지해 발목이 비틀렸다고 하자. 이러한 유형의 부상은 흔히 말하는 내번(inversion) 메커니즘을 동반한다. 이 경우에 뚝 하는 소리가 들리고 발목에서 즉각 통증을 느끼며 부상을 입은 발에 체중을 싣기가 매우 어렵다. 외측 인대(뼈를 뼈에 연결함)가 연루된 발목 염좌를 일으킨 셈이다.

인대 염좌는 대개 중증도에 따라 다음과 같이 3개 등급으로 분류된다.

- **1도 염좌:** 경도 통증, 경미한 부종, 미미한 또는 미세한 인대 손상
- **2도 염좌:** 중등도 통증, 중등도 부종, 인대 파열 가능성, 어느 정도의 관절 이완
- **3도 염좌:** 상당한 통증 및 부종, 변색, 완전한 인대 파열, 관절 불안정

염증은 보통 3일에서 5일에 걸친 부종, 불편, 발열, 변색 및 가동범위 제한을 동반한다. 변색은 혈관과 인대의 손상에 기인한다. 가동성의 저하는 대개 관절의 염증으로 인해 일어난다. 염증 과정은 결합조직을 형성하고 치유를 촉진하는 작용을 하는 섬유모세포(fibroblast)라는 세포를 자극한다. 따라서 염증은 손상에 대한 자연스러운 반응이고 치유 과정에 일조한다.

염좌의 중증도에 따라 치유에는 4주에서 6주가 소요될 수 있다. 섬유모세포의 활동으로 인해 유착이 형성될 것이다. 가벼운 강화 운동과 절제된 가동범위 운동을 하면 발목을 지지하는 인대의 콜라겐 섬유를 정렬하고 강화할 수 있다.

재형성에는 6개월이 소요될 수도 있다. 기능을 향상시키기 위해서는 근력 훈련을 지속하면서 관절을 완전한 가동범위로 움직여줘야 한다. 흉터조직(scar tissue)은 보다 강한 결합조직으로 대체될 것이다.

급성 손상을 입거나, 가동성이 저하되거나, 아니면 댄스를 계속할 수 없다고 느껴진다면, 안전하고 평온한 장소를 찾아 자신의 상황을 평가해본다. 다음과 같은

지침을 따른다.

- **휴식:** 앉아서 잠시 마음을 가다듬는다. 손상에 가해지는 스트레스를 최소화
  하면 손상 조직에 추가로 외상을 초래할 위험이 감소한다.
- **얼음:** 미국선수트레이너협회(NATA)는 얼음을 지나치게 사용하지 말라고 경
  고한다. 염증 과정은 치유에 중요한데, 얼음찜질은 치유 과정의 시작에 필요
  한 세포의 수축을 유발할 수도 있다(Mirkin, 2014). 얼음 치료는 통증의 경감
  을 도울 수도 있지만 염증 과정이 지속될 수 있도록 최소한으로만 사용해야
  한다.
- **압박:** 관절이 느슨하거나 불안정하게 느껴지면 탄력 압박형 랩으로 지지할 수
  있다. 예를 들어 발목 손상을 입었다면 이러한 랩을 발목에 두르면 부종의 감
  소에 도움이 되고 관절이 보다 안정되게 느껴질 수 있다. 중족족지관절에서
  랩을 감기 시작해 밀착된 상태를 유지하면서 계속해서 족궁을 두른다. 중족
  부에 계속 랩을 두르면서 발목을 향해 올라간다. 족궁 아래로부터 위쪽으로
  당기면서 8자 패턴으로 발목을 두른다. 족궁 아래와 발목 주위로 8자 패턴을
  반복하면서 종아리 하부에 이를 때까지 올라간다. 랩의 끝을 고정하는 장치
  가 없다면 끝을 테이프로 고정한다. 랩에서 밀착된 느낌이 들어야 하지만 랩
  이 혈액순환을 차단해서는 안 된다.
- **거상:** 손상 부위를 심장 위로 거상 시킨 상태를 유지하면 통증의 관리에 도움
  이 된다.

또한 회복 과정으로 들어가려면 정확한 진단을 받는 것이 중요하다. 통증을 감내

하면서까지 댄스를 할 필요는 없다. 통증, 부종, 관절 불안정, 또는 체중 지탱의 곤란을 겪는다면 의사의 진료를 받도록 한다. 일단 적절한 진단을 받았으면, 근력 훈련, 균형 훈련, 안전한 댄스 복귀 등 재활 과정을 시작할 수 있다. 회복하는 동안 건강을 유지해야 한다. 심폐 지구력이 부상 회복을 촉진하는 것으로 알려져 있다.

아울러 적절한 영양이 치유를 촉진한다. 사실 부상 회복의 80%는 휴식과 영양에서 온다. 일반적으로 사람은 몸에 영양분을 적절히 공급하기 위해 영양의 55~60%는 탄수화물의 형태로, 20~30%는 지방의 형태로, 그리고 12~15%는 단백질의 형태로 섭취한다. 이와 같은 비율을 염두에 둔 채 식품 라벨을 읽어보아 해당 식품에 무엇이 함유되어 있는지를 정확히 알아보도록 한다. 좋은 탄수화물 공급원으로는 오트밀, 통밀 파스타, 고구마, 채소와 과일이 있다. 좋은 지방 공급원으로는 견과류, 씨앗, 올리브유, 아보카도와 연어가 있다. 좋은 단백질 공급원으로는 그리스 요구르트, 칠면조, 닭, 생선, 우유, 달걀, 콩류와 병아리콩이 있다. 또한 수분을 충분히 섭취한다. 자신의 영양적 요구에 대해 의문 또는 우려가 있는 댄서는 영양사와 상담하도록 한다.

부상은 형편없는 테크닉, 근육 불균형, 근력 약화, 나쁜 정렬, 피로, 과사용, 또는 성장으로 인해 일어날 수 있다. 조기 진단이 재활과 회복을 통해 자신이 사랑하는 일로 복귀하는 데 무엇보다 중요하다. 그러나 지식이 최선의 방책이라, 부상이 어떻게 일어날 수 있는지에 대해 더 많이 알수록 그러한 부상을 미연에 방지하는 데 필요한 조치를 더 많이 취할 수 있다.

더 많은 정보를 얻으려면 선별검사 프로그램을 고려한다. 이러한 프로그램은 자신의 장단점에 대해 알고 잠재적인 손상에 대한 경고 신호를 식별하도록 도울 수 있다. 자신의 몸에 대해 가능한 한 많이 알아 적절한 정렬을 이해하고 주어진 움직임에 어느 근육을 동원해야 하는지를 알도록 한다. 댄스 수업 외로 근력 훈련을 시작하고 심폐 지구력 운동을 규칙적으로 실시한다. 통증을 감내하면서 훈련하지 말고, 대신 필요하다면 진료를 받아 더 나아지고 더 강해지며 계속 댄스를 할 수 있도록 한다.

척추

SPINE

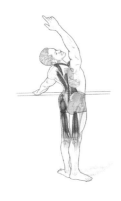

척추는 여러 방향으로 움직일 수 있어 댄서는 다양한 스타일의 댄스를 물 흐르듯 수월하게 수행할 수 있다. 현대의 콤비네이션 동작에서 척추는 신축적이고 탄력적인 모습을 표현할 수 있다. 발레 자세에서는 척추가 강하되 장엄하고 우아한 모습을 보여줄 수 있다. 이 모두는 거치, 균형, 그리고 근육 수축의 조직화에 달려 있다. 체위를 완벽하게 잡으려면 근육의 작용이 건강하고 균형을 이뤄 척추의 적절한 정렬을 지지해야 한다. 그러한 목적을 위해 이 장은 척추를 최적으로 거치하는 것과 관련된 근육을 소개한다. 댄스는 등에, 특히 가동성이 가장 큰 분절에 엄청난 스트레스를 가할 수 있다. 척추 전체를 사용하여 안정성과 유연성이 균형을 이루게 하는 법을 배우면 공연 기술이 향상되고 부상 위험이 감소할 수 있다.

해부학에서 '축성(axial)'이란 용어는 해부학적 방향을 나타내는데, 골격계와 관련해 그것은 종축을 따라 수직으로 정렬되어 있는 뼈들을 말한다. 따라서 축성 골격(axial skeleton)은 두개골, 척주, 늑골과 천골로 이루어진다. 이러한 구조를 감안하면 당신은 중력의 저항에 대항해 움직인다는 점을 기억해야 한다. 다시 말해 척추 내에서 길이, 즉 축성 신장(axial elongation)을 만들면서 거치와 지지를 위해 척추 주위를 안정화해야 한다.

척주

척추는 신체 골격의 중심이다. 척추는 추골(vertebra, 척추뼈)이란 강한 뼈 33개로 이루어진 기둥(척주)이고 이들 뼈는 두개골, 어깨, 늑골, 엉덩이와 다리를 연결한다. 추골은 척수(spinal cord)를 감싸 보호하는데, 척수는 모든 수의적 및 불수의적 움 직임을 통제하는 신경 자극을 전달한다. 추골은 질긴 섬유성 연골로 되어 있고 수 액으로 채워진 작은 낭인 디스크로 연결되어 있으며, 이에 따라 약간의 완충은 물 론 추골의 지지가 가능하다. 이들 디스크는 특히 점프하고 들어 올리는 움직임을 수행할 때 충격의 흡수를 돕는다.

　추골들 사이의 움직임으로 척추 전체에 유연성이 생긴다. 예를 들어 큰 동작인 깡브레(cambré)는 아주 멋질 수 있지만, 많은 댄서가 흉추(등의 중간)를 통해 효과 적으로 움직이려 하지 않으면서 목과 허리를 과다 신전시키는 경향이 있다. 힘을 골 고루 전달하면 척추 전체가 작용할 수 있는 반면, 목 또는 허리만 사용하면 활성화 된 그 부위에 육체적 스트레스가 증가하고 결국 나머지 척추 부위의 긴장과 약화 가 일어난다. 이러한 영향은 허리에서 특히 중요한데, 중력과 압박 같은 힘이 허리 의 척추를 통해서만 전달되면 그러한 부위의 척추가 과다 작용해 골절, 연조직 손 상 및 디스크 변성을 일으킬 심각한 위험에 처하게 된다. 또한 잘못된 척추 정렬이 반복되면 다양한 근육의 과사용을 초래할 수 있으며, 이는 균형에 영향을 미칠 수 있다.

추골들은 단독으로는 똑바로 세워질 수 없으며, 이에는 인대로 이루어진 정교한 시스템의 지지가 필요하다. 추골들을 연결하는 주요 인대는 전/후종인대(anterior and posterior longitudinal ligaments)이며, 이들 인대는 연속적인 띠처럼 척추의 앞쪽과 뒤쪽을 따라 내려간다. 모든 추골은 기본적인 구조적 패턴이 동일하다. 즉 척추체(vertebral body), 추공(vertebral foramen), 극돌기(spinous process)와 2개의 횡돌기(transverse process)로 되

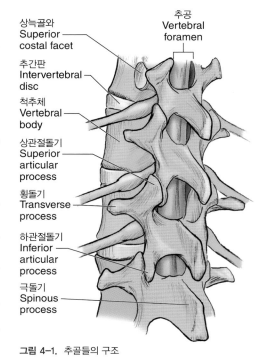

상늑골와
Superior
costal facet

추간판
Intervertebral
disc

척추체
Vertebral
body

상관절돌기
Superior
articular
process

횡돌기
Transverse
process

하관절돌기
Inferior
articular
process

극돌기
Spinous
process

추공
Vertebral
foramen

그림 4-1. 추골들의 구조

어 있다(그림 4-1). 추골의 척추체 부위는 바로 위 척추체의 하중을 받치고, 추공은 척수가 지나가는 공간이 되며, 돌기는 다양한 근육과 인대가 붙어 있는 부위이다.

각각의 돌기가 다음 돌기를 만나 이루어지는 관절이 후관절(facet joint)이다. 이 작은 활주관절(gliding joint)에서 척추 돌기들은 납작하고 각 돌기의 표면은 몸을 비틀거나 구부릴 때 다른 돌기 위에서 부드럽게 미끄러진다. 후관절은 몸을 앞쪽으로 구부리고 뒤쪽으로 펴며 좌우로 회전시키도록 한다. 이 작은 관절의 손상은 대개 비대칭을 일으키는 반복적이고 제어되지 않은 움직임에 의해 일어난다. 이러한 관절이 부드럽게 미끄러지지 않을 경우에 움직임은 제한되고 경직되며, 이는 통증과 결국 보상 움직임을 초래한다. 이 장에 소개된 운동을 수행하면서 이렇게 모든 추골 사이에서 부드럽게 미끄러지는 작용을 마음속에 그려보고 그러한 작용을 움직

임을 제어해 도입해본다.

척추의 부위

척추는 경추, 흉추와 요추 및 천추
로 구분되는 3개 주요 부위로 이루
어져 있다. 잠시 그림 4-2에서 척추
의 부위들을 살펴보고 추골들이 얼
마나 가지런히 쌓아 올려져 있는지
에 주목한다. 척추 건강은 균형과 자
세 안정이 가능하도록 고안된 부드
럽고 자연스런 만곡(curve)을 유지하
는 데 달려 있다.

경추

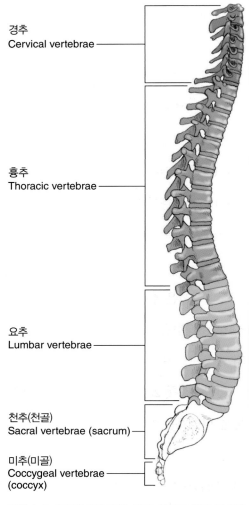

경추
Cervical vertebrae

흉추
Thoracic vertebrae

요추
Lumbar vertebrae

천추(천골)
Sacral vertebrae (sacrum)

미추(미골)
Coccygeal vertebrae
(coccyx)

그림 4-2. 척추의 3개 부위: 경추, 흉추와 요추 및 천추.

목, 즉 경추는 7개의 추골과 함께 인대, 건과 근육으로 이루어져 있다. 경추는 무게
가 4.5~5.4kg인 머리를 지지한다. 목은 그 추골이 다른 부위들의 기타 추골보다 약
간 더 작기 때문에 비교적 유연하면서도 연약하다. 경추의 추골은 C1에서 C7으로
표기된다. 이러한 추골들 사이에 있는 구멍에서 나오는 척추신경을 경신경(목신경,
cervical nerve)이라고 한다. 경신경은 8쌍(C1~C8)이 있고 다음과 같은 신체 부위를

지배한다.

- C1과 C2는 머리와 목을 지배한다.
- C3는 횡격막을 지배한다.
- C4는 상체의 일부 근육을 지배한다.
- C5와 C6는 손목의 일부 근육을 지배한다.
- C7은 상완의 뒤쪽 근육을 지배한다.
- C8은 손의 근육을 지배한다.

목의 부상은 심각할 수 있는데, 특히 신경에 의해 지배되는 신체 부위에서 무감각 또는 저림을 유발할 경우에 그렇다. 위험한 부상을 피하는 하나의 비결은 균형과 근력을 기르는 것이다.

경추에서 첫 2개의 추골은 아주 흥미롭다. C1은 환추(atlas, 그리스 신화에서 하늘을 떠받치는 아틀라스 신처럼)라고 하며, 이는 두개골을 받치는 고리 모양의 뼈이다. C2는 축추(axis)라고 하며, C1의 고리로 솟아오르는 작은 돌기 모양의 뼈(치돌기, dens)가 있다. 이 뼈가 축이 되어 환추와 축추 사이에 회전이 가능해 결과적으로 두개골이 환추와 함께 회전할 수 있게 해준다. 그러나 경추의 물리적 긴장으로 인해 회전 시 효율적인 움직임이 제한될 수 있다.

머리가 C1과 C2 위에서 중심과 균형을 잡고 있는 모습을 마음속에 그려보라. 머리가 균형을 잡고 있으면 움직임을 제어하는 목 근육이 수월하게 작용할 수 있다. 그러나 머리가 이러한 균형 상태를 벗어나 움직이면 언제나 그러한 움직임에 대립하는 근육이 정렬을 유지하려고 과도하게 작용한다. 물론 몸의 턴을 넘어 머리의 거치는 모든 상체 자세의 미학과 안무에 중요한 요소이다.

흉추

척추는 아래로 내려가면서 추골의 크기가 커진다. 흉추에는 T1에서 T12까지 12개의 큰 추골이 있다. 흉추의 추골은 늑골에 연결되어 있으며, 이는 일부 장기를 보호하는 역할을 한다. 추골의 크기가 증가하는 것과 늑골 부착부의 존재는 이 부위의 유연성과 가동성을 제한한다. 흉신경(가슴신경, thoracic nerve) 12쌍(T1~T12)은 다음과 같은 신체 부위를 지배한다.

- T1과 T2는 어깨와 팔을 지배한다.
- T3에서 T6는 가슴의 일부를 지배한다.
- T7에서 T11은 가슴의 일부와 배를 지배한다.
- T12는 복벽과 둔부를 지배한다.

척추 전체에 걸쳐 움직이는 방법을 배우면 흉추 전체에서 가동성이 생길 것이다. 이러한 목적으로 이 장에 소개된 모든 운동은 움직임의 모든 면에서 축성 신장에 중점을 두어 가능한 가장 긴 호를 그리면서 움직이도록 한다.

요추와 천골

요추부, 즉 등 하부 부위는 L1에서 L5까지 5개의 추골로 이루어져 있고 흉추부보다 더 유연하다. 이 부위는 대부분의 체중을 받치고 대부분의 스트레스를 떠맡는다.

척추의 하부 분절들은 회전보다는 신전으로 움직일 수 있으며, 이에 따라 전단력 (shear force, 엇밀림 힘)이 생성될 수 있다. 다시 말해 추골이 전후 패턴으로 미끄러져 불필요하고 과도한 밀림 또는 엇밀림 운동을 일으킬 수 있다. 이와 같이 지지받지 못하는 운동으로 인해 결국 디스크가 마모되고 인대의 약화가 초래될 수 있으며, 이는 등 하부 부상의 위험을 증가시킨다. 이러한 위험은, 척추에 대한 기본적인 사실을 이해하고 체위에 대한 자각을 증진시키며 척추를 안정화하기 위해 중심부를 강화하면, 감소할 수 있다.

척수는 요추를 통해 끝까지 이어지지 않고 첫 번째 요추에서 끝나는데, 요추들 사이로 나가는 요신경(허리신경, lumbar nerve) 5쌍(L1~L5)은 이러한 척수 끝부분에서 그 신경근이 말 꼬리처럼 촘촘하게 갈라져 길게 뻗어 나와 다발을 이룬 신경들로, 다양한 신체 부위를 지배한다.

- L1은 일부 복근을 지배한다.
- L2와 L3는 대퇴부에서 무릎까지의 부위를 지배한다.
- L2, L3와 L4는 내측 대퇴, 고관절 굴근과 대퇴부의 상단을 지배한다.
- L5는 대퇴부의 외측과 후방을 지배한다.

요추의 마지막 추골과 천골 사이에서는 더 큰 움직임이 일어날 수 있다. 천골은 삼각형 모양이고 5개의 유합된 추골로 되어 있다(S1~S5). 천골은 상체의 하중을 받치며, 이를 골반대(pelvic girdle)로 전달한다. 하부 척추가 신전에 있어 보다 유연하고 하중을 더 많이 받는다는 사실을 안다면, 중심부와 등 하부를 강화함으로써 체위가 개선되고 부상 위험이 감소하는 효과가 나타난다는 점을 이해할 수 있다. 몸통 안정화에서 중심부 근육의 중요성은 이 장에서 곧 나오는 중립 척추 부분에서 다루나, 몸통 안정화의 원리는 제6장에서 보다 자세히 논의한다.

근육 균형

여기서는 척추의 올바른 거치에 기여하는 근육을 소개하며, 이러한 근육에 대해서는 이 책에서 내내 자세히 설명한다. 복직근(rectus abdominis)은 척추의 앞쪽을 따라 수직으로 있으며, 치골에서 기시해 5번, 6번 및 7번 늑골의 늑연골과 흉골의 검상돌기를 따라 정지한다. 내/외복사근(internal and external obliques)은 늑골과 골반을 연결한다. 복횡근(transversus abdominis)은 가장 심층에 있는 복근으로, 하부 늑골(7번에서 12번까지)에서 골반까지 걸쳐 있고 그 섬유는 수평으로 주행한다. 심부 복횡근은 주로 자세근이고 척추 안정성에 매우 중요하다.

척추 거치와 관련이 있는 또 다른 근육은 장요근(iliopsoas)으로, 이 근육은 하부 척추, 골반 및 대퇴골(넓적다리뼈)과 직접 연결되어 있다. 장요근이 약화되거나 긴장되어 있으면 하부 척추에 불안정을 초래할 수 있다. 이 근육에 대해서는 제8장에서 추가로 논의한다. 장요근을 구분하여 훈련하려면 고관절 굴근 리프트(제8장)를 사용하여 허리가 불안정하지 않은 상태에서 이 근육을 찾아 수축시킨다. 이 근육을 스트레칭 하려면 고관절 굴근 스트레칭(제8장)을 사용할 수 있다.

척추의 후방면은 척추기립근(erector spinae)과 더 깊이 있는 다열근(multifidi)의 지지를 받으며, 이들 근육은 골반에서 두개골의 바닥까지 이른다. 또한 심부 다열근은 체위의 개선에 매우 중요하며, 수축하면 척추를 따라 가벼운 압박을 가해 몸통 제어와 척추 안정을 돕는다.

골반저(pelvic floor)는 하부 척추와 골반에 강한 지지기반을 제공한다. 이에 대해서는 제5장, 제6장 및 제8장에서 추가로 논의한다. 여기서는 골반저 근육(골반저근)이 골반의 바닥과 척추의 하단에 부착되어 있다는 점에 주목한다. 이러한 근육을 동원하고 체위의 개선에 사용하는 방법을 배우려면 이 장에 소개된 좌골 조이기 운동을 참조한다.

몸통의 측면을 따라서는 요방형근(quadratus lumborum)이 골반에서 기시해 마지막 늑골과 요추의 양옆에서 정지한다. 이 근육은 측면 굴곡을 일으키나, 긴장되어 있으면 골반을 상승시키거나 엉덩이가 들리게(hip hike, 골반 측면 경사) 할 수 있으며, 특히 하이 킥 유형의 움직임에서 그렇다. 척추의 모든 측면을 따라 근력과 유연성이 건강한 균형을 이루어야 잘 정렬된 체위의 달성에 필요한 지지를 제공하게 된다.

머리와 목을 지지하는 근육으로 경반극근(semispinalis cervicis), 두극근(spinalis capitis), 두반극근(semispinalis capitis)과 경최장근(longissimus cervisis)이 이 장에서 논의된다. 이들 각각은 두개골의 바닥, 경추와 흉추를 따라 부착되어 있어 머리를 뒤로 기울이거나 머리를 회전시킬 때 지지를 제공한다. 재차 말하지만 경추 부위의 추골을 과사용 하지 않기 위해서는 축성 신장에 그리고 척추 전체를 통해 움직이는 것에 강조점을 두어야 한다.

중립 척추

척추는 굴곡, 신전, 측면 굴곡, 회전과 이 모든 동작이 다양하게 복합된 움직임을 일으킬 수 있으므로, 댄서는 어느 유형의 안무라도 수행할 수 있는 능력이 있다. 시상면에서 4개의 만곡이 체위에 중요한 역할을 한다(그림 4-3). 경추부와 요추부에서 만곡은 오목한 반면(즉 전방으로 굽어 있다), 흉추부와 천추부의 만곡은 볼록하다(즉 위와 반대 방향으로 굽어 있다). 이러한 만곡 내에서 추간판(intervertebral disc)이 추골들을 완충한다. 체위의 기반이 되는 이런 만곡을 변화시키면 추간판에 과도한 스트레스가 가해지고 이러한 잘못된 정렬을 유지하기 위하여 기타 불필요한 근육 활동이 초래된다.

체위를 훌륭하게 잡는 기술은 위와 같은 자연스러운 만곡을 온전히 유지하면서 척추를 따라 근력과 안정성을 기르는 데 달려 있다. 이는 중립 자세, 중립 척추, 또는 중립 골반이라고 알려져 있다. 자연스러운 중립 만곡을 유지하면서 축성 신장을 이룬 채 댄스를 하면

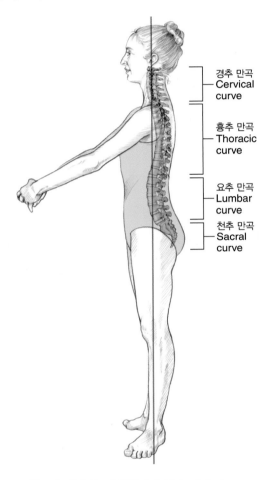

경추 만곡
Cervical curve

흉추 만곡
Thoracic curve

요추 만곡
Lumbar curve

천추 만곡
Sacral curve

그림 4-3. 척추의 4개 만곡과 추선(plumb line)

추간판과 추골에 가해지는 스트레스가 줄어든다. 물론 어려운 안무에서는 척추를 모든 방향으로 그리고 모든 방향의 조합으로 움직여야 하나, 강한 댄서는 어려운 움직임 중 내내 척추를 제어할 수 있다. 이 장에 소개된 중립 자세 잡기 운동은 자연스러운 중립 골반 자세를 찾도록 도와준다.

신체를 측면에서 보면 귀의 중앙에서 아래로 외측과(lateral malleolus, 외측 복사뼈)까지 치우침 없이 가상의 선을 그려볼 수 있을 것이다. 이를 추선(plumb line)이라고 한다(그림 4-3). 추선은 아래로 내려가면서 어깨의 중앙과 엉덩이에서 대전자(greater trochanter)의 중앙을 지나 아래로 무릎과 외측과에 이른다. 또한 댄서는 양쪽 다리가 평행하거나 턴아웃 된 자세에서도 이러한 정렬을 잡을 수 있어야 한다.

불행히도 일부 댄서는 허리에서 자연스러운 중립 자세의 유지에 어려움을 겪는다. 예를 들어 요추가 신전되어 과도한 만곡을 이루는 요추전만증(lumbar lordosis)을 일으킬 수도 있다. 요추전만증은 다양한 원인으로 인해 일어날 수 있다. 하나의 가능한 원인은 복근의 약화로, 이 경우에 하부 척추는 지지를 받지 못해 등 하부가 아치를 이룬다. 또 하나 가능한 이유는 척추의 후방 근육이 긴장되고 단축되는 것으로, 이에 따라 하부 척추가 당겨 아치를 이룬 자세가 나온다. 아니면 장요근이 긴장되고 단축될 수도 있으며, 이에 따라 역시 요추가 당겨 전만증 자세를 일으킬 수 있다.

댄스에 초점을 둔 운동

이 장에 소개된 일련의 운동을 수행하면서 축성 신장을 이룬 채 운동하고 경추가 흉추의 연장선이 되도록 한다. 척추의 굴곡을 동반하는 운동에서는 등 중간에서 시작된 아치가 경추에서 종료되도록 한다. 예를 들어 몸통 컬 등척성 운동에서는 등 상부를 억지로 더 움직이려고 목을 과도하게 구부려서는 안 된다. 척추를 신전시켜야 할 경우에도 축성 신장의 원칙은 동일하게 적용된다. 목은 중간 척추가 그리는 아치의 아름다운 연장선이 되어야 한다.

이제 중립 척추 모델을 살펴보고 척추가 어떻게 쌓아 올려져 있는지에 주목한다. 척추의 부드러운 만곡이 온전하게 지지를 받으며, 머리는 경추의 꼭대기에서 수월하게 균형을 잡는다. 또한 척추의 앞쪽과 뒤쪽을 따라 위치한 근육들 간의 균형에도 주목한다. 심부 다열근이 척추를 가볍게 압박하여 지지하는 것을 생각한다. 한편 하부 척추의 양측에 위치한 요방형근이 늑골과 골반 간의 건강한 균형을 유지한다. 또한 척추의 기저를 안정화하기 위해 하부 척추를 대퇴부와 골반저에 연결하는 장요근이 활성화되는 모습을 마음속에 그려볼 수 있다면, 당신은 체위의 개선을 이루기 시작한 셈이다. 사실 적절한 균형을 이루면 전반적인 근육 작용이 덜 필요할 것이고, 따라서 척추가 기능할 수 있는 훌륭한 작업장이 마련될 것이다.

이 장에서 운동을 다 소개한 후에는 깡브레 데리에르(cambré derrière)를 자세히 살펴보면서 이 아름다운 댄스 움직임에서 근육이 어떻게 작용하는지를 고려해볼 것이다.

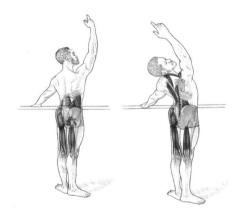

중립 자세 잡기
Locating Neutral

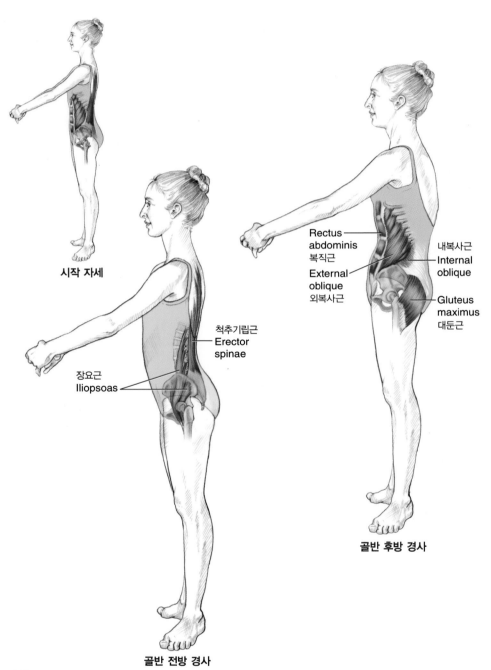

시작 자세

장요근
Iliopsoas

척추기립근
Erector
spinae

골반 전방 경사

Rectus
abdominis
복직근

External
oblique
외복사근

내복사근
Internal
oblique

Gluteus
maximus
대둔근

골반 후방 경사

운동 방법

1. 다리와 팔을 1번 자세로 한 채 선다. 척추가 들린 자세를 취하며, 가볍게 하복부를 동원하고 추선을 마음속에 그려본다.

2. 숨을 들이쉬면서 늑골을 들어 올리고 복근을 이완시키며 골반의 앞쪽을 앞으로 살짝 기울여, 등 하부가 아치를 이루게 하고 골반의 전방 경사 자세를 취한다. 등 상부 및 하부의 긴장과 복근의 이완에 주목한다.

3. 숨을 내쉬면서 경사를 역전시키고 복근을 조이며, 등 하부를 펴고 대둔근을 동원하도록 한다. 엉덩이의 앞쪽이 긴장되고 가슴의 앞쪽이 처지는 것에 주목한다.

4. 이제 중립 자세로 되돌아가, 추선을 마음속에 그려보고 허리를 살짝 들어 올린다. 복근과 척추 근육이 균형을 이루고 척추에서 신장된 느낌이 다시 생긴다.

5. 다음으로 숨을 들이쉬면서 골반의 전방 경사 자세를 취한다. 숨을 내쉬면서 중립 자세를 취한다. 중립 자세를 취할 때에는 복근의 수축과 외복사근을 강조한다. 10~12회 반복한다.

관련근육

골반 전방 경사: 장요근, 척추기립근(장늑근, 최장근, 극근)

골반 후방 경사: 복직근, 내/외복사근, 대둔근, 햄스트링(반건양근, 반막양근, 대퇴이두근)

댄스 포커스

이 운동을 통해 중심부의 단련을 돕고 척추를 따라 일어나는 변화에 주목한다. 척추는 하부가 기타 부위들보다 유연성이 더 크다고 알려져 있으므로, 복근을 활성화하여 골반과 척추를 더 자연스러운 중립 자세로 제어해야 한다. 강사는 전방 장골과 치골이 전두면을 따라 정렬되어 있는지 살펴볼 수 있고 댄서마다 척추의 자연스러운 만곡이 서로 다르다는 점을 알고 있다. 복근의 수축은 이러한 만곡을 유지하고 지지하는 데 도움을 준다. 외복사근이 어떻게 늑골과 골반을 연결하는지 마음속에 그려본다. 다리를 뒤쪽으로 움직여야 할 때에는 그러한 연결이 계속 작용하도록 한다. 그렇게 하면 골반과 등 하부가 과신전 되지 않도록 하는 데 도움이 된다. 모든 스타일의 댄스는 엉덩이와 골반의 3차원적 움직임을 요하며, 이러한 움직임의 제어는 테크닉을 향상시키는 비결의 하나이다.

머리 중립
Head Neutral

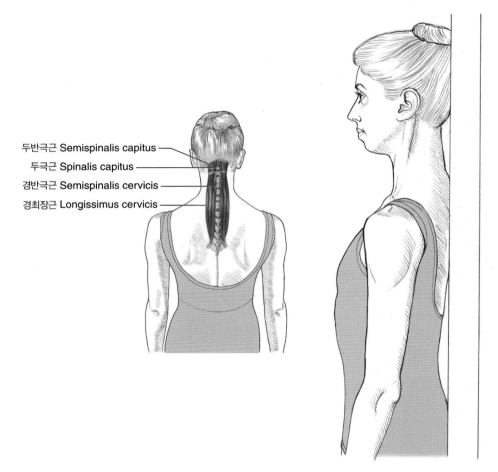

두반극근 Semispinalis capitus

두극근 Spinalis capitus

경반극근 Semispinalis cervicis

경최장근 Longissimus cervicis

운동 방법

1. 등을 벽에 댄 채 서서 중립 척추 자세로 유지한다. 추선을 마음속에 그려본다. 머리의 후두부 (뒤통수) 역시 벽에 대어야 한다.

2. 숨을 들이쉬어 준비한다. 숨을 내쉬면서 머리를 뒤쪽 벽으로 살짝 밀어 목의 뒤쪽을 따라 위치한 근육을 동원한다. 이 운동의 경우에 머리의 지지를 돕고 머리와 목을 신전시키는 4개의 목 근육에 초점을 둔다.

3. 목의 뒤쪽을 따라 위치한 근육을 수축시키고는 자세를 유지하면서 여섯에서 여덟까지 센 다음 근육을 이완시킨다. 10회 반복한다.

⚠ 안전수칙: 턱의 정렬을 유지하며, 턱이 처지거나 들려서는 안 된다.

관련근육

경반극근, 두극근, 두반극근, 경최장근

댄스 포커스

움직이면서 상체를 우아하게 옮긴다. 척추 위로 머리의 균형을 잡는 데 초점을 둔다. 경추를 따라 신장을 그리고 목의 뒤쪽을 따라 근력을 느낀다. 공연에서 댄서는 투구, 가면, 가발, 왕관, 혹은 다양한 크기 및 무게의 모자를 써야 할 수도 있다. 간단한 작은 왕관은 그저 수십 그램 나갈 수도 있지만, 보다 극적인 투구는 7㎏이나 그 이상도 나갈 수 있다. 무거운 투구를 쓴 채 댄스를 하면 동적 자세가 변화한다. 목은 머리를 지지하기 때문에, 댄서는 효율적이고도 수월하게 움직이고 근육 좌상을 방지하기 위해 강한 목이 필요할 것이다. 아울러 깡브레 유형의 움직임 또는 과도한 척추 신전을 수행하는 동안 댄서는 머리와 목을 지지하고 가능한 가장 긴 호를 그리면서 움직여야 한다. 신전 움직임에 대한 제어를 유지한다.

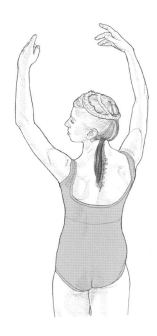

다리 밀기
Leg Glide

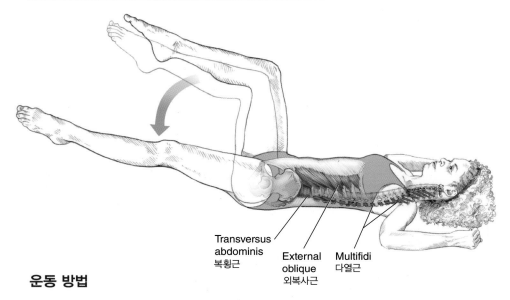

Transversus
abdominis
복횡근

External
oblique
외복사근

Multifidi
다열근

운동 방법

1. 팔을 1번 자세로 한 채 바로 눕는다. (주: 그림에서는 복근이 잘 보이도록 하기 위해 팔의 위치가 이와는 다르다.) 중립 골반 자세를 잡고 한 번에 한쪽 다리를 엉덩이와 무릎이 각각 90도의 굴곡을 이루도록 들어 올린다(즉 90/90 자세). 무릎을 엉덩이와 정렬한다.

2. 숨을 들이쉬어 준비한다. 숨을 내쉬면서 복근의 수축을 심화시키고 한쪽 다리를 몸에서 멀리 밀어 60도 정도 내린다. 무릎이 충분히 신전되도록 한다. 복근을 등 하부 쪽으로 고정하는 데 초점을 두며, 골반이 움직이지 않게 한다. 심부 복횡근과 외복사근이 골반의 안정화를 돕기 위해 활성화되는 것을 느낀다.

3. 숨을 들이쉬면서 다리를 시작 자세로 되돌린다. 다른 쪽 다리로 이 과정을 반복한다. 숨을 내쉴 때에는 복부를 납작하게 하여 골반을 고정하는 데 집중하며, 고관절 굴근이 아니라 심부 복근의 수축을 다시 강조한다. 각각의 다리로 10~12회 반복한다.

4. 다리를 중심부에서 멀리 움직여 무릎을 신전시킬 때에는 다리의 움직임이 시상면을 따라 일어나는 것에 주목하고 적극적으로 복근의 수축을 증가시켜 골반의 움직임에 저항한다.

⚠ 안전수칙: 등 하부의 안정을 유지한다. 등 하부를 안정된 중립 자세로 유지하기가 너무 어렵다고 판단되면, 다리를 낮게 가져가지 말고 다시 시도해 다리를 보다 높이 뻗는다. 등이 안정될 때 다리를 내리면 된다.

관련근육

복횡근, 외복사근, 다열근

댄스 포커스

이 운동은 복근 운동을 얼마나 많이 수행할 수 있느냐가 아니라, 복근의 근력
을 얼마나 잘 사용하여 테크닉을 향상시킬 수 있느냐가 중요하다는 사실을
강조한다. 예를 들어 아이리시 댄스(Irish dance)는 안정된 자세를 유지하기
위해 중립 자세에서 강도 높은 몸통 제어를 요한다. 심부 복횡근과 함께
심부 다열근에 집중하여 이중의 지지를 제공하게 한다. 이러한 동시수축
(cocontraction)은 모든 팔 또는 다리 동작을 수행하기 전에 댄서에게 필요한
고정 장치(anchor)를 제공한다. 골반이나 척추가 아니라 다리만 움직인다는
점을 상기한다.

이와 같은 원칙은 점프 콤비네이션 동작에도 동일하게 적용된다. 지지를
증가시키기 위해 배꼽이 척추 쪽으로 움직이는 모습을 마음속에 그려본다.
목과 어깨에 긴장을 가하는 것이 아니라 복근에 에너지를 투입한다. 잠시
제자리에서 작은 점프를 몇 번 연습한다. 중심부 근육이 척추를 지지하는
것을 느끼고 외복사근이 늑골과 골반을 연결하기 위해 작용하는 것을
느낀다. 느긋하게 점프를 즐겨라! 강사는 이러한 방법을 사용하여
제자들이 척추에 스트레스를 덜 가하면서 중심부로부터 움직이도록
도울 수 있다. 이를 가르치기 위해서는 강사가 이를 느끼고 설명할 수
있어야 한다.

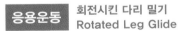

응용운동 회전시킨 다리 밀기
Rotated Leg Glide

양쪽 다리를 90/90 자세로 한 채 시작하고 양쪽 대퇴부를 턴아웃 시킨다. 숨을 내쉬면서 복근의
수축을 심화시키고 무릎을 신전시키면서 한쪽 다리를 60도 정도 내린다. 턴아웃 자세를 유지하고
골반이나 척추의 움직임이 아니라 다리의 움직임만 강조한다. 숨을 들이쉬면서 되돌아가고 고관절의
턴아웃을 유지하면서 복근의 수축을 심화시키는 데 초점을 둔다. 이러한 운동을 각각의 다리로
10~12회 반복한다.

몸통 컬 등척성 운동
Trunk Curl Isometrics

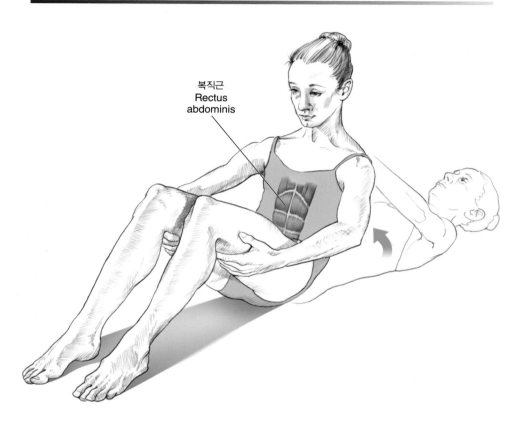

복직근
Rectus
abdominis

운동 방법

1. 바로 누워 무릎을 구부리고 발을 바닥에 평평하게 대며 팔을 몸의 양옆에 둔다. 숨을 들이쉬어 준비하고 숨을 내쉬면서 복직근을 동원하여 몸통을 감아올려 견갑골의 하연(아래쪽 경계)이 바닥에서 들리도록 한다. 턱을 가볍게 당겨 들이고 대퇴부의 뒤쪽으로 뻗어지도록 한다.

2. 손을 대퇴부 뒤에 두고 등척성 수축(isometric contraction)을 유지한다. 흉추 전체를 움직여 감아올리는 것을 강조하며, 척추 근육이 그러한 감아올리는 작용을 지지하도록 한다. 천골은 바닥 위에 견고하게 유지되어야 하며, 고관절 굴근을 사용해서는 안 된다.

3. 이러한 자세를 유지하고 복부의 근력을 느낀다. 숨을 들이쉬고 움직임을 제어해 천천히 바닥으로 되돌아가면서 복직근의 신장성 수축(eccentric contraction)을 강조한다. 시상면을 따라 움직이고, 몸통을 올리고 내릴 때 등 상부를 가능한 한 많이 감아올렸다가 풀어준다. 움직임을 제어해 운동한다. 각각의 동작을 하면서 넷까지 세며, 10~12회 반복한다.

⚠ **안전수칙:** 복근을 수축시킬 때에는 목이 척추의 연장선이 되도록 한다. 목이 과도하게 굴곡되지 않도록 한다.

관련근육

복직근

댄스 포커스

복직근의 사용에 대해 생각할 때에는 이 근육이 보여주는 모습(식스팩)뿐만 아니라 그 역할에도 주의를 기울여야 한다. 알다시피 이 근육은 몸통을 굴곡시키므로 뻣뻣한 흉추의 가동성을 증가시키는 데에도 도움이 될 수 있다. 당신이 모던 댄스를 하면서 근육을 수축시킨다면, 복직근이 어떻게 늑골과 치골을 연결하는지를 마음속에 그려보고 그 모습을 이 근육이 단축성 수축을 일으켜 척추를 감아올리는 동안 유지한다. 뒤로 하는 깡브레 또는 아라베스끄(arabesque)를 수행해 척추를 신전시킬 때에는 복직근이 신장성으로 동원되어 지지하고 척추에 들어 올리는 효과를 제공하며, 이는 움직임을 향상시킨다. 복직근을 효과적으로 사용하면 중심부의 근력을 증가시키고 고관절 굴근의 과사용을 감소시키는 데 도움이 된다. 복근은 몸의 중심에 위치하므로 모든 움직임이 이 지점에서 퍼져나가도록 한다. 이곳이 바로 댄서가 체위의 개선을 이루는 부위이다.

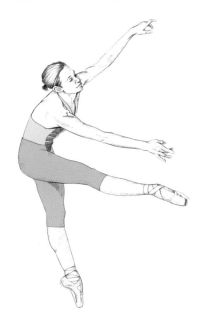

고관절 굴근 등척성 운동
Hip Flexor Isometrics

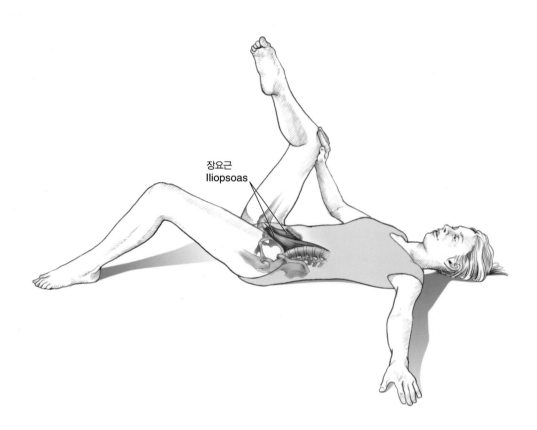

장요근
Iliopsoas

운동 방법

1. 바로 누워 양쪽 다리를 구부리고 양발을 바닥에 댄다. 하부 복근을 동원해 작은 골반 경사를 이루고 그러한 약간의 경사를 운동 내내 유지한다.

2. 심부 장요근의 수축에 초점을 두어 한쪽 대퇴부를 약간 턴아웃 시킨 채 같은 쪽 어깨 방향으로 올린다. 다리의 높이를 90도 바로 위로 유지한다.

3. 한쪽 손으로 대퇴부를 밀어 장요근의 등척성 수축을 수행한다. 이러한 자세를 유지하면서 넷에서 여섯까지 센 다음 근육을 이완시킨다. 4회만 반복한 다음 다른 쪽 다리로 바꾸어 근육을 구분하여 수축시키는 데 초점을 두면서 반복한다.

관련근육

장요근

댄스 포커스

이 운동은 간단한 등척성 수축을 통해 장요근을 시각화하고 구분하여 수축시키는 데 도움을 준다. 이러한 수축은 다리를 90도 이상으로 들어 올리기 위해 댄서가 필요로 하는 도움을 제공한다. 장요근이 수축하면서 근섬유의 활성화가 이루어져 등 하부를 당김으로써 이 부위가 아치를 이루는 자세가 나오도록 해서는 안 되며, 골반이 앞쪽으로 기울지 않도록 하기 위해서는 복근 역시 수축되도록 해야 한다. 장요근이 수축하면서 척추의 뒤쪽을 따라 수직으로 주행하는 근육이 신장되고 스트레칭 되는 모습을 마음속에 그려본다. 상체의 긴장을 풀고 에너지를 장요근으로 내려보낸다. 필요하다면 눈을 감고 근육의 기시부와 정지부를 마음속에 그려본다. 대개 근육은 수축하면 정지부를 기시부 쪽으로 당긴다. 알다시피 장요근은 하부 척추를 대퇴골에 연결하므로, 척추를 대퇴골로 당기는 것이 아니라 대퇴골을 척추로 가까이 당기는 모습을 상상해본다. 이러한 이미지는 척추 정렬의 자각을 증가시키고 다리를 더 높이 들어 올리는 데 도움을 준다.

응용운동 고관절 굴근 중립 운동
Hip Flexor Neutral

앞의 운동과 동일하게 한다. 심부 장요근의 수축을 유지하면서 골반을 보다 중립적인 자세로 가져간다. 이는 어렵다. 제어를 유지하면서 천천히 복근을 신장시키기 시작하여 골반이 약간 앞쪽으로 기울어 중립이 되도록 한다. 장요근의 수축을 유지한다. 중립에 이르고 여전히 장요근의 수축을 느끼고는 곧 이완시키고 운동을 4회 더 반복한다.

⚠ 안전수칙: 중립으로 움직이면서 등 하부가 과도하게 신전되지 않도록 하며, 제어하면서 움직인다.

브리지
Bridge

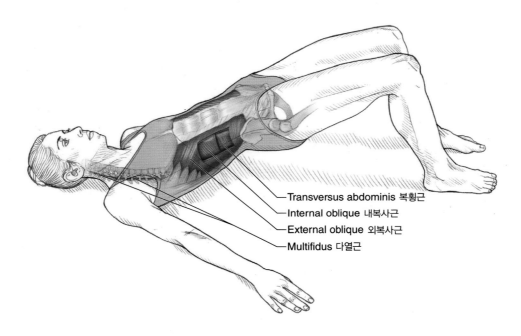

Transversus abdominis 복횡근
Internal oblique 내복사근
External oblique 외복사근
Multifidus 다열근

운동 방법

1. 바로 누워 팔을 몸의 양옆에 두고 중립 척추 자세를 잡는다. 숨을 들이쉬어 준비한다.

2. 숨을 내쉬면서 복근을 동원하고 엉덩이를 올리기 시작한다. 요추를 지지하기 위해 배꼽을 척추 쪽으로 당기는 느낌을 유지한다. 목과 어깨를 이완시킨다.

3. 계속해서 엉덩이를 올려 어깨 및 무릎과 정렬하도록 한다. 심부 복횡근이 척추를 지지하는 것에 주목한다.

4. 숨을 들이쉬면서 자세를 유지한다. 숨을 내쉬면서 엉덩이를 내리며 움직임을 제어해 시작 자세로 되돌아간다. 10회 반복으로 2세트 하며, 필요하다면 세트 사이에 휴식을 취한다.

관련근육

복횡근, 내/외복사근, 다열근

댄스 포커스

브리지는 척추를 지지하는 데 아주 좋은 운동이다. 이 장은 척추의 지지에 초점을 두기 때문에 그러한 지지의 제공에 관여하는 깊은 중심부 근육을 강조한다. 그러나 이 책에 소개된 운동을 계속하다 보면 브리지는 척추 지지 운동을 훨씬 뛰어넘는다는 점을 알게 될 것이다. 브리지는 더 많은 근육을 동원한다. 또한 브리지는 복근으로 하부 척추를 지지하는 법을 배우도록 도와줄 것인데, 이는 척추의 신전을 동반하는 모든 댄스 움직임, 특히 아라베스끄와 아띠뛰드 데리에르에 유용한 기술이다.

척추 제어의 강조는 땅뒤 데리에르로 시작된다. 땅뒤로부터 다리를 아라베스끄 또는 아띠뛰드 데리에르로 움직일 때에는 배꼽을 척추 쪽으로 가져가 척추의 하부 분절들을 완전히 지지하는 것을 생각한다. 아라베스끄 또는 아띠뛰드가 엉덩이를 통해 자유로이 움직이도록 한다. 기본적인 브리지를 수행하는 동안 당신은 고관절이 신전되어 엉덩이를 통해서도 자유로이 움직일 수 있다는 점을 알게 될 것이다. 현대 댄스의 움직임, 플로어 워크, 또는 파트너링 워크에서 다리를 뒤쪽으로 움직일 경우에는 모두 요추 지지와 엉덩이를 통한 효율적인 움직임이 둘 다 요구된다.

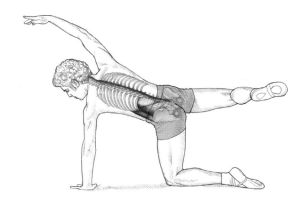

척추 지지
Spinal Brace

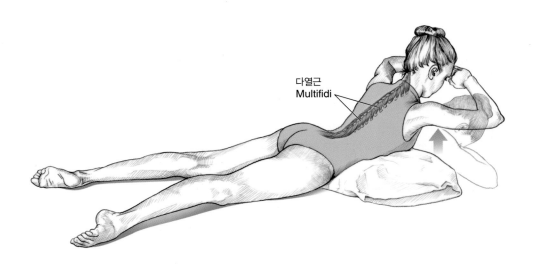

다열근
Multifidi

운동 방법

1. 작은 베개를 허리 아래에 받쳐 지지한 채 엎드려 누워 팔꿈치를 구부리고 양손을 이마 아래에 둔다.

2. 숨을 들이쉬어 준비한다. 숨을 내쉬면서 복근이 조이고 척추 쪽으로 들리는 것을 느끼며, 베개가 지지를 증가시키도록 한다. 척추를 따라 위치한 작은 심부 근육인 다열근을 등척성으로 수축시킨다. 심부 다열근이 두꺼운 고무 밧줄처럼 척추를 따라 서로 꼬이는 모습을 마음속에 그려본다. 마치 베개 위로 공중에 떠 있는 것처럼 척추를 따라 가볍게 수축시킨다.

3. 숨을 들이쉬면서 이러한 자세를 유지한다. 강하게 숨을 내쉬어 심부 척추 수축을 지속하고, 등 상부를 들어 올림으로써 천천히 척추를 움직여 약간 신전시킨다. 척추가 길게 약간 아치를 이룬 자세로 움직이도록 하며, 각각의 추골 사이에 국소적이고 효과적인 움직임을 강조한다.

4. 심부 척추 다열근이 복근의 동시수축과 함께 수축하여 작은 신전을 시작하고 지지하게 한다. 이와 같은 근육 작용의 결합은 척추에 현저한 지지와 안정을 제공한다. 이러한 자세를 유지하면서 넷에서 여섯까지 센다. 숨을 내쉬면서 움직임을 제어해 천천히 시작 자세로 되돌아간다. 10~12회 반복한다.

⚠️ 안전수칙: 목이 과도하게 신전되지 않도록 한다. 등 하부의 안정을 위해 복근의 지지를 유지한다.

관련근육

다열근

댄스 포커스

이러한 작고 섬세한 운동을 통해 체위를 안정되게 하는 척추의 파워와 근력을 느껴보도록 한다. 작은 심부 다열근이 마치 척추를 지지하는 것처럼 척추를 가볍게 압박하거나 감싸는 모습을 마음속에 그려본다. 더 큰 근육들이 척추의 신전을 일으키지만, 이 운동을 이용하여 안정되고 지지받는 척추를 강조한다. 다열근의 파워와 복근의 조화로운 작용이 없다면, 척추는 댄스 동작이 일으키는 압력을 받아 무너질 것이다. 이러한 사실로 보면 팔 또는 다리로 어떠한 움직임을 일으키기 전에 반드시 척추의 거치와 안정화가 이루어져야 한다. 다열근을 강화하면 추골들의 분절적 안정성이 생겨 체위를 잡는 기술이 탁월해진다. 팔과 다리의 모든 움직임은 심부 복횡근과 심부 다열근의 수축에 의해 시작되어야 한다.

응용운동 공중 측면 굴곡
Side Hover

앞의 운동과 동일하게 한다. 복근으로 하부 척추를 안정화할 수 있다면 지지를 증가시키기 위해 베개가 필요하지 않을 것이다. 계속해서 심부 복근을 동원한다. 숨을 들이쉬면서 길어지는 호를 따라 척추를 분절적으로 움직여 약간의 측면 굴곡을 이룬다. 이러한 자세를 유지하면서 넷까지 센다. 척추를 따라 위치한 심부 안정근을 마음속에 그려보고 늑골과 골반을 연결하는 심부 요방형근에 의해 안정성이 증가되는 모습을 상상해본다. (요방형근에 대해서는 제6장에서 더 자세히 설명한다.) 시작 자세로 되돌아가며, 숨을 내쉬면서 등을 아래로 이완시킨다. 다른 쪽으로 반복하며, 교대하면서 각각의 측면으로 총 4회씩 수행한다.

좌골 조이기
Ischial Squeeze

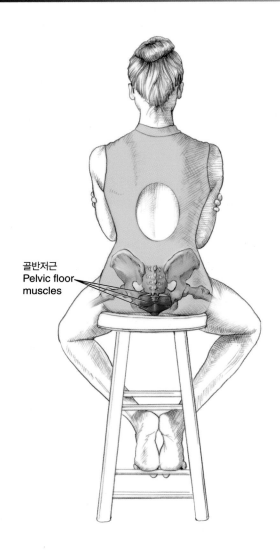

골반저근
Pelvic floor
muscles

운동 방법

1. 등받이가 없는 의자나 일반 의자에 앉아 다리와 고관절을 약간 턴아웃 시킨다. 골반을 좌우로 흔들어, 앉아 있을 때 흔히 체중이 실리는 뼈인 좌골결절(ischial tuberosity)의 위치를 파악한다. 그러고는 중립 정렬 자세를 잡는다. 골반이 후방 경사 상태나 등 하부를 과도하게 신전시키면서 전방 경사 상태에 있지 않도록 확인한다. 교차시킨 팔을 몸통 앞에 얹고 가볍게 숨을 들이쉰다.

2. 숨을 내쉬면서 골반저의 근육을 동원해 좌골을 당겨 모은다. 이러한 근육 수축을 날숨과

조화시키도록 한다. 골반저근이 단축되어 좌골이 서로 조여지는 모습을 마음속에 그려본다. 이렇게 지지하는 수축으로 척추가 가볍게 들리는 것에 주목한다.

3. 근육을 이완시키고 근육이 신장되는 것을 느낀다. 운동을 반복하며, 근육의 수축을 경험하기 시작하면서 치골과 미골 역시 서로 조여지는 모습을 마음속에 그려본다. 10~12회 반복한다.

관련근육

골반저근: 미골근, 항문거근(치골미골근, 치골직장근, 장골미골근)

댄스 포커스

온갖 창의적인 댄스 동작을 하면서 댄서들은 아마도 골반저근의 사용을 결코 생각해보지 못하였을 수도 있다. 그러나 골반저가 어디에 위치하는지를 고려한다면, 골반에 지지기반을 형성하는 그 능력의 중요성을 이해할 것이다. 그럼에도 테크닉 수업, 안무 작업, 또는 연습 중 이들 근육이 언급되는 적은 거의 없다. 그러므로 이제 잠시 이 운동 그리고 이 운동과 체위 간의 관계를 이해해보도록 하자. 이는 신체 자각(body awareness)을 강조하는 데 아주 좋은 운동이다. 이 말이 즉시 와 닿지 않는다면 좌골에 집중하고 골반저가 수축되는 모습을 마음속에 그려본다. 이와 같은 움직임은 아주 작고 미세하나, 작은 이동이 지지 면에서 큰 변화를 일으킬 수 있다. 골반저근은 제5장, 제6장과 제8장에서 추가로 다루지만, 그 사이에 이 운동을 입문 훈련으로 사용해 이 운동에서 들리고 지지되는 효과에 익숙해지도록 한다.

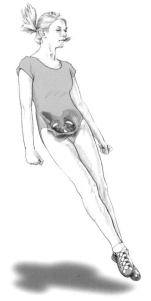

깡브레 데리에르
Cambré Derrière

깡브레 데리에르를 수행하는 가장 안전한 방법을 살펴보자. 이 장은 척추에 초점을 두며, 다음과 같은 댄스 움직임의 수행은 초점을 확장하여 기타 장들에서 표적으로 하는 다양한 근육을 포함시킨다. 척추 신전에 대한 지지는 여러 요인을 포함하며, 그 중의 하나는 복강내압(intra-abdominal pressure, 이는 다음 장에서 보다 자세히 논의한다)과 관련이 있다. 여기에 제시된 댄스 움직임의 수행은 깡브레 데리에르의 기능성에 관한 대략적인 이해를 제공한다.

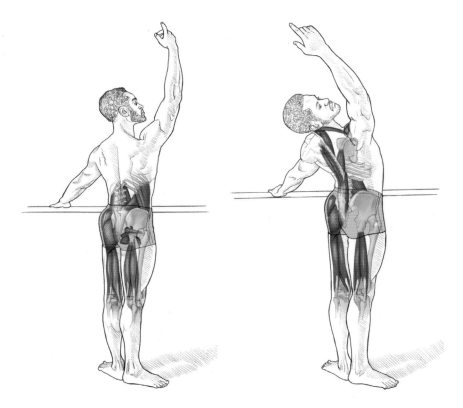

1. 1번 자세로 시작하며, 왼손을 바에 올려놓고 전삼각근과 대흉근을 사용해 오른팔을 5번 자세로 높이 올린다. 몸이 중립 척추 자세로 거치되었는지 확인한다. 다리는 고관절로부터 턴아웃 시킨다. 대퇴사두근, 고관절 내전근(내측 대퇴), 골반저근과 심부 고관절 외회전근을 활성화한다. 햄스트링, 비복근, 가자미근, 전경골근, 비골근과 족궁 내재근의 근긴장을 유지한다.

2. 숨을 들이쉬면서, 횡격막이 수축하고 밀려 내려가기 시작한다. 척추를 신장시켜, 즉 당겨 올려 척추 관절에 가해지는 부하를 덜어준다. 키를 키우면서 복근의 신장 그리고 하부 척추를 지지하는 복강내압을 느낀다. 허리와 골반을 지지하는 골반저근의 근긴장을 느끼도록 한다.

3. 등 상부 또는 흉추로부터 깡브레를 시작하며, 머리와 목이 등 상부의 라인을 따르도록 한다. 복근의 근긴장을 유지하면서 경추 및 척추 신근을 동원한다. 하승모근과 전거근을 사용해 견갑골이 귀에서 멀리 엉덩이 쪽으로 밀려 내려가도록 한다.

4. 척추가 신전되기 시작하면서, 계속해서 복근, 골반저근과 고관절 내전근으로부터 지지를 제공한다. 흉추를 통한 움직임을 포함시키며, 엉덩이가 앞쪽으로 흔들리거나 목이 주저앉고 과도하게 신전되도록 해서는 안 된다. 오른팔은 높이 올린 5번 자세로 유지한다.

5. 척추가 계속해서 신전되면서 긴 호를 그리며 움직이고, 머리를 오른쪽으로 돌리기 시작하면서 목의 지지와 제어를 유지한다. 흉골을 들어 올려 흉추의 가동성을 돕는다.

6. 숨을 내쉬면서 복근을 다시 동원하여 역으로 움직여 천천히 시작 자세로 되돌아가되, 척추 전체를 따라 신장을 유지하고 가능한 한 가장 긴 호를 그리면서 움직인다.

관련근육

중립 척추 거치: 복횡근, 내/외복사근, 골반저근, 장요근

엉덩이와 다리: 대퇴사두근(대퇴직근, 내측/외측/중간광근), 봉공근, 햄스트링(반건양근, 반막양근, 대퇴이두근), 대/중둔근, 심부 고관절 외회전근, 장/단내전근, 박근

척추 신전: 횡격막, 복근(신장성 수축), 다열근, 척추기립근(장늑근, 최장근, 극근), 요방형근, 흉극근, 흉최장근, 요장늑근

경추 신전: 두판상근, 두반극근, 경판상근, 흉쇄유돌근(머리가 회전하기 시작하면서)

팔: 전삼각근, 하승모근, 대흉근, 전거근

깡브레 데리에르를 수행하는 동안 척추의 축성 신장, 즉 당겨 올리는 것에 초점을 두어 추골들이 가하는 부하를 덜어주며, 척추를 신장시키고 키를 키운다. 복근을 사용하여 척추를 지지하면서 흉추를 통한 움직임을 포함시킨다. 척추의 하부 분절들만이 아니라 척추 전체를 사용하여 깡브레를 수행한다. 서투른 테크닉은 반복적 미세외상(repetitive microtrauma)과 과사용을 일으켜 하부 척추 부상을 초래할 수 있다. 부상을 겪지 않으면서 댄서로서 발전하고 성장하기 위해서는 안정성의 유지, 복근의 사용과 하부 척추에 가해지는 스트레스의 최소화에 역점을 두어야 한다.

늑골과 호흡

RIBS AND BREATH

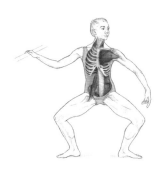

호흡은 산소를 폐로 들여오는 자연스러운 과정이지만, 대부분의 댄서가 정확히 어떻게 호흡하는지를 잘 이해하지 못한다. 다만 당신은 호흡하는 '방법'은 알고 있다 (사실 당신은 하루에 약 1만 7,000회의 호흡을 한다). 그러나 당신은 호흡을 효율적으로 이용하여 긴장을 감소시키고 중심부의 근력을 향상시킬 수 있는가?

수업 중 당신은 배를 안으로 그리고 위로 당기라는 지시를 얼마나 많이 받는가? 보통 당신은 배를 들이밀고 늑골과 가슴을 들며 어깨를 올린다. 그렇게 하면서 당신은 상체에 긴장을 증가시키고 호흡을 더 어렵게 한다. 그렇다면 당신은 도저히 수월하고 우아하게 움직일 수 없다. "당겨 올리라"는 지시는 축성 신장 또는 척추의 신장을 도입하면 보다 효율적으로 쓰일 수 있다. 축성 신장은 어깨 상승을 수반하지 않으면서 척추 관절에 가해지는 스트레스를 제거한다.

호흡은 댄스를 포함해 모든 움직임의 일부분이다. 사실 횡격막과 높은 수준의 호흡 기술은 척추 안정성에 중요하다. 그러므로 강사에게 호흡 운동을 댄스 콤비네이션 동작에 추가하도록 적극 권장한다. 예를 들어 호흡을 음악과 함께 운동으로 안무하면 댄서가 자신의 호흡 패턴을 더 의식하도록 할 수 있다. 이러한 조화롭고 율

동적인 호흡은 더 나은 호흡 습관을 심어주는 데 훌륭한 도구가 될 수 있다.

호흡의 해부학

호흡은 두 단계로 이루어진다. 들숨(inspiration)은 산소가 폐로 유입되는 시기이고 날숨(expiration)은 이산화탄소가 폐에서 나가는 시기이다. 안정 시에 폐는 매번의 호흡에서 약 0.5리터의 공기를 이동시키며, 운동 중에는 호흡 당 3리터에 달하는 공기를 이동시킨다. 신체의 곳곳은 산소를 필요로 하며, 산소는 세포가 댄스의 경우를 포함해 근육 작용에 필요한 에너지를 공급하도록 한다.

호흡의 두 단계는 수동적이거나 강제적일 수 있다. 이 책을 읽는 동안 당신은 아마도 호흡을 의식하지 못할 것이다. 이는 아마도 테크닉 수업을 시작할 때 몸을 준비하는 데 집중하는 워밍업 중에도 마찬가지일 것이다. 이와 같은 경우가 조용하고 수동적인 호흡의 예이다. 또한 이러한 유형의 호흡은 를르베(relevé)에서 아름다운 균형을 유지할 때에도 요구된다.

반면 능동적 들숨 및 날숨은 보다 강제적인 유형의 호흡을 동반하며, 이는 심호흡으로 들숨과 날숨을 위해 더 많은 근육을 사용한다. 예를 들어 점프 콤비네이션 동작을 수행하는 동안 또는 안무가 기타 종류의 보다 어려운 근육 작용을 요할 때 댄서는 더 깊게 호흡할 수도 있다. 호흡 과정을 조직화하면 상체의 긴장을 감소시키고, 근육으로 가는 산소의 흐름을 향상시키며, 중심부의 근육을 동원할 수 있다. 이와 같은 효과를 염두에 두고 있어, 이 장에 소개된 운동은 호흡을 조직화하도록 돕는다.

폐는 부드럽고 스펀지 같으며 탄력적인 기관으로 공기를 위한 통로가 된다. 폐는 늑골로 둘러싸여 구조적인 지지를 받는다. 폐 기능은 호흡근의 도움을 받으며, 이러한 근육이 어떻게 기능하는지를 기본적으로 이해하면 더 나은 댄서가 되는 데 도움이 될 수 있다. 주요 호흡근으로는 횡격막, 복횡근과 골반저근이 있다.

숨을 들이쉴 때 공기는 코 또는 입을 통해 들어오며, 기관(trachea)으로 가고 세기관지(bronchiole)라는 매우 작은 관으로 깊이 이동한다. 거기로부터 계속해서 공기는 폐포(alveoli)라는 미세한 낭으로 들어간다(그림 5-1). 폐포는 작은 모세혈관으로 둘러싸여 있으며, 여기가 바로 적혈구가 이산화탄소를 내보내고 산소를 받아들이는 곳이다. 다시 말해 산소가 공기로부터 적혈구에 추가되고 이산화탄소가 적혈구에서 제거되어 공기로 방출된다. 산소를 운반하는 혈액은 폐정맥을 통해 심장으로 가며, 그러면 심장이 산소를 온몸에 전달한다.

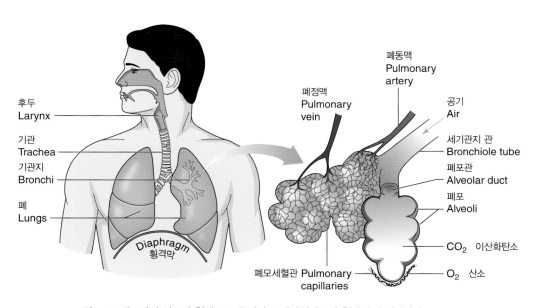

그림 5-1. 폐포에서 산소가 혈액으로 들어가고 이산화탄소가 혈액에서 제거된다.

그래서 댄서가 수업에서 준비운동을 거쳐 본격적인 수업에 들어가 더 많은 점프와 격렬한 콤비네이션 동작을 시작하면, 이산화탄소의 수치가 올라가고 이는 호흡 속도의 증가를 촉발한다. 호흡 속도가 올라가면 신체가 이산화탄소를 제거하고 산소를 더 많이 제공한다. 호흡 패턴이 더 효율적일수록 근육이 더 많은 산소를 받아 댄서가 최선을 다하도록 도울 수 있다.'

호흡계에서 가장 중요한 근육은 횡격막(diaphragm)이며, 이는 호흡의 주동근육이다. 횡격막은 큰 돔 모양을 한 근육으로 흉곽 내에서 복부 장기 바로 위에 있다(그림 5-2). 흉곽 내에서 낙하산이 펼쳐진 모습을 마음속에 그려본다. 횡격막의 근섬유는 수직으로 주행하며, 이에 따라 횡격막이 수축하는 방식이 결정된다. 횡격막은 흉골(복장뼈)의 하단, 하위 6개 늑골과 요추에 부착되어 있다. 이 근육은 흉강과 복강의 3차원적 형태 변화를 일으킨다. 숨을 들이쉴 때 횡격막은 수축하고 내려가며 납작해진

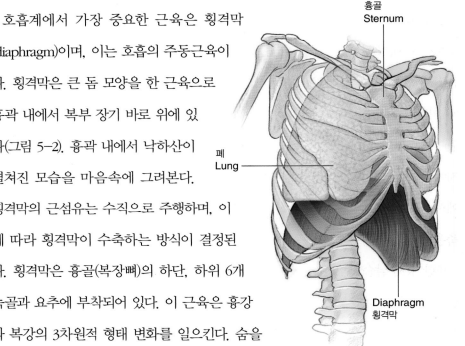

흉골
Sternum

폐
Lung

Diaphragm
횡격막

그림 5-2. 횡격막

다. 이러한 수축으로 폐와 늑골이 모든 면으로 소량으로 확장되어, 이는 흉강의 용적을 증가시킨다. 이와 같은 확장은 늑골을 3차원적인 패턴으로 움직인다.

복벽은 4개 층으로 이루어져 있다. 복벽의 가장 깊은 층을 형성하는 복횡근은 코르셋처럼 몸통을 지지하는데, 드레스의 꼭 맞는 상체 부분을 마음속에 그려본다. 복횡근의 근섬유는 수평으로 주행하며, 이는 횡격막의 근섬유와 직각으로 맞물려

(엮여) 있으므로 복횡근은 늑골을 확장시키는 횡격막의 작용에 대해 직접 길항근이 된다. 횡격막과 복횡근은 자세 제어와 척추 안정을 위해 협력한다. 더 자세한 정보를 얻으려면 호지즈와 갠데비아(Hodges and Gandevia)의 논문(2000)을 참조한다. 이 논문 저자들은 이들 두 근육 간의 관계 그리고 복강내압을 제공하여 척추를 안정화함에 있어 이들 근육의 중요한 역할을 연구했다.

강제 날숨(forced exhalation)을 쉴 때에는 복횡근이 수축하기 시작해 복압을 증가시킨다. 대개 강제 날숨은 착지의 제어를 향상시켜 일부 움직임의 하향 단계에 도움이 될 수 있다. 예를 들어 느린 그랑 바뜨망(grand battement, 하이 킥)을 수행할 때 이러한 접근법을 시도해볼 수 있다. 준비하고 다리를 들어 올리면서 숨을 들이쉰 다음, 내리면서 능동적으로 숨을 내쉰다. 날숨이 어떻게 하향 단계를 지지하는지에 주목하는데, 이렇게 하면 다리에 대한 제어가 증가한다. 따라서 복벽은 제4장에서 척추와 중심부에 대한 지지의 중요한 근원으로 논의되지만 심부 복횡근의 수축은 강제 날숨과도 직접적으로 관련되어 있다는 점을 기억해야 한다.

또한 강제 날숨에는 골반을 지지하는 여러 층의 근육도 관여한다. 골반저근으로 알려져 있는 이들 근육은 좌골 사이를 그리고 치골과 미골 사이를 연결한다. 수평의 다이아몬드 모양을 마음속에 그려보고 다이아몬드의 양 측면을 따라 좌골이 그리고 전방면과 후방면을 따라 치골과 미골이 놓여 있다고 생각한다. 강제 날숨 중에는 다이아몬드의 면들을 따라 정렬되고 부착되어 있는 근육들이 동원되고 조여져 골반의 자세를 지지한다. 이와 같은 근육 수축은 이 장의 끝에 설명되어 있는 호흡을 동반한 쁠리에(breathing plié) 운동을 연습하는 동안 보다 분명해진다. 특히 쁠리에의 상향 단계는 날숨을 깊은 중심부 및 골반저 근육의 동원과 조화시킨다.

횡격막의 움직임

어떤 유형의 안무를 수행한 후 왜 그리 피곤한지 궁금한 적이 있는가? 지구력을 기르기 위해 계속 연습해야 한다는 결론에 도달하는가? 산소를 충분히 섭취하지 않고 있는데 어떻게 지구력을 기를 수 있는가? 아주 간단히 말해서, 숨을 들이쉴 때에는 횡격막이 내려가고 폐와 늑골이 확장되며 복근이 신장된다(배가 조금 이완되도록 하는 것은 괜찮다). 배는 항상 납작해야 한다는 생각에 사로잡히지 않도록 하는데, 숨을 들이쉴 때에는 배가 불룩해질 수 있어야 한다. 숨을 내쉴 때에는 횡격막이 올라가고 늑골이 되돌아가며 복근이 수축되거나 단축된다. 산소가 들어올 공간을 충분히 제공하기 위해 폐와 늑골의 3차원적 움직임에 보다 강조점을 둔다.

지구력이 문제인 댄서는 아마도 배를 안으로 유지하려 하면서 상흉부 호흡 또는 얕은 호흡으로 연습해왔을 것이다. 상흉부 호흡을 통해서는 공기가 폐의 꼭대기 부분까지만 들어오며, 이는 무게중심을 올린다. 가슴이 너무 높으면 균형을 잡기가 더 힘들고 어깨가 자유롭다는 느낌을 받기가 어려울 것이다. 아울러 폐의 하부는 산소를 충분히 공급받지 못하므로, 댄서는 날씬한 모습을 하겠지만(당분간) 횡격막과 폐가 적절히 작용하는 능력이 감소해 산소 섭취가 제한된다. 횡격막은 호흡의 80% 정도를 담당하므로, 횡격막을 강화하면 지구력의 개선에 도움이 될 수 있다.

또한 횡격막은 강력한 고관절 굴근인 장요근(iliopsoas)에도 부착되어 있다. 따라서 배를 적극적으로 들이밀면 횡격막뿐만 아니라 장요근의 효율적인 움직임을 제한해 고관절에서 원치 않는 긴장을 일으킬 수 있다. 장요근은 사실 장골근(iliacus)과 대요근(psoas major)이란 2개의 근육으로 이루어져 있다.

- 장골근은 장골 내측에서 기시해 대퇴골에서 정지한다.
- 대요근은 요추와 12번 흉추를 따라 기시해 대퇴골에서 정지한다.

이들 두 근육의 균형은 댄서에게 매우 중요하다. 장요근은 척추와 골반을 다리에 연결한다. 그러므로 이 근육에서 근력과 유연성 간의 건강한 균형은 90도 이상으로 다리를 들어 올리는 데 도움이 되며, 또한 요통을 감소시킬 수 있다. 다리를 올릴 때에는, 숨을 들이쉬어 척추에서 신장되는 느낌이 일어나도록 하고 숨을 내쉬어 복부의 심부 수축을 일으켜 고관절이 수월하게 자유로이 움직이도록 한다.

앞으로 하는 깡브레(cambré) 자세에서는 언제나 엉덩이의 앞쪽 심부에서 일어나는 굴곡 작용이 복부를 압박하고 횡격막을 머리 쪽으로 움직인다. 그러므로 효율적인 호흡이 흉곽의 뒤쪽에서 더 많이 일어나야 한다. 산소의 섭취를 위한 공간을 충분히 제공하기 위해 마치 하부 늑골의 뒤쪽으로 더 많이 호흡하는 것처럼 느껴본다. 반면 고관절의 긴장은 호흡을 힘들게 하며, 이는 산소의 흐름을 제한한다.

근육의 작용

기타 근육의 작용도 호흡에 관여한다(그림 5-3). 예를 들어 늑골 사이에 있는 외늑간근(external intercostal)은 숨을 들이쉴 때 수축하여 늑골을 열고(확장시키고) 흉골을 내민다. 늑골은 그 방향으로 인해 측면, 전방 및 후방으로 움직여 가슴을 확장시키는데, 양동이의 휘어진 손잡이가 어떻게 올려지는지를 마음속에 그려본다. 목의 사각근(scalene)과 흉쇄유돌근(sternocleidomastoid)은 가슴의 대흉근

(pectoralis major)과 함께 늑골을 한층 더 상승시킬 수 있다. 기타 역할 외로, 이들 근육은 숨을 들이쉴 때 활성화하여 늑골을 올린다.

- 사각근은 경추를 따라 기시해 상위 2개 늑골에서 정지한다.
- 흉쇄유돌근은 흉골과 쇄골에서 기시해 측두골의 유양돌기에서 정지한다.
- 대흉근은 쇄골, 흉골, 1~6번 늑골의 연골과 외복사근에서 기시해 상완골에 서 정지한다.

이들 근육이 들숨에 깊이 관여한다는 점을 감안한다면, 이들의 과활성화가 어떻게 상체에 긴장을 일으킬 수 있는지 이해할 수 있겠는가? 어느 댄스 자세에서든 양팔을 머리 위로 들어 올릴 때에는 이와 같은 이해를 댄서의 장점으로 활용할 수 있다. 흉곽을 상승시키기보다는 숨을 들이쉬면서 축성으로 신장하고 흉곽이 측면으로 확장되는 것을 생각한다. 늑골의 측면 움직임을 강조하면 흉추 전체에서 가동성이 생기고 어깨가 자유로워진다.

앞서 설명하였듯이 강제 날숨이란 능동적 과정에서는 심부 복근이 골반저근과 함께 수축한다. 아울러 늑골 내의 늑간근, 등의 광배근과 요방형근이 동원되어 늑골이 하강한다. 날숨을 활용하여 천부의 긴장은 풀되 심부 복근의 긴장은 증가시키는 습관을 들인다. 댄서는 분명 관객에게 긴장과 씨름하거나, 심하게 헐떡이거나, 혹은 숨 가쁜 모습을 보여주고 싶지 않을 것이다. 관객은 육체적으로 지치지 않으면서 선보이는 놀라운 기량을 보고자 한다.

이와 같은 공연을 가능하게 하려면 횡격막이 늑골의 움직임 내에서 위아래로 떠다니는 것을 생각해야지, 턱, 목과 어깨에 긴장을 일으키게 해서는 안 된다. 늑골이

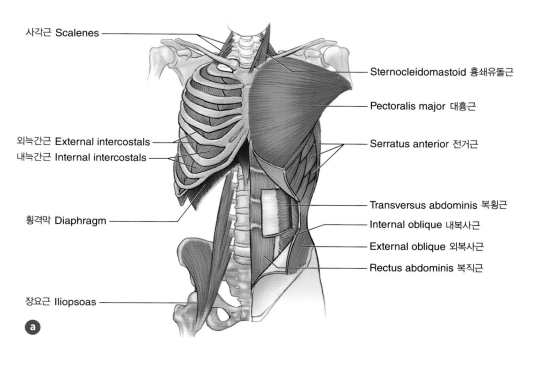

사각근 Scalenes

외늑간근 External intercostals
내늑간근 Internal intercostals

횡격막 Diaphragm

장요근 Iliopsoas

Sternocleidomastoid 흉쇄유돌근

Pectoralis major 대흉근

Serratus anterior 전거근

Transversus abdominis 복횡근
Internal oblique 내복사근
External oblique 외복사근
Rectus abdominis 복직근

(a)

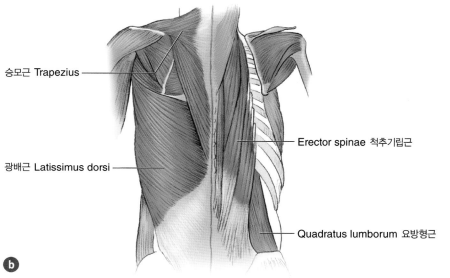

승모근 Trapezius

광배근 Latissimus dorsi

Erector spinae 척추기립근

Quadratus lumborum 요방형근

(b)

그림 5-3. 호흡 중 작용하는 근육: (a) 앞쪽과 (b) 뒤쪽.

유연할 수 있도록 폐가 부드럽게 움직이는 모습을 마음속에 그려본다. 이 장에 소개된 운동을 하면서 숨을 내쉴 때에는 목과 어깨를 이완시키되 마치 허리를 납작하게 하려는 것처럼 배꼽을 척추 쪽으로 당겨 복압을 증가시키는 데 초점을 두어야한다.

기타 두 층의 복근은 내/외복사근이다. 제6장에서 알게 되듯이 복사근은 댄스에서 몸통의 지지와 기본적인 체위의 개선에 기여한다. 내복사근과 외복사근은 흉벽에서 각각 내늑간근과 외늑간근으로 바뀌므로, 다시금 호흡과 중심부 간의 관계를 강조한다.

복사근은 댄스에서 비틀어주는 움직임에 동원된다. 특히 상체가 반대 방향을 유지하는 하체의 저항에 대항해 한쪽 방향으로 회전한다. 이러한 몸통비틀기를 보다 효과적으로 수행하기 위해서는 어깨와 엉덩이가 자유로운 상태를 유지해야 한다. 그렇지 않으면 횡격막, 복부와 늑골이 호흡을 위해 움직이기가 너무 어려워질 것이다. 호흡을 안무해 모든 댄스 스텝에 도입하는 것은 불가능에 가깝지만, 제어가 필요할 때 능동적(강제적) 날숨을 활용해 연습할 수 있다. 준비하면서 숨을 들이쉬고 움직이면서 내쉰다.

활주관절(gliding joint)에 대해 논의한 것을 기억하는가? 늑골이 척추에 부착되는 곳이 활주관절이다. 보통 중간 척추, 즉 흉추를 따라서는 움직임이 아주 적으므로, 긴장을 풀기 위해서는 이러한 관절의 가동성을 향상시켜야 한다. 들숨을 활용하여 움직임의 모든 면으로 척추의 신장을 돕도록 한다. 이러한 신장 효과에 따라 추골들 사이에 공간이 더 생기고 늑골의 부착부를 따라 작은 움직임이 일어난다. 날숨 단계가 복부와 골반저의 심부에서 일어나 골반을 기반으로 하고 척추를 지지하도록 한다.

비강 호흡

비강 호흡(nasal breathing)은 코를 통한 들숨과 날숨을 말한다. 이러한 호흡은 예를 들어 많은 요가 운동에서 강조된다. 아울러 일부 필라테스 운동은 코를 통해 숨을 들이쉬고 입을 통해 내쉬는 것에 기반을 둔다. 또한 비강 및 구강 호흡의 혼합은 알렉산더 테크닉(Alexander technique; 습관적인 긴장을 인식하고 호흡, 자세와 움직임의 조정을 통해 이를 완화하는 기법)에서도 사용되며, 특히 가수 준비생의 경우에 그렇다. 코를 통해 숨을 들이쉬면 공기의 여과에 도움이 되고 공기가 폐에 들어오기 전에 덥혀진다. 코를 통해 숨을 내쉬면 신체에서 배출되는 이산화탄소의 양을 조절하는 데 도움이 된다. 반면 입을 통해 숨을 내쉬면 심부 복근의 수축에 초점을 두도록 도울 수도 있으므로 숨이 찰 때 도움이 될 수도 있다. 숨을 참는 것은 효율적이지 않다. 사실 그것은 혈액이 심장으로 되돌아가는 것을 방해해 혈압을 증가시킬 수 있다.

이에 따라 이 장에 소개된 일부 운동은 비강 및 구강 호흡 패턴을 모두 사용한다. 훌륭한 호흡 기법은 댄스 움직임의 수행을 돕고 상체에 만족스러운 시각적 특성을 제공할 수 있다. 당신은 이 장의 운동을 연습함으로써 폐와 늑골이 보다 효율적으로 움직이도록 훈련하고 다양한 관절에서 긴장을 제한할 수 있다. 이러한 운동을 매일 하는 준비운동과 정리운동의 일부로 사용하도록 한다.

댄스에 초점을 둔 운동

운동으로 진행하기 전에 잠시 호흡을 연습한다. 숨을 들이쉬면서 늑골을 측면으로 확장시키고, 숨을 내쉬면서 복부를 지탱하는 깊은 수축과 함께 늑골이 되돌아가는 것을 느낀다. 숨을 들이쉴 때마다 늑골과 폐를 확장시키고 상흉부는 최소한으로 움직인다. 숨을 내쉴 때에는 목과 어깨에서 긴장이 풀어지는 것을 느끼고 배꼽을 척추 쪽으로 당겨 허리를 납작하게 한다. 가슴에 한쪽 손을 얹어 숨을 들이쉬면서 가슴을 올리지 않는지 확인해도 된다. 이러한 호흡 스타일을 그저 지지기반을 변화시키기 위해 누워서, 앉아서, 그리고 서서 연습해본다. 또한 이를 거울 앞에서 해보고 목과 어깨의 꼭대기에 초점을 둔다. 이 부위들이 올라가고 있는가(즉 근육 긴장을 증가시키고 있는가)? 목표는 상흉부의 움직임이 최소화되고 목과 어깨가 최대한 자유로워지는 것이다. 거울을 들여다보아 늑골이 측면으로 움직이는지 알아본다.

가슴에서 무중력 상태를 느끼도록 하고 목은 길고 자유로워야 한다. 팔을 몇 차례 움직여보며, 양팔이 올라갈 때 숨을 들이쉬고 되돌아갈 때 내쉰다. 어깨의 부드러운 움직임이 폐와 늑골의 확장 움직임과 별개라고 생각한다.

이 장에 소개된 운동에서는 누워서, 앉아서, 서서, 점프하면서, 그리고 척추 신전 상태에서 호흡을 연습하게 된다. 당신은 댄스에서 움직이고 있으면서 그리고 안무, 체위, 음악과 리듬에 집중하려 하면서 어떻게 그 모든 것을 통합할까? 이 장의 마지막 운동인 호흡을 동반한 쏘떼(sauté)에서 당신은 측면 호흡을 포함시키면서 수직 점프를 연습할 것이다. 이 운동은 측면 호흡을 향상시키는 기능적 호흡 운동이다. 이 장은 호흡을 동반한 쁠리에를 자세히 살펴보는 것으로 끝을 맺는다.

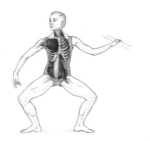

측면 호흡
Lateral Breathing

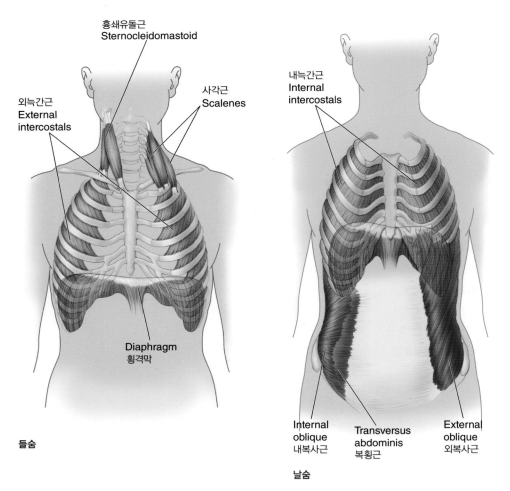

흉쇄유돌근
Sternocleidomastoid

외늑간근
External
intercostals

사각근
Scalenes

내늑간근
Internal
intercostals

Diaphragm
횡격막

들숨

Internal
oblique
내복사근

Transversus
abdominis
복횡근

External
oblique
외복사근

날숨

운동 방법

1. 바로 누워 무릎을 구부리고 발을 바닥에 대며 손바닥이 위로 향하게 한 채 팔을 몸의 양옆에
   둔다. 중립 자세를 잡는다. 코로 숨을 들이쉬면서 배를 이완시키고 늑골이 열리면서 확장되는 것을
   느끼며 횡격막이 내려가는 모습을 마음속에 그려본다. 계속해서 가슴의 중간과 늑골의 뒤쪽을 통해
   확장시킨다. 숨을 들이쉬면서 천천히 셋까지 세고 넷을 셀 때 멈춘다. 상흉부가 들리거나 척추가
   신전되도록 해서는 안 된다.

2. 입으로 강제 날숨을 쉬면서 늑골이 되돌아가고 중간 흉부가 이완되며 횡격막이 올라가는 것을

느낀다. 심부 복근이 수축하는 것을 느끼고 목 뒤쪽의 긴장을 푼다. 마치 어깨를 엉덩이 쪽으로 밀어 내리는 것처럼 느낀다. 숨을 내쉬면서 넷까지 센다. 이 운동을 6회 반복한다.

3. 이 운동은 한쪽 손을 늑골에 그리고 다른 쪽 손을 가슴에 얹고 해도 된다. 상흉부를 움직이지 않으면서 늑골을 측면으로 움직이는 데 초점을 두며, 계속해서 목, 턱과 인후(목구멍)를 이완시킨다.

관련근육

들숨: 횡격막, 외늑간근, 사각근, 흉쇄유돌근
날숨: 내/외복사근, 복횡근, 내늑간근, 광배근, 요방형근

댄스 포커스

늑골을 보다 측면 방향으로 움직이도록 시각적인 도움을 받으려면, 이 운동을 거울 앞에 앉거나 서서 해도 된다. 또한 파트너와 다음과 같이 해도 된다. 즉 양손을 파트너의 늑골 뒤쪽에 얹는다. 파트너가 숨을 들이쉴 때 늑골이 당신의 손으로 움직이는 것을 느끼며, 파트너가 숨을 내쉴 때에는 늑골을 가볍게 눌러 늑골이 되돌아가는 것을 돕는다.

댄스를 할 때에는 목과 가슴에서 제한을 덜 느껴야 한다. 척추가 횡격막과 복근의 길항적 작용에 반응해 움직이도록 한다. 점프 콤비네이션 동작에서도 호흡을 활용한다(이에 관해서는 나중에 호흡을 동반한 쏘떼 운동에서 더 설명한다). 조화로운 측면 호흡이 어떻게 당신에게 보다 가벼운 느낌이 들도록 하는지에 주목한다. 당신의 호흡을 기억하고 그것을 활용하여 유연하고 깊이 있게 움직이도록 한다.

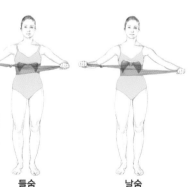

응용운동 저항밴드 사용 측면 호흡
Lateral Breathing With Resistance

저항밴드를 들고 몸의 뒤쪽으로부터 늑골에 두른 다음 앞쪽에서 교차시켜 양 끝을 손으로 잡는다. 이 응용운동은 앉거나 혹은 서서 해도 된다. 앞의 운동과 동일한 호흡 주기를 반복하되, 숨을 들이쉴 때에는 밴드의 저항을 받으며 흉곽을 확장시킨다. 강제로 숨을 내쉴(강제 날숨) 때에는 능동적으로 밴드를 당겨 흉곽의 수축을 돕는다. 밴드로 운동을 하면 들숨 테크닉이 향상되어 폐활량이 개선될 수 있다. 심호흡, 횡격막의 움직임과 심부 복근의 활성화에 초점을 둔다. 6회 반복한다.

들숨　　　　　날숨

호흡을 동반한 측면 굴곡
Breathing With Side Bend

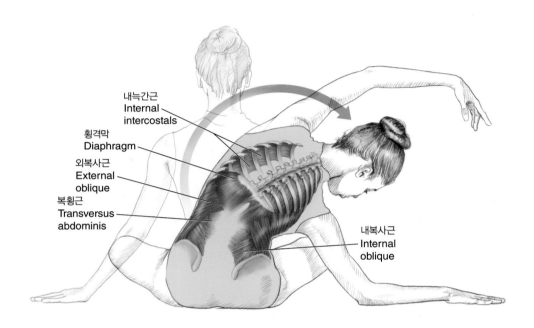

내늑간근
Internal intercostals

횡격막
Diaphragm

외복사근
External oblique

복횡근
Transversus abdominis

내복사근
Internal oblique

운동 방법

1. 앉아서 다리를 앞쪽으로 편안하게 교차시키고 손을 몸의 양옆에 둔 채 시작한다. 중립 자세를 잡고 코로 숨을 들이쉰다. 코로 숨을 내쉬면서 척추를 신장시킨다. 중심부 근육을 동원하며, 바닥을 따라 오른손을 가볍게 밀고 몸통을 곧장 전두면을 따라 측면으로 구부린다. 양쪽 좌골을 바닥에 견고하게 댄 상태를 유지한다. 가슴의 너비를 유지하면서 왼팔을 머리 위로 들어 올리도록 한다. 머리는 앞쪽을 향하는 자세를 유지하거나 구부리는 방향으로 가볍게 돌려도 된다.

2. 계속해서 중심부를 들어 올리면서 오른쪽 팔꿈치를 가볍게 바닥에 댄다. 몸통이 팔꿈치로 무너져서는 안 된다. 한 번의 호흡 주기 동안 이러한 자세를 유지한다. 숨을 들이쉬면서 왼쪽 흉곽의 하부 늑골이 넓게 열리는 것을 느낀다. 왼쪽 흉곽의 확장과 오른쪽의 압박 간 차이를 인식한다.

3. 강제 날숨을 쉬면서 왼쪽 흉곽이 조이고 횡격막이 들리는 것을 느낀다. 가능한 한 가장 긴 호(arc)를 그리며 움직이면서 심부 복횡근과 복사근을 동원한다. 앉아 있는 시작 자세로 되돌아간다. 각각의 측면으로 2~4회 반복한다.

⚠ 안전수칙: 목이 무너지지 않도록 한다. 축성 신장과 지지를 유지한다.

관련근육

날숨: 횡격막, 내늑간근, 복횡근, 내/외복사근

댄스 포커스

자신에게 여러 면으로 부드럽게 움직이는 특권을 허용하고, 호흡계가 자신에게 제공하는 유연성과 안정성을 신뢰한다. 몸통을 측면으로 구부리면서 어떻게 폐의 상단이 들리고 하단이 아래쪽으로 밀리는지에 주목한다. 이러한 내적 탄력성의 원리가 상체에는 유연성과 흉추에는 가동성을 더 많이 부여한다. 중심부로부터 움직이는 것은 움직임에서 자유를 느낄 수 있을 때 의미가 더 클 것이다. 매번 숨을 들이쉴 때마다 공기가 폐의 전 부분을 채우도록 한다. 계속해서 폐활량을 증가시키고 보다 편안하게 호흡함에 따라, 당신은 측면 굴곡에서 가동성이 더 커진다는 점을 알게 될 것이다. 매번 숨을 내쉬면서 복근이 어떻게 골반을 고정하고 척추를 지지할 수 있는지에 주목한다. 측면 굴곡의 전 범위를 통해 가장 긴 호를 따라 움직이는 것을 강조해야 한다.

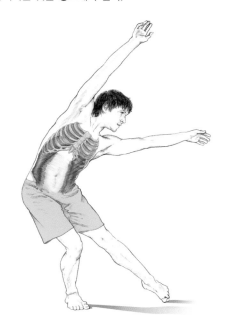

호흡을 동반한 뽀르 드 브라
Breathing With Port de Bras

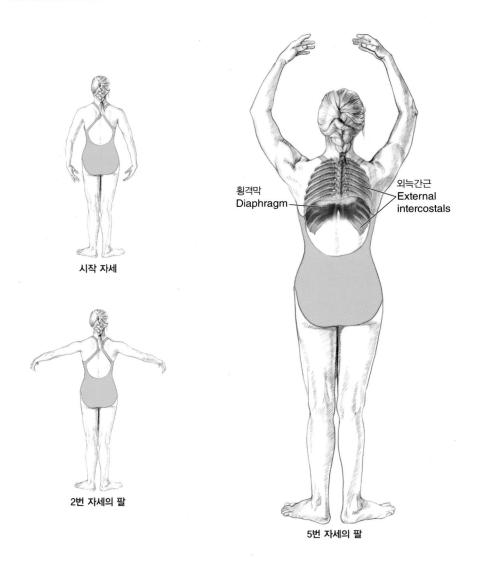

시작 자세

2번 자세의 팔

횡격막
Diaphragm

외늑간근
External
intercostals

5번 자세의 팔

운동 방법

1. 팔을 1번 자세보다 더 넓게 벌린 채 편안히 선다. 중립 정렬에 초점을 두고 견고한 기반을 제공해 균형을 잡는다. 시작하기 전에 팔이 몸의 양옆으로 신장되는 것 그리고 목과 어깨 주위에서 이완되는 감각을 느낀다. 척추 만곡들이 가지런히 차곡차곡 쌓이도록 하고 허리가 가볍게 들리는

것을 느낀다.

2. 코로 숨을 들이쉬기 시작하면서 팔을 2번 자세로 벌리고 계속해서 5번 자세로 높이 들어 올린다. 흉곽이 공기로 확장되는 것을 느낀다. 팔이 머리 위에 있을 때, 팔의 하중이 척추를 따라 내려가도록 하여 목과 어깨의 긴장을 완화하는 데 초점을 둔다.

3. 이러한 자세를 잠시 유지하고 목의 뒤쪽이 이완되는 것에 주목한다. 코로 숨을 내쉬면서 팔을 몸의 양옆으로 내리고 폐와 늑골이 되돌아가도록 한다. 4~6회 반복하며, 숨을 들이쉬면서 넷까지 세고 내쉬면서 여덟까지 센다.

⚠️ **안전수칙:** 경추의 추간판을 압박하는 목의 과도한 신전을 피하며, 그저 목이 척추의 연장선이 되도록 한다.

관련근육

들숨: 횡격막, 외늑간근

댄스 포커스

이러한 기본적인 호흡 운동의 핵심은 팔 들어 올리기를 효과적인 들숨과 조화시키는 것이다. 이와 같은 조화가 목과 어깨 주위에 긴장을 일으키지 않으면서 상체에 가볍고도 들린 느낌을 준다. 숨을 들이쉴 때에는 폐를 산소로 채우며, 흉곽이 확장되고 횡격막이 아래쪽으로 밀리는 것을 느낀다. 이렇게 하면 폐가 수월하고 유연하게 움직일 수 있다. 외늑간근이 수축하여 늑골을 확장시켜 상흉부가 상승되지 않도록 하는 모습을 마음속에 그려본다. 늑골이 척추와 만나는 곳에서 가벼운 가동화에 주목하는데, 이러한 작용은 흉추의 가동성과 척추의 정렬을 개선할 것이다. 코로 숨을 들이쉬고, 늑골이 부풀면서 팔이 떠서 오르는 모습을 상상한다. 팔이 다시 떠서 내려갈 때 입으로 숨을 내쉰다. 척추가 신전되도록 해서는 안 되는데, 그러면 가슴을 상승시키고 긴장을 증가시키며 정렬을 망가뜨릴 것이다. 긴장 없이 호흡하고 팔을 들어 올리는 것이 보다 쉬워지면, 를르베를 추가하고 그런 다음 점프와 도약으로 반복한다.

흉추 신전
Thoracic Extension

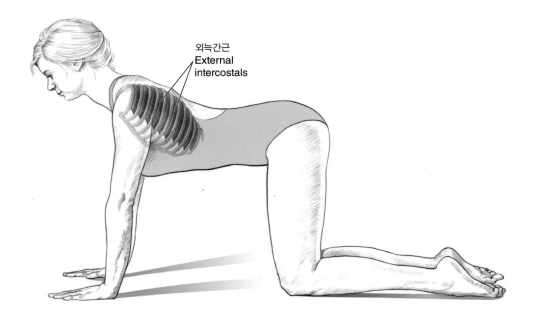

외늑간근
External
intercostals

운동 방법

1. 기어가는 자세로 편안히 몸의 중심을 잡는다. 어깨는 손목 위로 그리고 엉덩이는 무릎 위로 정렬한다. 측면 호흡 패턴을 여러 번 연습한다. 목의 긴장을 풀어야 한다.

2. 숨을 들이쉬기 시작하면서 척추 전체가 아치를 이루도록 한다. 긴 호를 그리면서 신장하고 움직이는 것을 생각한다. 머리는 그저 따라가도록 하며, 목을 과도하게 신전시켜서는 안 된다. 하부 늑골을 확장시키면서 복근이 신장되는 것을 느낀다. 코로 숨을 들이쉬면서 넷까지 센다.

3. 코로 숨을 내쉬면서 아치를 되돌려 시작 자세로 움직인다. 6회 반복하고 척추의 신장과 늑골의 확장에 초점을 둔다. 척추의 모든 분절이 고르게 움직이도록 한다.

⚠ 안전수칙: 척추의 하부 분절들이 과도하게 신전되지 않도록 한다.

관련근육

들숨: 외늑간근, 복직근(신장성 수축), 내/외복사근, 척추기립근(장늑근, 최장근, 극근의 단축성 수축)

댄스 포커스

대부분의 경우에 후방 굴곡 자세에서는 들숨을 쉴 것이다. 그러나 복근이 조여지도록 한다면 숨을 쉬기가 어렵다. 등 하부를 안전하게 하기 위해서는 척추 전체를 사용해야 한다. 복근이 신장되고 가슴이 측면으로 확장되도록 한다. 그러한 긴 아치 자세에서 들숨이 척추의 신전을 돕도록 한다. 견갑골을 엉덩이 쪽으로 밀어 내리고 목과 어깨를 이완시키는 것을 상기한다. 복근을 조여 복강에 압력을 가함으로써 척추에 필요한 지지를 제공한다. 체중이 다리에 자리 잡는 것을 느끼도록 하며, 하부 척추와 골반이 안정되는 것을 느낌으로써 몸을 고정한다. 마치 늑골 사이의 공간으로 호흡하고 있는 것처럼 느껴, 늑골이 확장되도록 한다. 그러면 가슴에서 3차원적 가동범위가 더 커진다는 점을 알기 시작할 것이다.

응용운동 몸통 신전
Trunk Extension

선 자세에서 한쪽 손은 바에 얹어 균형을 잡고 다른 쪽 손은 5번 자세로 높이 올린 채 등 상부를 신전시킨다. 숨을 들이쉬면서 가슴을 확장시킨다. 척추를 신장시키고 신전시켜 긴 아치를 만들고 고르게 움직인다. 어깨를 올리거나 목을 긴장시켜서는 안 되며, 계속해서 복근이 신장되는 것을 느낀다. 골반은 다리와 발 바로 위로 유지되어야 한다. 숨을 내쉬면서 되돌아가는 움직임을 제어하고 다시 척추가 신장되는 것을 느낀다. 4~6회 반복한다.

호흡을 동반한 쏘떼
Breathing Sauté

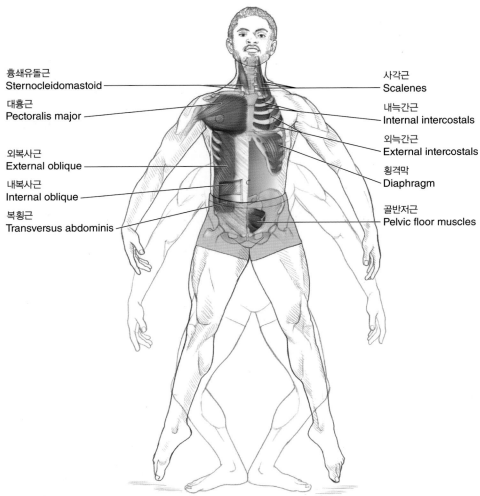

흉쇄유돌근
Sternocleidomastoid

대흉근
Pectoralis major

외복사근
External oblique

내복사근
Internal oblique

복횡근
Transversus abdominis

사각근
Scalenes

내늑간근
Internal intercostals

외늑간근
External intercostals

횡격막
Diaphragm

골반저근
Pelvic floor muscles

운동 방법

1. 팔을 앙 바(en bas) 자세로 둔 채 1번 자세로 시작한다. 중심부를 신장시켜 축성 신장을 이루면서 안정된 중립 체위를 찾는다.

2. 드미-쁠리에(demi-plié) 자세를 취하면서 숨을 들이쉬고 내쉰다. 1번 자세로 쏘떼(sauté) 동작을 8회 수행한다. 숨을 들이쉬면서 2회 점프하고 내쉬면서 2회 점프한다. 천천히 제어해 움직이는 동작으로 시작하며, 특히 착지할 때 그렇다. 공중에서 그리고 착지할 때 턴아웃을 유지해야 한다.

3. 쏘떼 동작을 8회 수행한 후 멈추고 휴식한다. 점프가 얼마나 부드러운지에 그리고 목과 어깨가 얼마나 편안히 느껴지는지에 주목한다.

4. 쏘떼 동작을 16회 수행하면서 동일한 호흡 패턴을 반복한다. 숨을 들이쉬면서 2회 점프하고 내쉬면서 2회 점프한다. 호흡을 조화시키고 근육에 산소를 공급함으로써, 덜 경직된 착지를 하고 점프가 보다 가볍게 느껴지며 피로를 덜 경험한다는 점을 알게 될 것이다.

관련근육

들숨: 횡격막, 외늑간근, 사각근, 흉쇄유돌근, 대흉근
날숨: 횡격막, 내늑간근, 복횡근, 내/외복사근, 골반저근(미골근, 항문거근), 광배근, 요방형근

댄스 포커스

일단 댄스를 하면서 조직화된 호흡을 사용하는 것이 편안해지면, 횡격막이 더 강해질 것이고 호흡이 당신을 더 잘 움직이도록 도울 것이다. 근육에 산소 공급이 증가하면 지구력에 도움이 될 것이며, 강한 날숨은 심부 복횡근을 활성화하여 척추를 안정시킬 것이다. 조화로운 호흡을 동반한 쁘띠 알레그로(petit allegro) 콤비네이션 동작을 더 추가하는 것이 편안하게 느껴질 때까지 호흡을 동반한 쏘떼의 연습을 지속한다. 호흡 패턴이 더 강해지면, 쏘떼를 숨을 들이쉬면서 4회 그리고 내쉬면서 4회 시도한다. 당신은 목과 어깨에서 긴장을 덜 느끼고 등 하부와 골반에서 안정을 더 느낄 것이다. 또한 피로를 덜 느끼면서 더 오래 댄스를 할 수 있을 것이다.

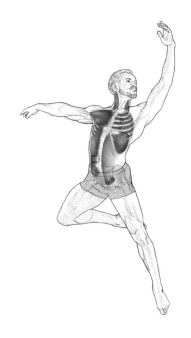

호흡을 동반한 뿔리에
Breathing Plié

뿔리에는 댄스에서 거의 모든 움직임의 기본이 되는 동작이다. 강사는 제자들에게 뿔리에를 수행하는 방법을 가르쳐야 한다. 이는 를르베, 뿌앙뜨, 턴과 점프를 위한 준비가 되고 또한 착지와 관련된 힘을 흡수하기 위한 준비가 된다. 댄서의 경우에 적절한 동작 수행은 테크닉의 개선, 공연의 향상과 부상 위험의 감소에 무엇보다 중요하다. 주요 요소로는 제1 및 제5중족골과 발뒤꿈치에 체중의 고른 분산과 아울러 뿔리에의 전 범위를 통해 중립 요추 및 골반 자세의 유지가 있다. 뿔리에를 수행하는 내내 체중의 고른 분산을 느끼고 햄스트링을 동원하도록 한다.

이제 드미-뿔리에(demi-plié)를 적절하고도 안전하게 수행하는 방법을 살펴보자. 우리는 호흡과 척추 및 골반 거치에 초점을 둘 것이다.

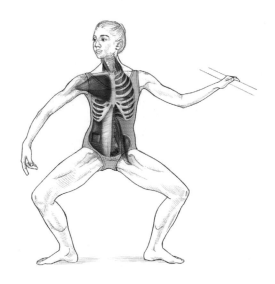

1. 턴아웃 된 견고한 2번 자세로 서서 팔을 2번 자세로 둔다. 중립 척추 및 골반 자세를 잡는다. 코로 숨을 들이쉬면서 늑골과 폐를 확장시키며 드미-뿔리에 동작으로 움직인다. 계속해서 축성 신장에 초점을 둔다. 엉덩이와 무릎은 굴곡된다.

2. 각각의 발에서 다섯 발가락 모두와 발뒤꿈치에 체중을 고르게 분산시켜 균형을 잡는다. 골반과 요추는 중립 자세를 유지한다. 엉덩이가 굴곡되면서, 대퇴부는 전두면을 따라 발가락 바로 위에서 턴아웃 된다.

3. 심부 고관절 외회전근과 고관절 내전근의 신장성 수축으로 엉덩이가 턴아웃 된다. 무릎은 대퇴사두근의 신장성 수축으로 굴곡된다.

4. 전경골근이 수축하면서 종아리가 가볍게 신장되기 시작해 발목이 족배굴곡으로 움직인다. 족궁의 내재근이 근긴장을 일으켜 발을 지지한다. 발뒤꿈치는 바닥에 닿은 상태를 유지한다. 하퇴부의 전방 근육이 수축하여 균형의 유지를 돕는다.

5. 입으로 강제 날숨을 쉬어 상향 단계를 시작한다. 폐와 늑골이 되돌아가면서, 복근을 동원하고 골반저근의 수축을 느낀다. 좌골이 서로 조이고 아울러 미골과 치골이 서로 조이는 모습을 마음속에 그려본다.

6. 엄지 및 새끼발가락과 아울러 발뒤꿈치를 바닥으로 단단히 민다. 심부 고관절 외회전근이 턴아웃의 유지를 돕는 것을 느낀다.

7. 무릎과 엉덩이가 신전되기 시작하면서 대퇴사두근, 고관절 신근, 고관절 내전근과 고관절 외회전근이 단축성 수축을 일으킨다. 계속해서 중립 요추 및 골반 자세를 유지하고 쁠리에의 전 범위를 통해 전두면을 따라 움직인다.

8. 쁠리에 동작의 꼭대기(완료) 단계에서 3초간 멈추고 중립 척추 거치, 고관절 외회전, 내전근 수축과 골반저근 수축에 초점을 둔다. 쁠리에에 동반한 호흡의 리듬이 몸에 활력을 불어넣도록 한다.

관련근육

들숨: 횡격막, 외늑간근, 사각근, 흉쇄유돌근, 대흉근

날숨: 횡격막, 복횡근, 골반저근(미골근, 항문거근)

척추 및 골반 안정근: 복횡근, 내복사근, 장요근, 다열근, 척추기립근(장늑근, 최장근, 극근), 요방형근

쁠리에 하강

중력이 쁠리에 동작(하강)이 일어나도록 한다. 그럼에도 전경골근이 단축성으로 수축하여 발목의 족배굴곡을 일으키며, 다음과 같은 근육이 제어를 위해 신장성으로 수축한다.

심부 고관절 외회전근: 내/외폐쇄근, 이상근, 대퇴방형근, 상/하쌍자근, 대둔근, 중둔근의 후방 섬유

고관절 내전근: 장/단/대내전근

슬관절 신근: 대퇴사두근(대퇴직근, 내측/외측/중간광근)

고관절 신근: 햄스트링(반건양근, 반막양근, 대퇴이두근), 대둔근

하퇴부 후방: 비복근, 가자미근

쁠리에 상승

쁠리에 상승에서는 다음과 같은 근육이 단축성으로 수축한다.

심부 고관절 외회전근: 내/외폐쇄근, 이상근, 대퇴방형근, 상/하쌍자근, 대둔근, 중둔근의 후방 섬유
고관절 내전근: 장/단/대내전근
슬관절 신근: 대퇴사두근(대퇴직근, 내측/외측/중간광근)
고관절 신근: 햄스트링(반건양근, 반막양근, 대퇴이두근), 대둔근
하퇴부 후방: 비복근, 가자미근
하퇴부 전방: 전경골근의 신장성 수축

쁠리에는 당신이 매일 수행하는 동작 가운데 가장 간과되는 것일 수도 있다. 사실 그것은 모든 댄스 스타일에서 흔히 사용된다. 쁠리에는 를르베와 점프를 위한 준비가 되고 스텝 사이에 이행 동작의 역할을 한다. 유연하게 쁠리에 동작을 수행하지 못한다면 이동하는 스텝이 단절되고 경직된다.

쁠리에를 시작할 때에는 들숨으로 흉추가 3차원적으로 움직이는 모습을 마음속에 그려본다. 척추를 따라 축성 신장을 유지하고 호흡을 조직화한다. 들숨이 몸을 준비하고 날숨이 폐, 복근과 골반저근을 고정시키도록 한다.

상향 단계는 골반저근, 복근, 햄스트링과 고관절 외회전근을 동원한다. 상향 단계에서는 다리가 함께 움직이기 시작하면서 내측 대퇴 근육의 수축을 조화시키도록 해야 하는데, 이러한 수축은 골반에 대한 지지를 증가시키고 부드럽고 제어된 도약으로 점프 콤비네이션 동작을 하도록 준비한다. 효율적인 호흡으로 수행하는 견고한 쁠리에는 골반과 하부 척추를 안정시키고 엉덩이를 제한 없이 자유로이 턴아웃 시킨다. 따라서 모든 움직임의 질이 향상된다.

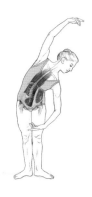

댄스에서 모든 움직임은 토대의 역할을 하는 몸통으로부터 일어난다. 견고한 토대는 자세의 자각, 척추의 안정성과 아름다운 체위를 촉진한다. 댄서의 목표는 가장 어렵고도 흥미로운 댄스 스텝을 편안히 밟아 공간을 통해 움직이는 것이다. 이러한 목표를 성취하려면 몸통 근육이 강해야 한다. 몸통은 중심부를 말하며, 여기에는 척추와 골반에 안정성을 제공하는 근육이 있다.

댄스에서 가장 기본적인 동작의 하나는 쁠리에(plie)로, 이 동작은 다리를 평행하게 한 채 수행하든 혹은 턴인 또는 턴아웃 시켜 수행하든 호흡의 조화와 중심부 근육이 필요하다. 안무에서 몸통이 균형을 벗어나 움직이도록 요구될 경우에는 중심부의 근력이 척추가 무너지는 것을 막는다. 아울러 점프하면서 척추를 신전시켜야 할 때에는 언제나 중심부 근육이 척추를 지지해 보호해야 한다. 사실 댄스의 모든 측면이 척추에 어려움을 초래할 수 있다. 다행히도 움직임을 위해 효과적으로 준비하면 중심부가 활성화되어 댄서가 움직임을 더 제어할 수 있다.

복근 훈련은 계속해서 피트니스 센터, 물리치료 클리닉과 댄스 스튜디오에서 인기를 끌고 있다. 그렇지만 댄서로서 당신은 테크닉을 개선하기 위해 복근을 사용하는 방법을 정말로 알고 있는가? 그것은 그저 매일 크런치를 수행해서 되는 것이 아니라 중심부의 해부구조를 이해하고 중심부를 이루는 근육의 작용을 조화시켜야 되는 것이다.

수축하여 척추를 안정화하는 중심부 근육은 부상 방지 및 척추 관리와 관련해 많은 관심을 받는다. 수많은 의학 연구에서 몸통 근육의 동시수축과 척추 부상의 감소 사이에 관련이 있는 것으로 입증됐다. 예를 들어 호지즈(Hodges, 2003)는 척추를 제어하고 안정화하는 데 심부 복횡근과 심부 다열근이 중요하다고 지적했다. 또 다른 연구에서 길디어, 하이즈와 호지즈(Gildea, Hides, and Hodges; 2013)는 척추 통증이 있거나 없는 댄서들을 살펴봤다. 그 결과 척추 통증이 없는 댄서들은 척추에 안정성을 제공하는 다열근이 더 컸다. 이들 근육은 모두 빼어난 자세와 탄탄한 허리를 가능하게 한다. 따라서 이들 근육을 강화하고 그러한 근력을 움직임에 적용하는 것, 즉 중심부로부터 댄스를 하는 방법을 배우는 것이 중요하다.

척추를 지지하기 위해서는 몸통 근육의 동시수축이 효과적으로 이루어져야 하며, 이는 복횡근, 복사근, 골반저근과 다열근의 동원을 요한다. 중심부 근육은 다양한 방식으로 설명되어 왔다. 명칭도 center, trunk, abdomen, midline, powerhouse, spine stabilizers, torso, abdominal wall 등 여러 가지이다. 그러나 댄서가 중심부 근력을 댄스에 적용할 수 없다면 이들 명칭은 모두 의미가 없다. 관건은 그저 크런치를 많이 하는 것이 아니라 복근의 근력을 기능적 댄스 훈련에 적용하는 것이다. 그러므로 이 장에는 몸 전체를 사용하여 테크닉을 개선하는 새로운 기능적 복근 운동이 포함되어 있는데, 특히 리버스 리프트, 몸통 측면으로 들어 올리기와 빠쎄, 그리고 2번 자세에서 기능적 몸통비틀기가 있다.

중심부의 해부구조

기초 해부학에 따르면 복벽을 이루는 근육으로는 복횡근(transversus abdominis), 내/외복사근(internal and external obliques)과 복직근(rectus abdominis)이 있다(그림 6-1). 이들 근육이 수축하면 척추와 척추 만곡에 안정성을 제공한다.

가장 깊이 있는 복횡근은 넓게 하위 6개 늑골의 외측면, 흉요근막(thoracolumbar fascia)과 장골능에서 기시하여 근섬유가 수평으로 주행해 백선(linea alba)과 치골에서 정지한다. 이 근육 층은 만지고 수축시키기가 어려울 수 있으나, 납작한 배의 모습을 보여줄 수 있다. 아울러 등 하부의 전만을 증가시킨 채, 즉 경미한 요추전만을 일으킨 채 댄스를 하는 경향이 있다면 복횡근이 약화될 수 있다. 복횡근은 척추의 굴곡을 일

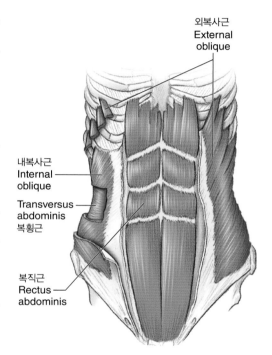

외복사근
External oblique

내복사근
Internal oblique

Transversus abdominis
복횡근

복직근
Rectus abdominis

그림 6-1. 4개 층의 복근

으키지 않으며, 대신 자세를 위해 사용되고 복부 장기에 지지를 제공하며 팔과 다리를 움직이기 전에 척추를 안정화한다. 척추의 지지에서 깊은 중심부 근육의 중요성에 대해 더 알려면 리처드슨, 호지즈와 하이즈(Richardson, Hodges, and Hides; 2004)의 논문을 참조한다. 이 논문은 요추와 골반에 분절적 안정화를 제공하는 데 중심부 근육 훈련이 중요하다고 설명한다. 또한 부상의 방지에 있어 중심부 훈련의

역할도 다룬다.

내복사근은 외복사근 바로 밑에 있는 얇은 층의 근육으로 근섬유가 몸통의 측면에서 비스듬히 올라간다. 이 근육이 양쪽에서 동시에 수축하면 몸통이 굴곡되며, 한쪽에서 수축하면 몸통이 그쪽으로 측면 굴곡 또는 회전을 일으킨다. 후자와 같은 작용은 옆으로 하는 깡브레(cambré) 동작, 비트는 동작과 재즈댄스에서 골반 분리(pelvic isolation)를 돋보이게 한다. 반면 외복사근은 내복사근보다 더 크며, 근섬유가 몸통의 측면에서 비스듬히 내려가 내복사근과 반대 방향으로 주행한다. 이 근육이 양쪽에서 동시에 수축하면 몸통이 굴곡되며, 한쪽에서 수축하면 몸통이 같은 쪽으로 측면 굴곡 또는 반대쪽으로 회전을 일으킨다. 복사근은 늑골이 골반에 연결되어 있다고 느껴지도록 돕는다. 늑골이 올라간 채 댄스를 하고 있다는 느낌이 들면, 늑골을 안쪽과 아래쪽으로 모으기 위하여 단축되는 복사근들의 대각선 섬유에 대해 더 생각하라.

복직근은 길고 납작한 근육으로, 3개의 건이 있어 4부분의 구획으로 나뉘고 복부의 중앙을 따라 내려가는 백선에 의해 좌우로 분리된다. 이 근육을 잘 훈련하고 피하에 지방층이 없으면 식스팩 모양이 나타난다. 복직근은 중요한 몸통 굴근이며, 모던 댄스의 수축 동작에서와 앞으로 하는 깡브레를 수행할 때 몸을 구부리는 동작에서 모두 중요하다. 복벽에는 보강하는 뼈가 없지만, 섬유들이 층을 이루면서 방향이 변화해 큰 근력을 생성한다.

또한 기초 해부학에 의하면 깊은 층에 있는 다열근(multifidi)이 척추의 후방면을 따라 주행해 각각의 추골에 척추 지지를 제공하는 한편, 보다 얕은 층에 있는 척추 기립근(erector spinae)이 척추가 신전될 때 지지를 제공한다. 그러므로 심부 다열근과 척추 신근을 강화하면 척추 골절의 위험을 감소시키고 아울러 높은 수준의 척추 근력 및 지지를 제공하는 데 도움이 될 수 있다. 다열근과 심부 복횡근에는 제 1형 근섬유인 서근섬유(slow-twitch muscle fiber)의 비율이 더 높아 안정화와 자세 제어에 아주 효과적이다. 척추기립근은 긴장되어 있으면 골반의 전방 경사를 촉진 한다.

다열근과 척추기립근은 모두 척추 전체, 늑골 일부와 천골을 따라 수많은 곳에 부착되어 있으므로, 연조직 구조물들이 엮여 있는 섬세한 배열을 이루어 척추에 안정성을 제공한다. 이러한 후방의 심층 중심부 근육은 보다 큰 힘찬 움직임은 물 론 미세한 협동 움직임에 안정성을 제공할 수 있다. 그래서 작고 빠른(petit allegro) 풋워크 또는 크고 화려한(grand allegro) 콤비네이션 동작을 수행할 때에는 언제나 심부 척추 근육의 수축을 조직화하여 척추를 지지해야 한다.

이상과 같은 근육들이 주로 중심부를 이룬다. 그림 6-2에는 중/소둔근(gluteus medius and minimus)도 포함되어 있는데, 이들 근육이 체위와 댄스 기술에 기여하 는 골반 안정성의 유지를 돕는 데 중요하기 때문이다. 이러한 주제에 대해서는 제 8장에서 추가로 논의한다.

심부 골반 부위에 있는 근육은 중심 잡기, 골반 안정성과 자세 자각을 촉진한다. 이 부위는 여러 근육으로 이루어져 있으며, 이들을 통칭해 골반저근(pelvic floor muscles)이라고 한다(그림 6-3). 계속해서 이 부위의 해부구조를 살펴보면서 세면 대를 마음속에 그려본다. 골반저근은 케겔(Kegel) 운동을 하거나 소변을 멈추려고 근육을 당길 때 작용한다.

골반의 뼈로는 좌우 2개의 관골(hip bone, 볼기뼈)이 있으며, 각각의 관골은 장 골(ilium, 엉덩뼈), 좌골(ischium, 궁둥뼈)과 치골(pubis, 두덩뼈)로 되어 있다. 이들 뼈는 세면대의 모양을 하고 있는데, 앞쪽에서는 치골결합(pubic symphysis)이란 관

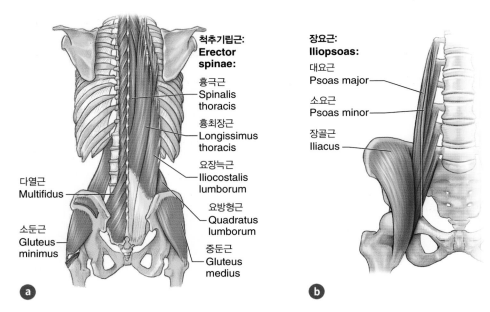

척추기립근:
Erector
spinae:

흉극근
Spinalis
thoracis

흉최장근
Longissimus
thoracis

요장늑근
Iliocostalis
lumborum

요방형근
Quadratus
lumborum

중둔근
Gluteus
medius

다열근
Multifidus

소둔근
Gluteus
minimus

장요근:
Iliopsoas:

대요근
Psoas major

소요근
Psoas minor

장골근
Iliacus

a

b

그림 6-2. 복근과 중심부 근육: (a) 후방과 (b) 전방.

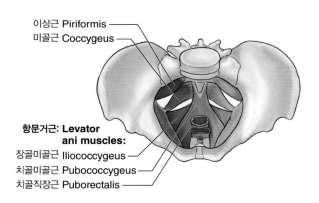

이상근 Piriformis
미골근 Coccygeus

항문거근: Levator
ani muscles:
장골미골근 Iliococcygeus
치골미골근 Pubococcygeus
치골직장근 Puborectalis

그림 6-3. 골반저의 근육

절에 의해 그리고 뒤쪽에서는 천골에 의해 닫히고 아래로는 미골로 연결된다. 앉아
서 하는 다양한 마루 운동을 수행할 때 좌골의 하단에 위치해 마루에 닿는 2곳의
뼈 부위가 있는데, 이 부위를 좌골결절(ischial tuberosity)이라고 한다.

이제 골반의 뼈, 즉 앞쪽으로는 치골, 양 측면을 따라서는 좌골, 그리고 뒤쪽으로는 미골로 다이아몬드 모양이 형성됐다. 이와 같은 골반에 있는 근육은 근력의 증가를 위해 층을 이루며, 조이거나 풀어질 수 있다. 잠시 제4장에 소개된 첫 운동인 중립 자세 잡기로 되돌아가 보자. 등 하부를 신전시키고 골반을 전방 경사 자세로 움직인다. 그런 다음 골반을 중립 자세로 움직이기 시작하고 다이아몬드 모양이 오그라드는 모습을 마음속에 그려본다. 계속해서 이를 연습하고 골반저근을 동원하며, 몸통 하부의 심부에서 안정감을 느껴본다.

몸통의 자각에서는 근막(fascia)도 다루어야 한다. 근막은 피부 바로 아래에 있는 표층 조직이며, 피부를 아래에 있는 기관에 고정하고 피부가 자유로이 움직이도록 한다. 근막은 충격을 흡수하는 기능을 하며, 심부 신체 조직을 열 손실로부터 보호하는 데 도움이 될 수 있다. 흉요근막(thoracolumbar fascia)은 등의 근육을 덮고 있는 섬유막으로, 중심부 근육, 늑골, 추골 및 천골과 연결되어 있다. 중심부 근육과 근막의 해부구조는 윌러드(Willard) 등(2012)이 실시한 한 연구에서 자세히 설명되어 있다. 이 연구는 중심부 근육의 수축이 어떻게 요추골반 안정성을 제공하는지를 보여준다. 그러나 복근이 약하고 활성화되지 않으면 이러한 근막의 긴장이 하부 척추를 당겨 신전시키므로 척추가 손상에 취약해진다. 또한 흉요근막이 긴장되어 있으면서 아울러 척추가 지지받지 못한 채 신전되면 등 하부도 긴장을 일으킬 수 있다.

장골근(iliacus)과 대요근(psoas major)으로 이루어진 장요근(iliopsoas)은 척추와 골반을 대퇴골에 연결한다. 이 근육은 중심부에서 균형과 아울러 근력 및 유연성의 유지에 중요한 역할을 한다. 장요근은 요추와 장골에서 기시해 대퇴골의 소전자(lesser trochanter)에서 정지한다. 장요근의 기능은 하부 척추의 기능에 중요하다. 장요근이 단축되고 긴장되면 요추를 당겨 신전시킬 수 있는 반면, 약화되고 과다 신장되면 그 반대의 결과를 일으킬 수 있다. 또한 이 근육의 한쪽이 다른 쪽보다 더 긴장되어 있으면 척추측만증(scoliosis)을 초래할 수 있다. 장요근, 심부 복횡근과 골반저근은 모두 협력하여 척추를 지지하고 골반을 안정화한다.

댄스 테크닉에서 중심부의 역할

모든 댄스 테크닉은 강도 높은 제어를 요하며, 이는 중심부의 근력에 의해 제공된다. 아이리시 댄스의 테크닉을 고려해보라. 이러한 댄서는 모든 콤비네이션 동작을 하는 동안 내내 척추를 견고하게 유지해야 한다. 몸통 거치가 대단히 안정되어야 댄서는 다리와 발을 놀라운 속도로 움직일 수 있다. 아이리시 및 기타 모든 유형의 댄스에서 테크닉은 힘들고 부상이 훈련과 경연을 가로막을 수 있다. 다행히도 댄스 훈련에 중심부 체력 훈련을 포함시키면 체위를 개선하고 부상의 위험을 감소시킬 수 있다.

사교댄스 또는 파트너 댄스는 유연하고 아름다워 보이지만 빠르고 강력하기도 한 것으로 알려져 있다. 이러한 효과를 보려면 남자 파트너는 항상 여자 파트너의 중심이 어디에 있는지 알아야 한다. 사실 예를 들어 스윙, 왈츠와 살사는 아주 높은 협력이 요구된다. 따라서 두 댄서 모두 골반에 안정성을 제공하기 위해 허리를 견고하게 유지해야 한다. 그래야 빠른 풋워크와 어려운 파트너링 동작이 가능해진다. 중심부 근육이 강하면 상부 척추를 안전하고 효율적으로 들어 올릴 수 있다. 일단 등 상부가 안전하게 움직여 신전되기 시작하면, 척추에서 보다 효과적인 스파이럴

(spiral)을 수행할 수 있다.

사교댄스에는 포크, 라틴 및 빈티지 댄스 등 온갖 유형이 있다. 이 분야는 경쟁이 높다. 경연자는 풋워크와 스타일뿐만 아니라 자세, 신체 정렬과 속도에 기초해 심사를 받는다. 깊은 중심부 근력에 대해 알려져 있는 지식을 이해한다면, 자세와 신체 정렬을 개선하도록 고안된 일련의 운동이 연습의 효율성을 향상시키는 데 도움이 되지 않을까? 경연을 염두에 두지 않는 일반 사교 댄서에게도 기량을 향상시키는 중심부 훈련이 유익할 것이다. 중심을 잡고 자세 제어를 유지하면 사교댄스를 즐기는 사람이라면 누구든 장기적인 효과를 보게 된다.

잠시 이 장에서 나중에 소개하는 변형 스완 운동을 살펴보자. 이 운동은 여자 파트너에게 척추를 아름답게 거치하도록 해주고 가벼운 흉추 신전에 초점을 둔다. 등의 중간 또는 흉추를 통해 긴 아치를 이루면서 가슴이 우아하게 들린다.

현대 안무는 척추에 어려움을 일으키는 까다롭고 창의적인 점프 콤비네이션 동작 및 움직임 패턴을 요구한다. 척추에 대항해 중심부를 탄탄하게 하는 능력이 결여되어 있는 댄서인 경우에 이러한 움직임이 엉성하고 약할 것이다. 더욱이 척추와 골반이 준비되어 있지 않으면 이러한 비전통적인 점프 스텝에서 착지할 때 부상을 일으킬 위험이 있을 것이다. 이와 같은 극단적인 안무에서 댄서는 자신의 몸을 극단으로 가져가야 하고 자신의 컨디션을 다음 레벨로 끌어올려야 한다. 일부 댄서는 수축-이완(contract-and-release) 스타일의 모던 댄스를 수월하게 할 수 있지만, 다른 일부는 척추 및 골반 안정성을 염두에 두고 더 많이 연습해야 한다.

이 장에 소개된 특정 운동은 척추를 보다 비전통적인 라인으로 두면서 중심부 근육을 동원하도록 도울 수 있다. 예를 들어 몸통 비틀어 들어 올리기의 응용운동과 기능적 몸통비틀기 운동을 고려해보라. 두 운동은 척추를 근육으로 지지하면서 비전통적으로 움직이는 데, 특히 복근으로 지지하면서 다양한 면과 패턴으로 운동하는 데 초점을 둔다.

프로 발레 경력에 관심이 없는 댄서라도 아마도 훈련의 일부로 발레 테크닉 수업을 받아야 할 것이다. 사실 그저 발레 관람을 즐기고 매주 초급 발레 수업을 두세 차례 받는 댄서라도 척추의 제어가 필요하다. 기타 스타일의 댄스는 보다 지면에 기반을 두지만, 고전 발레는 들리고 가벼우며 공중에서 하는 댄스라는 착각을 일으킨다.

발레는 바가노바(Vaganova), 체케티(Cecchetti), 부르농빌(Bournonville), 발란신(Balanchine) 등 다양한 스타일에 기초할 수 있으나, 항상 다리를 턴아웃 시킨 채 취하는 5가지 기본자세를 토대로 한다. 이러한 테크닉만으로도 중심 잡기와 복근의 제어가 요구된다. 아울러 발레를 하는 모든 연령의 댄서에게 강한 중심부는 체위, 턴, 점프, 점프 후 착지와 뿌앙뜨에 아주 중요하다. (우리는 발레 동작인 앙 뿌앙뜨를 고안한 선구자의 한 분인 마리 탈리오니[Marie Taglioni]에게 감사한다.) 더욱이 발레는 관절의 극단적인 가동범위와 몸통 제어를 요한다. 그러므로 적절한 정렬이 척추 제어와 부상 방지에 모두 중요하다(제4장에서 논의한 추선을 상기한다). 적절한 정렬을 익힌 후에는 근력 강화를 강조해도 된다.

모든 스타일의 댄스에서 수행되는 움직임은 준비(preparatory), 상승(ascending), 비행(flight), 하강(descending) 및 착지(landing) 단계로 나눌 수 있다. 상승 단계에서는 대개 근육을 단축성 수축으로 동원한다. 비행 단계에서는 '들린, 정지된, 공중에 떠 있는' 모습을 보여야 하며, 이는 아주 강한 중심부 근력과 등척성 수축을 요한다. 하강 단계에서는 신장성 수축을 요하며, 일부 근육이 신장되지만 착지하는 동안 여전히 움직임을 지지한다. 하강 단계의 제어와 관련이 있는 이러한 신장성 수축은 부상의 감소에 중요하다. 예를 들어 일부 연구에 따르면 그랑 쥬떼(grand jeté)로부터의 착지가 체중의 12배에 달하는 힘을 생성할 수 있는 것으로 나타났다. 따라서 제어가 중요하며, 제어는 중심부에서 온다.

중심부와 호흡

호흡은 몸통의 강화에 상당한 역할을 한다. 폐에서 공기를 강제로 내보낼 때에는 배꼽을 척추 쪽으로 가볍게 당기면서 복강내압을 가하기 시작한다. 복강내압은 몸통의 지지에 기여하며, 이는 결국 척추를 지지한다. 따라서 어려운 과제를 수행할 때에는 강제 날숨을 쉬고 허리를 납작하게 할 필요가 있는데, 그러면 복강내압이 증가하고 척추 안정성을 제공하는 심부 근육이 활성화하기 때문이다. 하이 킥(그랑 바뜨망)을 수행할 때마다 숨을 내쉬고 중심부 근육을 동원한다. 터닝 콤비네이션 동작을 연습할 때에는 준비하면서 숨을 들이쉬고 턴을 하면서 숨을 내쉰다. 그러면 척추를 따라 보다 안정감을 느낄 것이다. 일련의 작은 점프 운동들을 수행할 때에는 편안히 호흡하고 콤비네이션 동작의 리듬을 사용하여 들숨과 날숨의 균형을 잡는다. 몸통을 견고하게 유지하는 데 더 능숙할수록 호흡이 더 쉬워질 것이다.

이 장에 소개된 운동을 수행할 때에는 호흡 지시에 주목한다. 각각의 운동에서 더 깊이 호흡할수록 복근은 더 많이 작용할 것이다. 코로 숨을 들이쉬고 강제 날숨의 원리를 이용하여 심부 안정근을 동원한다. 그렇게 하면 척추에 안정성을 촉진한다. 운동 중 대부분은 코로 숨을 내쉬도록 하되, 계속 피로한 것 같고 입으로 숨을 내쉴 필요가 있다면 그렇게 해도 된다.

댄스에 초점을 둔 운동

이 장에 소개된 운동은 주어진 순서대로 진행해도 된다. 운동마다 제시된 해부 그림을 자세히 살펴보고 근섬유가 배열되어 있는 모습을 마음속에 그려본다. 이렇게 하면 중심부가 척추를 지지하는 효과를 이해하는 데 도움이 된다. 근육이 어디에 부착되어 있는지 그리고 그 부위가 어떻게 체위에 안정된 지지를 제공하는지에 대해 생각한다. 당신은 댄스가 척추에 가할 수도 있는 어떠한 힘도 견뎌내는 근력을 길러야 한다. 이 장에 소개된 많은 운동은 기타 근육도 사용하나, 우리는 척추 안정성에 초점을 맞추고 그러한 안정성을 제공하는 중심부 근육에 대한 이해 및 연결을 돕는 데 초점을 둔다

다음 페이지의 사이드바에 설명된 복근으로 지지하기 운동은 중심부를 지지하는 효과를 마음속에 그려보면서 심부 복근 준비운동으로 사용하도록 되어 있다. 이 운동을 이 장에 소개된 나머지 시리즈를 위한 준비운동으로 사용한다.

복근으로 지지하기 Abdominal Bracing

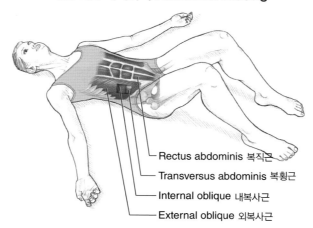

Rectus abdominis 복직근
Transversus abdominis 복횡근
Internal oblique 내복사근
External oblique 외복사근

1. 바로 누워 무릎을 구부리고 발을 바닥에 평행하게 편안히 댄다. 팔은 몸의 양옆에 두어
   도 된다.
2. 척추가 신장되는 것을 느끼면서 목의 바닥을 이완시킨다. 중립 자세를 잡는다. 늑골과
   폐를 확장시키면서 코로 숨을 들이쉬어 준비한다.
3. 강제 날숨을 쉬면서 심부 복근을 수축시키기 시작해 마치 코르셋을 조이는 것처럼 허리
   를 납작하게 하되, 중립 자세를 유지한다. 늑골을 상승시키지 않으면서 배꼽을 척추 쪽
   으로 가볍게 당긴다.

　　이 운동을 여러 차례 연습한 다음 볼 또는 기타 불안정한 표면 위에 앉아서, 그런 다음 서
서 반복한다. 복근을 구분 훈련하는 법을 배우는 동안에는 척추와 골반이 움직이지 않는다
는 점을 기억해야 한다. 이는 복근의 기본적인 등척성 수축이며, 근육은 수축하지만 척추에
서 어떠한 굴곡도 일으키지 않는다. 복횡근을 동원하면서 수평으로 주행하는 섬유가 수축
하는 모습을 마음속에 그려본다(그림 6-1 다시 참조). 늑골과 가슴을 들지 않으면서 코르
셋을 조여야 한다.
　　'안정성(stability)', '동시수축(cocontraction)'과 '지지(bracing)' 같은 용어가 오해를
불러일으킬 수 있는데, 이들 용어를 척추를 따라 경직된 느낌과 연관시키면 그렇다. '경직
(stiff)'이란 단어는 연관된 말이 아니다. 다행히도 이 운동은 정반대인데, 깊은 중심부의 근
력을 향상시키면 척추의 제어된 움직임이 증진될 것이기 때문이다. 댄서는 척추를 따라 안
정성이 더 생기기 때문에 점프가 현저히 향상될 것이다. 따라서 엉덩이와 다리의 파워를 사
용하여 도약할 수 있다.

측면 굴곡
Side Bend

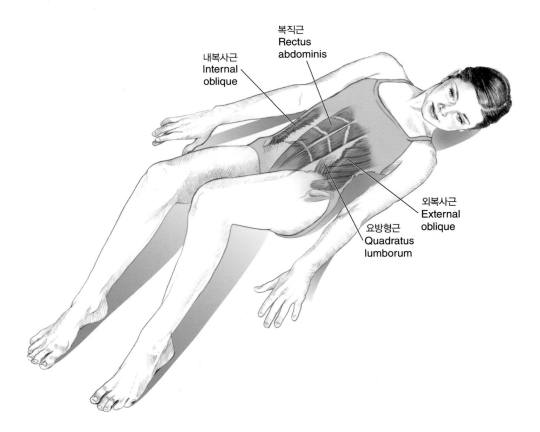

내복사근
Internal
oblique

복직근
Rectus
abdominis

외복사근
External
oblique

요방형근
Quadratus
lumborum

운동 방법

1. 바로 누워 무릎을 구부리고 발을 엉덩이 너비로 벌려 바닥에 댄다. 팔은 몸의 양옆에 가볍게 놓는다. 천천히 숨을 들이쉬어 준비한다.

2. 숨을 내쉬면서 축성 신장을 느낀다. 복근을 동원하여 몸통을 약간 올린다. 전두면을 따라가면서 몸통을 좌측 측면으로 굴곡시키기 시작한다. 몸통은 바닥 위에서 약간 떠 있어야 한다. 오른쪽 엉덩이가 들리지 않게 하면서(오른쪽 골반의 측면 경사 없이) 가능한 한 멀리 움직이며, 정말로 마지막 늑골이 왼쪽 엉덩이 쪽으로 당겨지는 것을 느낀다.

3. 숨을 들이쉬면서 움직임을 제어해 중앙으로 되돌아간다. 몸통을 되돌리면서 측면 굴곡을 할 때와 동일한 정도의 힘을 기울인다. 숨을 내쉬면서 반대 측으로 계속한다. 각각의 측면으로 8~10회 반복하며, 측면 당 10회 반복으로 최대 3세트 수행한다.

⚠ 안전수칙: 긴 호를 그리면서 움직여 추간판에 공간을 더 많이 제공한다. 그렇게 하면 척추를 따라 압박을 피하고 어느 특정한 분절의 과사용 위험을 줄일 수 있다.

관련근육

복직근, 내/외복사근, 요방형근, 횡격막

댄스 포커스

측면 굴곡은 노력 없이도 수행하기가 쉬운데, 중력이 몸통을 기울이도록 도와주기 때문이며 특히 몸이 유연할 경우에 그렇다. 그러나 옆으로 하는 깡브레를 안정되고 미적으로 만족스럽게 수행하려면 복사근과 요방형근이 움직임을 시작하도록 하고, 이들 근육이 수축하여 몸통을 당겨 측면으로 굴곡시키는 것을 느낀다. 이와 같은 접근법은 댄서가 필요로 하는 지지를 제공하면서 다음 움직임을 준비하게 한다. 깡브레를 하기 전에 척추가 신장되는 것을 생각한다. 대신 중력에 맡겨 몸통이 측면 굴곡으로 처지도록 하면 근긴장이 일어나지 않고 척추 관절이 스트레스를 받는다. 아울러 움직임을 지속하기 위해 근육을 활성화하면 더 많은 노력이 필요할 것이며, 그때면 움직임이 뒤처질 것이다. 이러한 움직임을 하는 동안 횡격막이 가볍게 확장된 다음 되돌아가는 모습을 마음속에 그려보아 3차원적 호흡을 강조한다.

　이 운동을 연습한 후 서서 일련의 측면 굴곡을 먼저 천천히, 이어 빨리 수행한다. 근육이 얼마나 준비되어 있는지에 주목한다. 몸통의 들림과 허리의 탄탄함에 주목한다.

응용운동 90/90 측면 굴곡
Side Bend at 90/90

앞의 운동과 동일하게 하되, 다리를 탁상 또는 90/90 자세로 올린다. 이렇게 하면 골반 및 요추 제어를 유지하는 어려움이 증가한다.

중심부　**147**

몸통 컬 마칭
Trunk Curl Marching

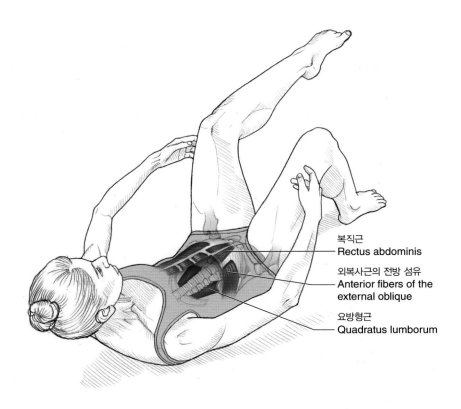

복직근
Rectus abdominis

외복사근의 전방 섬유
Anterior fibers of the
external oblique

요방형근
Quadratus lumborum

운동 방법

1. 바로 누워 무릎을 구부리고 발을 엉덩이 너비로 벌려 바닥에 댄다. 팔은 발레 1번 자세로 위치시킨다. 숨을 들이쉬어 준비한다. (또한 이 운동은 양팔을 가슴에서 교차시키거나, 몸의 양옆에 놓거나, 아니면 어깨에 올려놓고 해도 된다.)

2. 숨을 내쉬면서 복직근을 수축시켜 몸통을 바닥에서 45도 감아올린다. 골반을 안정화하도록 하며, 천골은 바닥에 닿아 있어야 한다. 상체를 움직여 굴곡시키는 데 초점을 두며, 턱은 가슴 쪽으로 가볍게 당긴다.

3. 이러한 자세를 유지하면서 약 여덟까지 세고 복직근 섬유가 단축되는 모습을 마음속에 그려본다. 견갑골이 바닥에서 들릴 정도로 몸통을 상승시킨다. 상부 척추 전체를 감아올리는 것을 생각한다.

4. 한쪽 발로 작은 마칭 스텝을 밟은 다음 다른 쪽 발로 밟으며, 안정성을 유지하도록 한다. 복근 수축과 함께 이러한 다리 움직임을 포함시키면 동적 안정성이 생긴다.

5. 숨을 들이쉬면서 움직임을 제어해 되돌아가며, 중력에 맡겨 몸통이 바닥으로 쓰러지지 않도록 한다. 자세를 다시 조정해 반복하며, 8~10회 반복한다. 몸통이 안정된 골반 쪽으로 움직이는 것을 느껴야 한다. 근력이 강해지면서, 10회 반복으로 6세트 수행한다.

⚠️ **안전수칙:** 목으로 당기거나 고관절 굴근을 과사용 하지 않도록 한다. 몸통을 45도 이상으로 들어 올리려 하면 심부 고관절 굴근이 활성화하고 복근 수축이 감소할 것이다. 마칭 스텝을 밟는 동안 발과 다리를 낮게 유지하여 고관절 굴근의 과사용을 피한다. 제어와 정렬을 유지할 수 없으면 반복 횟수를 늘려서는 안 된다.

관련근육

복직근, 외복사근의 전방 섬유, 요방형근

댄스 포커스

이 장에서 강조한 견고한 중심부는 부상 방지를 도울 뿐만 아니라 시각적으로 아주 매력적이기도 하다. 그러나 이 운동은 댄스 테크닉을 향상시키기 위해 한다는 점을 기억해야 한다. 특히 복직근의 근력은 흉추의 가동성을 증가시킬 수 있다. 몸통에서 이 부위가 더 강할수록 상체에서 가동범위가 더 커질 것이다.

댄서가 몸통은 굴곡시켜야 하지만 골반의 중립 자세는 유지해야 하는 안무를 수행할 경우에는 5~7번 늑골과 흉골을 따라 위치한 복직근의 부착부가 수직으로 당겨지고 단축되어 척추를 구부리는 모습을 마음속에 그려보아야 할 것이다. 댄서가 이와 같은 자세를 유지해야 한다면(그리고 아마도 소도구 혹은 파트너를 들어 올려야 한다면), 근력과 근긴장이 한층 더 필요할 것이다. 복직근이 몸통 굴곡에 파워를 제공하고 아울러 척추의 뒤쪽을 신장시키도록 해야 한다. 움직임이 척추를 압박하지 않도록 하며, 척추 근육이 신장되고 몸통을 계속해서 미는 것을 생각한다.

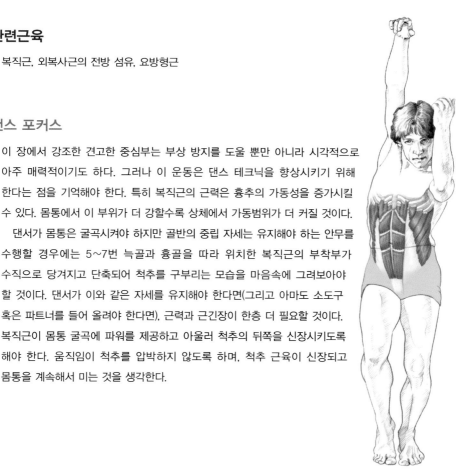

몸통 비틀어 들어 올리기
Oblique Lift

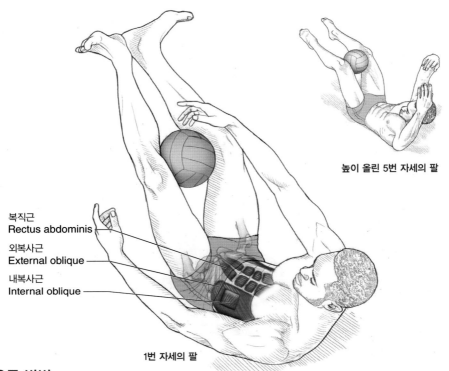

높이 올린 5번 자세의 팔

복직근
Rectus abdominis

외복사근
External oblique

내복사근
Internal oblique

1번 자세의 팔

운동 방법

1. 바로 누워 다리를 턴아웃 시키고 바닥에서 90도로 올린다. 볼, 링, 또는 베개를 무릎 사이에 낀다. 팔을 1번 자세로 둔다. 중립 자세를 잡고 목의 뒤쪽을 이완시킨다. 늑골이 열려 있지 않은 것을 확인하는데, 그렇게 되면 등 상부의 신전을 일으킬 것이다. 숨을 들이쉬어 준비한다.

2. 숨을 내쉬면서 이전 운동(몸통 컬 마칭)에서처럼 몸통을 감아올린다. 왼쪽으로 회전을 추가하고, 허리를 횡단면을 따라 움직인다. 계속해서 척추를 신장시키며, 어깨와 가슴을 연다. 왼팔은 왼쪽 대퇴부의 외측을 따라 그리고 오른팔은 다리 사이로 움직이도록 한다. 복사근이 몸통을 상승시키고 회전시키는 것에 초점을 둔다.

3. 좀 더 동적인 운동을 하기 위해, 비틀어 들어 올린 몸통을 유지하고 팔을 1번 자세에서 높이 올린 5번 자세로 움직이며, 반복한다. 3~5번 반복한 후 몸통을 눕힌다. 몸통의 회전은 유지한다. 골반을 바닥에 고정시키는 것을 다시 강조한다.

4. 숨을 들이쉬면서 움직임을 제어해 천천히 시작 자세로 되돌아간다. 반대 측으로 반복한다. 이와 같은 움직임을 각각의 측면으로 8~10회 반복하며, 측면 당 8~10회 반복으로 최대 3세트 수행한다.

⚠️ **안전수칙**: 골반이 비틀리지 않도록 하는데, 그렇게 하면 척추의 하부 분절들이 안정성을 잃을 수 있다. 특히 골반이 비틀리면 복사근의 수축이 감소하고 하부 척추가 아치를 이루거나 신전될 가능성이 증가한다.

관련근육

복직근, 내/외복사근

댄스 포커스

회전 움직임은 모두 몸통의 파워를 요하며, 복사근의 근력은 보다 세련된 회전을 이루는 데 도움이 된다. 현대 안무에는 측면 및 회전 동작이 포함된 플로어 워크가 많으며, 하강상승(fall-and-rise) 테크닉도 복사근의 지지를 필요로 한다. 아울러 복사근이 강하면 몸의 분리(isolation)에 초점을 두는 재즈 준비운동의 효과가 증진된다.

이 운동을 수행할 때마다 배꼽을 척추 쪽으로 당기고 복근으로 지지하는 원칙에 초점을 두면, 척추의 하부 분절들에 대한 지지가 증가하고 허리가 탄탄해진다.

추선(plumb line) 자세를 되돌아보면, 복사근의 섬유는 흉추 부위와 골반 간의 적절한 정렬을 돕도록 아주 잘 위치해 있다. 이들 근육은 사람들이 복직근에 지나치게 주의를 기울이다 보니 간과하는 경향이 있다. 이러한 실수를 바로잡으려면 운동 프로그램의 균형을 잡아 모든 중심부 근육이 단련되도록 해야 한다.

| 상급 응용운동 | **2번 자세에서 기능적 몸통비틀기** Functional Obliques in Second Position |

내복사근, 외복사근과 복직근 외에, 이 응용운동은 중심부의 복횡근, 횡격막과 골반저근 그리고 심부 고관절 외회전근(즉 내/외폐쇄근, 이상근, 대퇴방형근, 상/하쌍자근과 중둔근의 후방 섬유)을 단련한다. 견고한 2번 자세로 선다. 몸의 우측 위로 매어 있는 저항밴드, 웨이트 볼, 또는 아령을 양손으로 잡는다. 중립 척추 자세를 잡고 양발을 엉덩이 너비보다 더 넓게 벌린 채 다리를 2번 자세로 둔다. 중심부에서 축성 신장을 느낀다. 숨을 들이쉬어 준비한다.

숨을 내쉬면서 복근을 동원한다. 드미-쁠리에(demi-plié)를 시작하며, 발가락 바로 위에서 대퇴부를 벌린다. 밴드를 우측 위에서 몸을 가로질러 좌측 아래로 대각선으로 당기면서 몸통을 좌측으로 회전시키며 약간 굴곡시킨다. 몸통의 회전을 돕기 위해 복사근을 수축시킨다. 계속 어깨를 아래로 그리고 귀에서 멀리 당기고 다리가 발가락 바로 위에서 견고하게 턴아웃 된 상태를 유지한다. 척추의 하부 분절들만이 아니라 척추 전체를 따라 움직임이 일어나도록 한다. 이러한 자세를 유지하면서 셋까지 세며, 복사근의 수축을 강조하고 2번 자세 쁠리에로 견고한 균형을 유지하며 골반을 안정되게 한다. 숨을 들이쉬면서 시작 자세로 되돌아간다. 이쪽 측면으로 최대 10회 반복한 다음 반대쪽 측면으로 반복한다.

몸통 측면으로 들어 올리기와 빠쎄
Side Lift With Passé

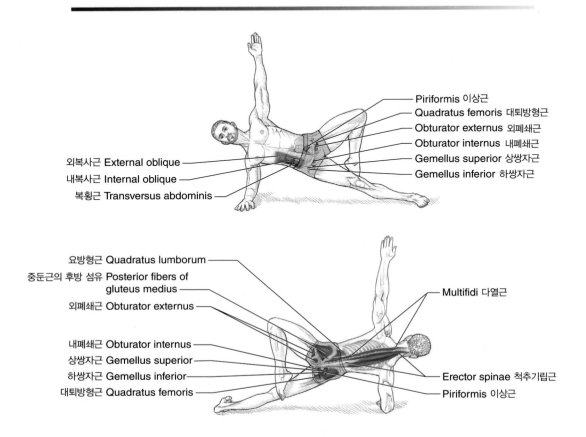

Piriformis 이상근
Quadratus femoris 대퇴방형근
Obturator externus 외폐쇄근
Obturator internus 내폐쇄근
Gemellus superior 상쌍자근
Gemellus inferior 하쌍자근

외복사근 External oblique
내복사근 Internal oblique
복횡근 Transversus abdominis

요방형근 Quadratus lumborum
중둔근의 후방 섬유 Posterior fibers of gluteus medius
외폐쇄근 Obturator externus
내폐쇄근 Obturator internus
상쌍자근 Gemellus superior
하쌍자근 Gemellus inferior
대퇴방형근 Quadratus femoris

Multifidi 다열근
Erector spinae 척추기립근
Piriformis 이상근

운동 방법

1. 우측면으로 누워 다리를 뻗고 다리를 옆으로 포갠다. 상체를 올리되 오른쪽 팔꿈치로 지지한다. 오른쪽 전완을 앞쪽으로 두도록 한다. 중심부에 초점을 두며, 중심과 균형을 느낀다. 어깨는 내린 상태를 유지한다.

2. 숨을 들이쉬어 준비한다. 숨을 내쉬면서 오른쪽 견갑골을 아래로 당기며, 몸통 근육을 활성화하고 엉덩이를 상승시킨다. 중심부에 초점을 두고 전두면 내에서 움직여 균형을 잡는다. 이러한 자세를 유지하면서 둘에서 넷까지 센다.

3. 일단 균형을 잡고 어깨를 귀에서 멀리 아래로 고정하였으면, 척추의 움직임을 제어하면서 위쪽 다리를 당겨 빠쎄 동작을 수행한다. 이렇게 다리를 올리면서 편안히 숨을 쉰다. 천천히 다리를 다시 내리고 반복한다. 빠쎄 동작을 3~5회 반복한다. 반대 측에서 수행한다.

4. 숨을 들이쉬면서 움직임을 제어해 시작 자세로 되돌아가며, 중력에 맡겨 그저 몸이 바닥으로 쓰러지게 해서는 안 된다. 배꼽이 척추 쪽으로 안으로 당겨지는 것을 느껴 안정감을 찾는다. 내복사근과 외복사근이 흉곽을 따라 지지해주는 모습을 마음속에 그려본다.

⚠ **안전수칙:** 몸통이 지지하는 팔의 어깨관절로 내려앉지 않도록 한다. 지지하는 쪽의 견갑골을 아래로 밀면서 몸통이 들려진 느낌을 유지한다.

관련근육

중심부: 복횡근, 내/외복사근, 요방형근, 척추기립근(장늑근, 최장근, 극근), 다열근
빠쎄 수행에서 고관절 외회전근: 내/외폐쇄근, 이상근, 대퇴방형근, 상/하쌍자근, 중둔근의 후방 섬유

댄스 포커스

이는 중심부 전체에 아주 좋은 운동이고 정말로 견고한 토대에 초점을 둔다. 당신은 지지기반을 변화시킨 셈이므로 제어를 유지하기 위해 강한 균형 기술이 필요하다. 중심부의 안정을 유지한다면 플로어 워크를 요하는 현대 스타일의 댄스는 무엇이든 안정되고 강력한 모습을 띨 것이다. 이 운동을 수행할 때에는 척추 주위의 온갖 복근 내에서 근섬유의 다양한 배열을 마음속에 그려보고 그들 근육이 안정된 척추를 지탱하기 위해 깊이 수축하는 것을 느낀다. 각각의 추골을 따라 안정을 유지하기 위해 심부 다열근이 활성화하는 모습을 상상해본다. 복근의 강도 높은 수축을 유지하면서 축성 신장의 원칙을 기억해야 한다.

이와 같은 자세에서 당신이 파트너에 의해 들려져 있다고 상상해본다. 그러한 경우에는 들어 올리는 파트너에게 당신이 견고한 구조물이 되어주기 위해 강도 높은 수축을 유지해야 할 것이다. 당신과 파트너 사이에 타이밍, 협력과 근력이 있다면 놀라운 움직임이 나올 것이다.

또한 이 운동을 수행할 때에는 기타 근육, 특히 하승모근이 활성화한다. 제7장에서 논의하듯이 이 근육은 견갑골 주위의 안정을 유지하는 데 도움을 준다.

미골로 균형 잡기
Coccyx Balance

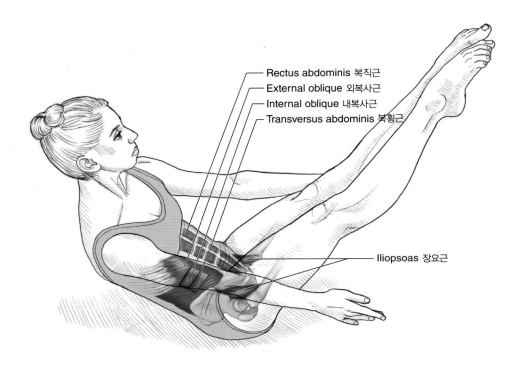

Rectus abdominis 복직근
External oblique 외복사근
Internal oblique 내복사근
Transversus abdominis 복횡근

Iliopsoas 장요근

운동 방법

1. 바로 누워 무릎을 구부리고 발을 엉덩이 너비로 벌려 바닥에 댄다. 팔은 몸의 양옆을 따라 1번 자세로 둔다. 몸통을 조정하여 중립 자세를 잡으며, 숨을 들이쉬어 준비한다.

2. 숨을 내쉬면서 심부 복횡근이 동원되는 것을 느낀 다음, 골반의 작은 후방 경사가 이루어지도록 한다. 팔을 앞쪽으로 뻗으면서 동시에 몸통과 무릎을 올린다.

3. 중심을 잡고 고관절 굴근의 작용과 복근의 수축으로 움직임의 균형을 잡으며, 등 하부의 안정화를 느낀다. 일단 균형을 잡았으면, 한쪽 무릎을 편 다음 다른 쪽도 펴서 다리가 쭉 펴지도록 한다. 숨을 들이쉬면서 이러한 자세를 유지하며 넷까지 센다.

4. 숨을 내쉬면서 움직임을 제어해 천천히 시작 자세로 되돌아간다. 복근의 수축을 다시 강조하여 등 하부를 보호한다. 8~10회 반복한다.

⚠ **안전수칙:** 복근이 아주 강할 경우에만 이 운동을 수행한다. 복근이 약하다면 고관절 굴근이 움직임을 압도해 등 하부를 당겨 신전시킬 것이다.

관련근육

장요근, 복횡근, 복직근, 내/외복사근

댄스 포커스

복근의 제어와 고관절 굴근의 근력 간에 이루어지는 아름다운 균형은 중력에 맞서는 듯한 기분이 들도록 도울 수 있다. 그러한 제어와 근력이 없다면 이와 같은 운동에서는 다리에서 심한 하중이 느껴져 움직임을 수행하고 유지하며 완료하기가 힘들 수 있다. 다리에서 오는 저항은 하부 척추를 당겨, 부상의 위험에 처하게 하고 움직임의 아름다움을 잃게 할 수 있다. 움직임을 효과적으로 수행하기 위해서는 몸통에서 협력적인 토대를 마련해야 한다. 댄스는 한 번에 한 근육군에만 초점을 두도록 허용하지 않으며, 그것은 근육군들 간의 협력을 요하고 댄서는 협력의 타이밍을 제공한다. 어려운 댄스 패턴이 다 그렇듯이, 탄력이 움직임을 지배하도록 해서는 안 된다. 파워를 조직화해서 움직임을 제어해 또 다른 자세로 되돌아가거나 그러한 자세로 움직일 수 있어야 한다. 제어의 유익함을 이해하면 중력에 맞서는 듯한 기분이 드는 놀라운 자질이 생길 수 있다.

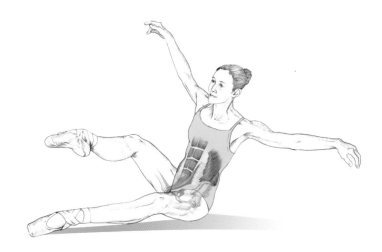

리버스 리프트
Reverse Lift

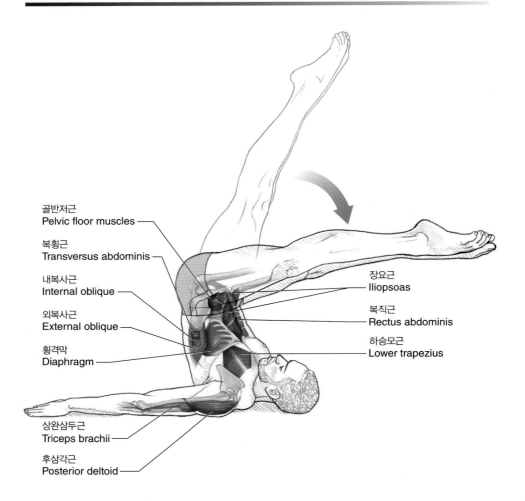

골반저근
Pelvic floor muscles

복횡근
Transversus abdominis

내복사근
Internal oblique

외복사근
External oblique

횡격막
Diaphragm

장요근
Iliopsoas

복직근
Rectus abdominis

하승모근
Lower trapezius

상완삼두근
Triceps brachii

후삼각근
Posterior deltoid

운동 방법

1. 바로 누워 중립 척추 자세를 잡는다. 숨을 내쉬면서 무릎을 탁상 자세 또는 90/90 자세로 올린다. 팔은 몸의 양옆에 둔다. 목과 어깨를 이완시킨다. 숨을 들이쉬어 준비한다.

2. 숨을 내쉬면서 복근을 동원하고 엉덩이가 90도인 상태를 유지한 채 무릎을 신전시켜 다리를 편다. 골반을 바닥에서 올리기 시작하고, 복근의 수축을 강조한다.

3. 엉덩이를 상승시켜 등 중간 또는 흉추까지 몸이 들리도록 한다. 엉덩이를 펴기 시작해 양쪽 다리를 천장 쪽으로 들어 올린다. 탄력을 이용하거나 팔을 바닥으로 밀어 내리지 않도록 한다.

4. 숨을 들이쉬고 움직임을 제어해 엉덩이를 부드럽게 굴곡시키기 시작하되, 무릎을 편 상태를 유지하고 다리가 시상면을 따라 움직이도록 해서 바닥과 수평이 되게 한다. 척추는 그대로 유지하고 안정화한다. 등 하부와 엉덩이에서 기분 좋은 스트레칭을 느낀다. 숨을 내쉬면서 복근이 수축하는 것을 느끼고 상부 흉추를 따라 견고한 균형을 유지한다.

5. 숨을 들이쉬면서 몸통을 다시 시작 자세로 내리기 시작한다. 강한 복근 수축을 유지하면서 천천히 움직임을 제어해 몸통을 내린다. 중립 척추 자세로 되돌아가고 다리를 원래의 90/90 자세로 내린다. 10회 반복한다.

⚠️ 안전수칙: 목이 아니라 중간 척추를 따라 균형을 잡을 때까지만 엉덩이를 들어 올린다. 운동 내내 복근의 수축을 유지하여 척추를 지지한다.

관련근육

복횡근, 복직근, 내/외복사근, 횡격막, 장요근, 골반저근(미골근, 항문거근), 하승모근, 후삼각근, 상완삼두근

댄스 포커스

댄서는 안무가가 무슨 움직임을 원할지를 결코 알지 못한다. 현대 댄스에는 힙합, 재즈, 모던 댄스와 발레를 포함해 많은 장르의 움직임이 결합되어 있다. 현대 안무에는 균형이 깨진 상태에서의 댄스가 포함될 수도 있으며, 그러한 경우에 댄서는 강한 몸통 안정화 기술이 필요하다. 또한 현대 안무는 척추에 대해 창의적인 자세를 사용하며, 아울러 서로 다른 지지기반을 이용한다. 댄서는 무릎, 손, 또는 척추를 대고 댄스를 할 수도 있다.

리버스 리프트는 다른 지지기반을 이용해 연습하면서 척추 안정화를 위해 중심부 근육을 동원하는 방법을 잘 알려주는 운동이다. 또한 이 운동은 척추 및 고관절 신근을 신장 및 스트레칭 시키는 데 아주 효과적이다. 게다가 제어와 균형을 길러주는 훌륭한 운동이다.

변형 스완
Modified Swan

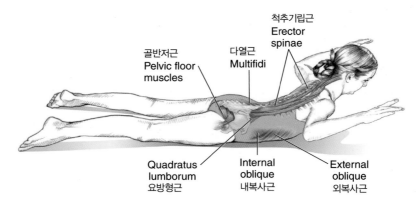

척추기립근
Erector
spinae

골반저근
Pelvic floor
muscles

다열근
Multifidi

Quadratus
lumborum
요방형근

Internal
oblique
내복사근

External
oblique
외복사근

시작 자세

운동 방법

1. 엎드려 누워 팔을 바닥에 놓고 어깨와 팔꿈치를 90도로 만든다(90/90 자세). 다리는 바닥을 따라 뻗고, 약간 턴아웃 시키며, 엉덩이 너비보다 조금 더 넓게 벌린다. 척추를 신장시키며, 둔부 하부와 좌골을 가볍게 조인다.

2. 숨을 들이쉬면서, 팔을 전두면을 따라 유지하고 90/90 자세로 유지하는 가운데 상체를 시상면을 따라 들어 올리기 시작한다. 척추 전체에 걸쳐 고르게 신전을 느낀다. 흉골을 바닥에서 들어 올리도록 한다. 이러한 자세를 유지하면서 넷까지 센다.

3. 숨을 내쉬면서 축성 신장을 지속하고 움직임을 제어해 시작 자세로 되돌아간다. 복근의 지지와 골반저근의 수축을 다시 강조한다. 8회 반복한다.

⚠️ **안전수칙**: 목의 뒤쪽을 신장시켜 목이 지나치게 신전되고 과도한 긴장을 일으키지 않도록 한다. 움직임이 등 하부와 목에서만이 아니라 척추 분절 전체를 따라 일어나도록 해야 한다.

관련근육

척추기립근(장늑근, 최장근, 극근), 다열근, 요방형근, 내/외복사근, 골반저근(미골근, 항문거근)

댄스 포커스

척추 신전은 모든 스타일의 댄스에서 관찰된다. 수준 높은 재즈 댄서가 대표적인 레이아웃 자세에서 보여주는 것처럼, 백조의 호수에서 백조의 여왕은 힘들이지 않는 척추의 유연성을 과시한다. 비결은 타이밍과 축성 신장이다. 어느 유형이든 척추 신전으로 움직이기 전에 척추 전체를 신장시켜야 하며, 마치 키가 더 커지는 것처럼 느끼도록 한다. 깊은 제어를 위해 긴 심부 다열근이 활성화하고 척추기립근이 척추의 신전을 돕기 위해 활성화하는 모습을 마음속에 그려본다. 또한 복근의 근력이 몸통의 앞쪽을 따라 척추를 지지하고 지탱할 것이다. 이는 아라베스끄(arabesque)를 위한 아름다운 준비 자세이다. 척추의 상부 분절들이 개별적으로 움직여 신전되고 가슴이 아름답게 들려 이러한 긴 아치가 이루어지는 모습을 마음속에 그려본다.

호흡은 당신에게 도움이 될 것이란 점을 항상 명심한다. 척추를 신전시키면서 숨을 들이쉬며, 복부가 신장되고 횡격막이 내려가는 것을 느낀다. 가동범위가 얼마나 더 커질 수 있는지에 놀랄 것이다. 시작 자세로 되돌아갈 때에는 복근의 고정과 골반저근의 지지를 다시 강조함으로써 날숨의 도움을 받도록 한다. 당신은 준비가 되었으며, 당신의 토대는 안정되어 있고 당신은 힘들이지 않는 척추의 유연성을 보여줄 준비가 된 셈이다.

응용운동 팔 움직이는 변형 스완
Modified Swan With Arm Movement

보다 동적인 움직임을 포함시키려면, 상체를 들어 올린 후 자세를 유지하고 척추 신근을 안정화하면서 팔을 5번 자세로 높이 올린 다음 2번 자세로 내린다. 팔을 최소한 5번 움직인 후 바닥으로 되돌아간다. 이와 같은 응용운동을 10회 반복한다. 동적인 팔 움직임과 함께 척추 안정성을 강조한다.

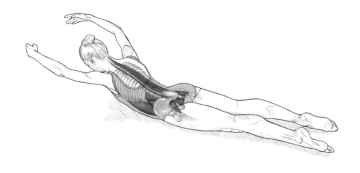

기능적 몸통비틀기
Functional Trunk Twist

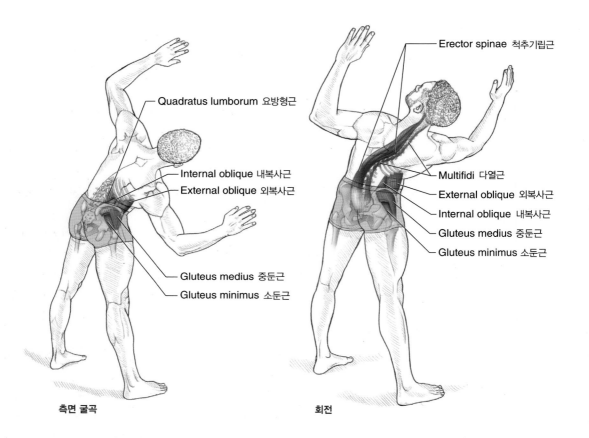

Quadratus lumborum 요방형근

Internal oblique 내복사근

External oblique 외복사근

Gluteus medius 중둔근

Gluteus minimus 소둔근

측면 굴곡

Erector spinae 척추기립근

Multifidi 다열근

External oblique 외복사근

Internal oblique 내복사근

Gluteus medius 중둔근

Gluteus minimus 소둔근

회전

운동 방법

1. 다리를 평행하게 두고 팔을 5번 자세로 높이 올린 채 선다. 중립 자세를 잡고 축성 신장을 일으킨다. 몸통을 앞쪽으로 약간 굴곡시킨 채 스쿼트 자세를 취한다. 숨을 들이쉬어 준비한다.

2. 숨을 내쉬면서 똑바로 선 중립 척추 자세로 움직인다. 중심부를 들어 올리고 계속해서 전두면을 따라 우측 측면 굴곡으로 움직인다. 이제 팔과 어깨는 90/90 자세를 취한다. 흉추 전체가 움직이는 모습을 마음속에 그려본다.

3. 움직임은 좌측 회전으로 계속된다. 몸통과 골반의 제어를 유지한다. 척추가 측면 굴곡과 회전으로 움직이는 동안 복근의 제어를 강조한다.

4. 허리가 횡단면을 따라 움직이도록 하고 왼쪽 어깨를 연다. 머리와 목이 따라가도록 한다. 가슴과 어깨의 확장을 유지한다.

5. 숨을 들이쉬면서 움직임을 제어해 역으로 움직여 팔을 5번 자세로 높이 올린 스쿼트 시작 자세로 되돌아간다. 반대 측으로 반복한다. 각각의 측면으로 총 4~6회 반복한다.

⚠ **안전수칙:** 운동하는 동안 내내 등 하부의 지지를 재차 강조하여 척추의 하부 분절들을 보호한다. 견고한 디딤과 강한 균형을 유지한다. 이 운동은 완전한 체중부하 다관절 움직임을 요해 척추의 분절 움직임과 함께 복근의 제어를 강조한다.

관련근육

측면 굴곡: 내/외복사근, 요방형근

회전: 다열근, 척추기립근(장늑근, 최장근, 극근), 내/외복사근

골반 안정성: 중/소둔근

댄스 포커스

이 운동의 움직임으로 당신의 자각이 확장되도록 한다. 그저 측면으로 얼마나 멀리 구부릴 수 있는지에 초점을 두지 말고, 대신 척추의 모든 추골에서 분절 움직임에 초점을 맞춰야 한다. 또한 몸통을 우측 측면으로 움직이면서 골반을 안정화해 좌측 엉덩이가 들리지 않도록 해야 한다. 이 운동은 재즈 준비운동에서 신체의 특정 부위를 다른 부위로부터 분리하는 데 사용되는 것과 비슷한 기술을 촉진한다. 발레에서 그랑 깡브레 앙 롱(grand cambré en rond)은 등 상부의 효과적인 움직임과 골반의 안정화를 요한다.

움직임의 면을 기억해야 하며, 측면으로 움직이면서는 전두면 내로 유지해야 한다. 많은 댄서가 등 하부가 아치를 이루도록 하고 늑골을 열어 전두면을 벗어나 앞쪽으로 움직이는 경향이 있다. 이러한 실수를 피하려면 복부에서 지지를 해주는 4개 층의 근육과 근섬유의 다양한 방향을 마음속에 그려본다. 신전에 회전을 추가하면 움직임이 더 어려워지며, 이때 몸통은 횡단면을 따라 움직인다. 움직임의 면을 마음속에 그려보면서 척추와 가슴을 신장시킬 때, 움직임이 얼마나 깔끔하고 짜임새가 있는지에 주목한다. 당신의 척추가 그려내는 아름다운 곡선에 주목한다.

복근 스트레칭
Abdominal Stretch

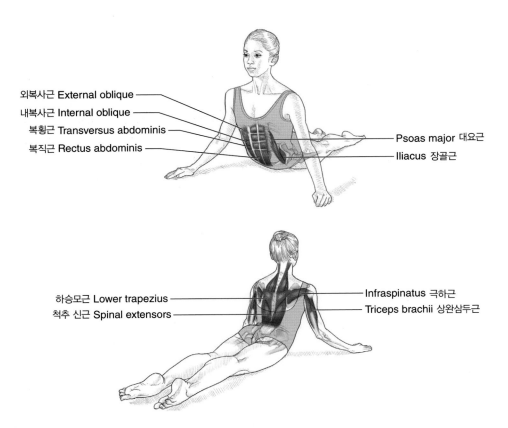

외복사근 External oblique
내복사근 Internal oblique
복횡근 Transversus abdominis
복직근 Rectus abdominis

Psoas major 대요근
Iliacus 장골근

하승모근 Lower trapezius
척추 신근 Spinal extensors

Infraspinatus 극하근
Triceps brachii 상완삼두근

운동 방법

1. 엎드려 누워 손바닥을 지면에 대고 팔꿈치를 구부려 몸의 양옆에 가까이 둔다. 견갑골이 엉덩이 쪽으로 밀려 내려가도록 한다.

2. 숨을 들이쉬면서 척추를 신장시키고 손을 지면으로 밀어 가슴을 지면에서 들어 올린다. 복근이 척추 쪽으로 동원된 상태를 유지한다.

3. 흉추를 통해 가능한 가장 긴 호를 그리면서 움직이며, 하부 척추의 과사용을 피한다.

4. 계속 움직이며, 자신이 척추 전체를 지지하고 있고 척추의 하부 분절들만 움직이고 있지 않는 한, 엉덩이를 바닥에서 들어 올린다. 복근을 따라 기분 좋은 스트레칭을 느낀다.

5. 숨을 내쉬면서 움직임을 제어해 역으로 움직여 몸을 다시 시작 자세로 내린다. 4~6회 반복한다.

관련근육

어깨: 하승모근, 상완삼두근, 극하근

몸통: 복횡근, 내/외복사근, 복직근, 장골근, 대요근, 척추 신근

댄스 포커스

알다시피 척추 안정성을 위해 복근을 강화해야 하며, 또한 복근은 스트레칭 시켜야 한다. 예를 들어 아라베스끄, 깡브레 데리에르와 뚜르 쥬떼(tour jeté)에서는 척추의 아름다운 신전이 요구된다. 척추를 따라 이처럼 강하지만 아름다운 아치가 그려지도록 돕기 위해 이 운동은 복근의 신장과 함께 척추 전체에 걸쳐 척추 신전을 강조한다. 이 운동에서는 팔을 사용하여 스트레칭을 돕고 복근을 사용하여 척추를 지지한다. 또한 이 운동은 나이가 들어도 자세를 유지하도록 도와줄 수 있다.

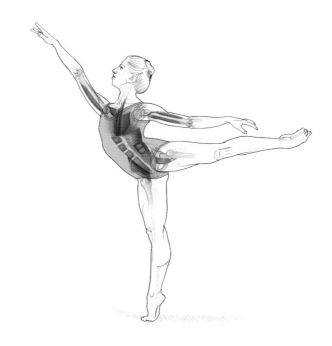

옆으로 하는 깡브레
Cambré Side

깡브레는 고전 발레의 움직임으로 허리와 목을 꼿꼿이 세우고 가슴과
어깨를 앞, 뒤, 옆으로 활처럼 부드럽게 구부리는 동작이다. 척추 안정성,
축성 신장과 효과적인 호흡을 강조함으로써 옆으로 하는 깡브레를 효율적으로
수행하는 방법을 살펴보자.

1. 1번 자세로 서서 팔을 2번 자세로 둔다. 견고한 디딤을 유지하면서 다리를 턴아웃
   시킨 채 중립 척추 자세를 잡는다. 체중을 양쪽 발의 제1중족골, 제5중족골과
   발뒤꿈치 사이에 고르게 분산시킨다.
2. 숨을 들이쉬면서 마치 키를 조금 더 키우는 것처럼 척추를 신장시킨다. 왼팔은 5번
   자세로 높이 올리고 오른팔은 앙 바(en bas) 자세로 내리기 시작한다. 우측으로 측면
   굴곡을 시작하면서 요추 안정성을 위해 하부 복근에서 배꼽을 척추 쪽으로 당기는
   느낌을 유지한다. 머리와 목은 척추의 라인을 따르도록 한다.
3. 골반과 엉덩이를 중립 자세로 유지해 측면 이동 또는 전방 경사가 일어나지 않도록 한다. 옆으로
   하는 깡브레를 곧장 전두면을 따라 수행하면서 계속 척추를 신장시킨다.
4. 흉곽을 제어해 가슴 또는 늑골이 들리지 않도록 한다. 머리는 우측 어깨 쪽으로 약간 회전시키거나
   혹은 중앙으로 두어도 된다.
5. 복근의 수축을 유지하여 하부 척추를 지지하고 자신이 가능한 가장 긴 호를 그리면서 움직이는
   것을 느낀다. 또한 양쪽 견갑골이 계속해서 엉덩이 쪽으로 밀려 내려가면서 왼팔은 머리 위로 길고
   멋진 호를 유지해야 한다.
6. 숨을 내쉬면서 시작 자세로 되돌아가기 시작해, 척추를 따라 축성 신장을 지속하면서 역으로
   깡브레 동작을 수행한다. 복근의 수축을 유지하여 움직이는 동안 내내 척추를 지지한다.

관련근육

측면 굴곡: 신체가 척추기립근(장늑근, 최장근과 극근)의 작용을 벗어난 후 우측으로 굴곡하는 동안
단축성으로 수축하고 좌측으로 굴곡하는 동안 신장성으로 수축하는 굴근

골반: 중/소둔근, 심부 고관절 외회전근(내/외폐쇄근, 이상근, 대퇴방형근, 상/하쌍자근, 중둔근의 후방
섬유), 골반저근(미골근, 항문거근)

어깨와 팔

SHOULDERS AND ARMS

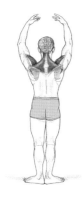

모든 유형의 댄스는 파워, 미학, 균형과 탄력을 위해 팔의 작용을 요한다. 또한 팔은 회전과 방향 변화에도 중요하다. 지도자와 안무가는 당신에게 "팔을 어깨에서 분리하라"고 하거나 "어깨를 아래로 유지하라"고 말할지도 모르나, 당신은 정말로 그러한 지시를 이해하는가? 이 장은 어깨 복합체(shoulder complex) 내에서 견갑골의 안정성을 통한 움직임의 효율성에 초점을 둔다. 일단 당신이 팔의 움직임이 상체와 조화를 이루는 과정을 이해하면, 어깨가 보다 안정되어 팔, 팔꿈치와 손목이 품위 있고 우아하면서도 자유로이 움직일 수 있을 것이다.

어깨관절은 복잡하고 가동성이 큰 관절이며, 관련 근육의 제어는 그만큼 복잡하다. 팔꿈치와 손목은 한층 더 섬세한 움직임을 가능하게 해서 팔을 한 자세에서 다음 자세로 움직이는 동작을 유연하게 한다. 어깨를 제어하는 근육을 강화하면 보다 중심부로부터 움직일 수 있다. 남자 댄서는 파트너를 들어 올리기 위해 이러한 제어가 필요하며, 여자 댄서는 협력적인 움직임을 수행하기 위해 이런 제어를 필요로 한다. 댄스 관련 부상의 대다수는 하지에서 일어나지만, 어깨를 잊어서는 안 되고 어깨는 나름대로 주의를 기울일 만한 가치가 있다.

뼈 해부구조

어깨 복합체를 구성하는 뼈들은 쇄골(clavicle, 빗장뼈), 견갑골(scapula, 어깨뼈)과 상완골(humerus, 위팔뼈)이다(그림 7-1 참조). 상완골은 계속 내려가 팔꿈치관절에서 요골(radius)과 척골(ulna)을 만난다. 요골과 척골은 계속 내려가 수근골(carpus, 손목뼈), 중수골(metacarpus, 손허리뼈)과 수지골(phalange, 손가락뼈)을 만난다.

가슴의 쇄골은 내측 부위에서 흉골(sternum)과 만나 흉쇄관절(sternoclavicular joint)을 형성한다. 쇄골의 외측 말단은 견갑골의 견봉돌기(acromion process)라는 돌출된 작은 뼈와 만나 견쇄관절(acromioclavicular joint)을 이룬다. 두 쇄골은 흉골

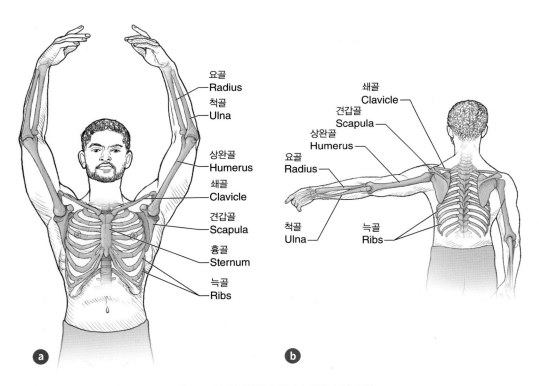

그림 7-1. 어깨 복합체의 뼈: (a) 앞쪽과 (b) 뒤쪽.

의 앞쪽을 가로지르는 아름다운 라인을 만들고 피부를 통해 뚜렷이 보인다. 이 부위가 대개 강사가 댄서에게 가슴의 앞쪽을 열라고 지도하는 곳으로, 이러한 지시는 관객에게 자신을 드러내는 놀라운 감각을 위해서이다.

견갑골은 늑골의 뒤쪽을 따라 미끄러지듯 움직이는 삼각형 모양의 뼈이다. 견갑골에는 상완골 뼈가 삽입되는 얕은 소켓 모양의 관절와(glenoid fossa)가 있다. 이 관절와는 볼인 상완골두(humeral head)와 만나 어깨관절을 형성한다. 견갑골의 전방면은 늑골에 면해 있고 후방면에는 가로로 약간 솟아오른 부분인 견갑극(scapular spine)이 있다. 견갑극의 외측 말단은 견봉돌기가 된다. 또한 견갑골에는 오훼돌기(coracoid process)라는 또 다른 돌출된 뼈가 있으며, 이 돌기는 많은 근육이 부착되기 때문에 중요하다. 견갑골은 그 자체로 놀라운 뼈이며, 수많은 근육이 부착되고 어깨를 고정하는 역할을 한다. 대개 견갑골의 비효율적인 움직임이 어깨 부상을 초래한다.

주요 관절 동작

어깨 복합체에서는 여러 관절이 움직임을 일으킬 수 있다. 여기서는 특히 견갑골과 늑골 사이에 있는 견흉관절(scapulothoracic joint) 그리고 견갑골의 관절와와 상완골두를 이어주는 상완와관절(glenohumeral joint, 어깨관절)에 초점을 둔다. 늑골에 면해 있는 위치에서 견갑골은 상승, 하강, 외전과 내전을 할 수 있다. 또한 이 뼈는 상방 회전(upward rotation) 또는 하방 회전(downward rotation) 패턴으로 움직일 수 있다. 당신은 견갑골의 익상 현상(winging of the scapula)을 본 적이 있을 것인데, 이는 견갑골의 안쪽 모서리가 바깥쪽으로 돌출해 견갑골이 날개처럼 들리는 현상이다. 경미한 근육 불균형을 보이는 일부 젊고 날씬한 여자 댄서가 이러한 견갑골의 익상 현상을 나타내, 견갑골이 흉곽에 완전히 닿아 있지 못한다.

어깨관절은 강한 근육에 의해 결합된 볼-소켓 관절이다. 이는 비교적 강한 관절이지만 관절와가 얕아, 사실 상완골두의 1/4에서 1/3만이 관절와에 오롯이 들어간다. 이러한 상완와관절은 시상면으로 굴곡과 신전을, 전두면으로 외전과 내전을, 그리고 횡단면으로 내회전과 외회전을 일으킬 수 있다. 또한 이 관절은 수평 외전 및 내전(horizontal abduction and adduction)으로 움직일 수 있다. 상완와관절은 그리 깊이 박혀 있지 않으므로 부상의 위험을 감소시키기 위해서는 안정성이 중요하다.

잠시 양쪽 어깨를 올리고 내려 본다. 각각의 견갑골에서 그리고 늑골에서 일어나는 움직임을 마음속에 그려본다. 팔을 몸의 양옆으로 움직이고 다시 전두면을 따라 내려 본다. 늑골 위에 놓여 있는 견갑골의 움직임을 상상해본다. 관절와 내에서 상완골을 회전시키고, 이 관절의 가동범위에 주목한다. 상완와관절에서 움직임을 일으키는 근육은 상완골과 견갑골 사이를 연결한다. 견갑골 주위에서 움직임이 일어나도록 하는 근육은 견갑골과 상완골, 흉골, 쇄골, 척추 및 늑골 사이를 연결한다.

견갑골 주위에 부착된 근육을 강화하면 상체의 체위와 어깨의 정렬이 개선될 것이다. 또한 에너지의 힘과 극단적인 가동범위의 힘이 상완와관절을 통해 보다 효율적으로 분배되도록 할 것이다. 이와 같은 개선은 제어를 향상시킬 것이고 보다 중심부로부터 움직이도록 도울 것이다. 기본적인 댄스 준비운동으로는 더 힘든 안무에 필요한 어깨 안정성을 충분히 제공하지 못할 수도 있다. 그러므로 이 장에는 많은 어깨 운동이 포함되어 있으며, 그러한 운동을 준비운동과 근력 강화에 모두 사용하도록 한다.

상완골과 척골 사이 및 상완골과 요골 사이의 관절은 경첩관절로서 협력한다. 요골 및 척골의 하단이 수근골을 만나는 부위에서는 경첩처럼 움직이는 동작과 아울러 회전 움직임이 일어나므로, 회내(pronation, 손바닥을 아래로 향하게 하는 동작)와 회외(supination, 손바닥을 위로 향하게 하는 동작)가 가능하다. 일부 댄서의 경우에 상완과 전완이 일직선으로 있을 때 팔꿈치에서 과신전이 일어난다. 과신전은 인대에 스트레스를 가할 수 있으며, 특히 신전된 팔꿈치로 짚어 넘어질 경우에 그렇다. 따라서 팔꿈치관절에서 동작의 제어에 도움을 주기 위해 팔꿈치 굴근 및 신근 간 근력의 균형을 이루는 것이 중요하다.

이러한 원리는 손목의 많은 뼈에도 적용된다. 특히 주상골(scaphoid bone, 손배뼈)은 넘어질 경우에 부상의 위험이 있고 단순 방사선 촬영만으로는 진단이 어렵다. 전완을 따라 유연성과 근긴장의 균형을 맞추면 우아한 뽀르 드 브라(port de bras) 동작, 창의적인 현대 팔 동작, 강한 파트너링 기술과 제스처링 움직임에 필요한 아름다운 유동성이 생긴다.

근육 역학

뽀르 드 브라 동작의 아름다움과 우아함은 균형 잡힌 강력한 어깨 근육에서 온다. 당신은 팔로 독특한 안무를 연출하는 것이 얼마나 고무적인지를 알고 있다. 그러나 그러한 안무를 연출하는 방법을 정말로 알고 있는가? 또 어느 근육을 활성화해야 하는지를 알면 각각의 움직임을 더 잘 이해하게 되며, 이에 따라 결국 움직임의 질이 높아지고 양이 줄어들 수 있다.

회전근개

근육 역학을 이해하기 위해 어깨 복합체 내에서 움직임을 일으키는 2개의 주요 관절에 초점을 두어 살펴보자. 상완와관절에서는 회전근개(rotator cuff)가 관절와에서 상완골을 회전시키고 이 관절을 안정화한다. 회전근개는 극상근(supraspinatus), 극하근(infraspinatus), 소원근(teres minor), 견갑하근(subscapularis) 등 4개의 심부 근육으로 이루어져 있다(그림 7-2). 이들 근육은 견갑골을 상완골두에 연결해 상완

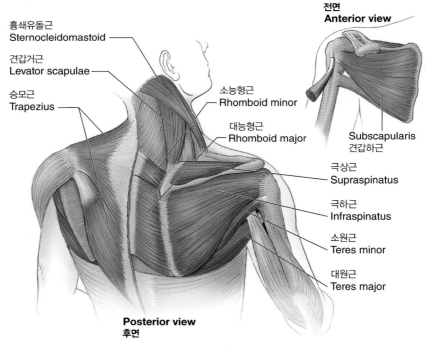

그림 7-2. 견갑골과 회전근개의 근육

골의 내/외회전, 외전 및 수평 외전을 일으킨다. 극상근, 극하근과 소원근은 협력하여 어깨관절을 안정시키는 놀라운 힘을 생성하므로, 팔을 들어 올릴 때 상완골이 견봉을 압박하지 않도록 한다. 그러나 회전근개 근육이 약하면 이러한 힘이 어깨관절에 안정성을 제공하기에 충분하지 않다. 그에 따른 만성 압박은 통증과 부종을 일으키고 충돌 증후군(impingement syndrome)을 초래할 수 있다.

견갑골

앞서 설명하였듯이 견갑골은 여러 면으로 움직인다. 상완골이 움직이기 시작할 때에는 이 뼈가 먼저 올라가고 견갑골이 뒤따른다. 예를 들어 팔을 전방 굴곡으로 들어 올릴 경우에는 상완와관절이 약 45~60도 움직인 후 견갑골이 움직이기 시작한다. 팔을 측면으로 들어 올릴 때에는 상완와관절이 30도 정도 움직인 다음 견갑골이 움직인다. 상완와관절과 견갑골 움직임의 비는 2 대 1이다. 견갑골과 상완골은 이러한 비(比) 이내에서 협력해야 상완골이 견봉을 압박하지 못한다. 견갑골에 부착되는 근육이 약하면 견갑골이 어깨관절을 제어하는 일을 효과적으로 해내지 못할 것이다. 다음 논의에서 거론하는 근육을 강화하는 데 힘쓰면 견갑골이 팔의 움직임을 고정할 가능성이 높아질 것이다.

　일부 근육이 견갑골을 고정하고 효율적인 움직임을 일으켜 상체의 체위에 필수적인 역할을 한다. 승모근(trapezius)은 두개골의 바닥, 경추와 흉추에서 기시하여 쇄골 외측, 견봉 상부와 견갑극에서 정지한다. 승모근은 상부, 중간과 하부로 나누어진다. 상승모근이 나머지 두 부분보다 더 강하면 어깨가 상승되어 긴장, 불균형과 피로를 일으킨다. 이러한 긴장은 점프, 턴과 균형 잡힌 콤비네이션 동작을 저해할 수 있다. 하/중승모근은 견갑골을 아래와 안쪽으로 당겨 균형을 잡는 일을 담당한다. 어깨를 아래로 당겨야 할 때에는 견갑골을 아래로 미는 것을 생각한다. 또한 턴을 하거나, 파트너를 들어 올리거나, 소도구를 들거나, 혹은 팔을 올릴 때에도 이런 이미지를 마음속에 그려볼 수 있다.

견갑거근(levator scapulae)과 능형근(rhomboid)은 승모근 아래에 있는 근육이다. 이들 근육은 경추와 흉추를 따라 기시하여 견갑골의 내연(내측 경계)에서 정지한다. 그 부착 위치 때문에 이 근육들은 견갑골의 상승, 하방 회전 및 내전을 일으킬 수 있다. 전거근(serratus anterior)은 상위 9개 늑골을 견갑골에 연결하며, 소흉근(pectoralis minor)은 3~5번 늑골을 견갑골에 연결한다(그림 7-3). 견갑골의 익상 현상은 전거근과 하승모근의 약화와 관련이 있다.

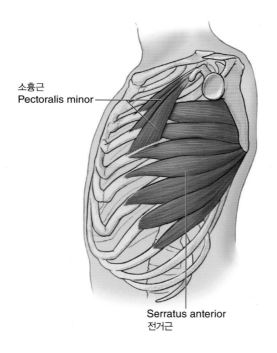

소흉근
Pectoralis minor

Serratus anterior
전거근

그림 7-3. 전거근과 소흉근의 부착부

상완와관절의 근육

몸통과 상완골을 연결하는 근육은 더 크고 역동적인 팔의 움직임을 일으키는 역할을 한다. 대흉근(pectoralis major)은 가슴의 앞쪽에 있는 큰 근육으로 흉골, 쇄골과 여러 늑골을 상완골에 연결한다(그림 7-4a). 대흉근은 양팔을 앞쪽으로 당겨 모으는데, 예를 들어 거의 모든 턴 콤비네이션 동작에서 이 근육은 양팔을 안쪽으로 당기므로 턴에 필요한 조화로운 파워의 일부를 생성한다.

삼각근(deltoid)은 전, 중 및 후의 세 부분으로 나누어진다. 각각의 부분은 앞쪽, 옆쪽, 또는 뒤쪽으로 움직임을 일으킨다. 전삼각근과 대흉근 아래에 가려져 있는 근육이 오훼완근(coracobrachialis)으로, 이는 작은 근육이고 어깨의 굴곡 및 내전을 보조할 수 있다.

광배근(latissimus dorsi)은 등에 있는 큰 근육으로 하위 6개 흉추, 5개 요추, 흉요

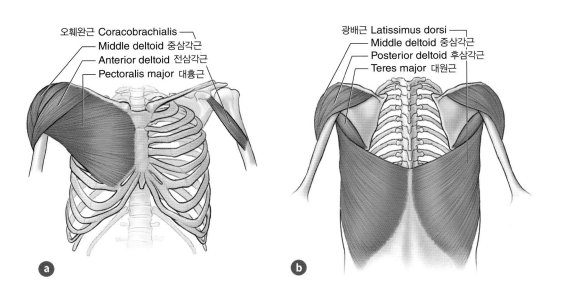

그림 7-4. 상완와관절의 근육: (a) 앞쪽과 (b) 뒤쪽.

근막, 장골능과 하위 3~4개 늑골을 상완골에 연결한다(그림 7-4b). 이 근육은 어깨 신전, 내전 및 내회전을 일으킨다.

이제 당신은 어깨 복합체에 있는 각 근육의 중요성을 알고 있으므로, 이들 근육에서 근력과 유연성의 균형을 취하는 것이 얼마나 중요한지를 이해할 수 있다. 그러한 균형이 있어야 댄스 안무가 요구하는 섬세하고 정교한 움직임을 일으킬 수 있다.

팔의 근육

팔꿈치관절은 굴곡하고 신전할 수 있으며, 이 관절은 그러한 움직임을 일으키는 특정 근육에 의해 제어된다. 상완이두근(biceps brachii)은 팔꿈치를 굴곡시키며, 견갑골을 요골에 연결한다(그림 7-5a). 상완삼두근(triceps brachii)은 팔꿈치를 신전시키며, 견갑골과 상완골을 척골에 연결한다(그림 7-5b). 이두근은 장두와 단두의 2개 갈래(head), 삼두근은 장두, 내측두와 외측두의 3개 갈래로 되어 있다. 이두근 아래에 가려져 있는 것이 상완근(brachialis)이며, 이 근육은 하부 상완골을 척골에 연결한다.

전완의 근육은 손목의 굴곡과 신전은 물론 회내와 회외를 가능하게 한다(그림 7-6). 이러한 다양한 작은 근육의 강화는 일부 극단적인 안무에 중요한데, 예를 들어 양손으로 짚고 서거나, 다른 댄서를 들어 올리거나, 혹은 쓰러지면서 양손으로 받치는 경우이다. 전완의 근력은 소도구 들기와 파트너링 기술에 중요하며, 다양한 스타일의 커플 댄싱은 손과 전완의 조화로운 움직임을 요하는 경우가 많다. 이 장에 소개된 운동은 어깨, 팔꿈치와 손목의 안정화에 도움을 준다.

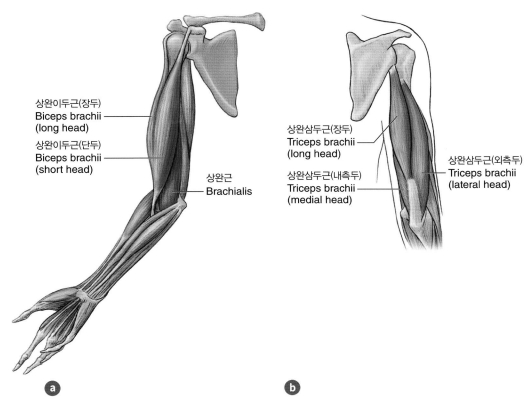

상완이두근(장두)
Biceps brachii
(long head)

상완이두근(단두)
Biceps brachii
(short head)

상완근
Brachialis

상완삼두근(장두)
Triceps brachii
(long head)

상완삼두근(외측두)
Triceps brachii
(lateral head)

상완삼두근(내측두)
Triceps brachii
(medial head)

a

b

그림 7-5. 상완의 근육: (a) 이두근과 (b) 삼두근.

팔의 움직임

고전 발레에서 '뽀르 드 브라'라고 하는 팔의 움직임은 모든 스타일의 댄스에서 움직임을 완료한다. 모든 뽀르 드 브라는 견갑골이 안정되어 있는 가운데 우아해야 한다. 팔을 5번 자세로 높이 올릴 때 주동근육은 전삼각근과 대흉근이며, 견갑골은 안정되어야 하고 상승되는 것이 아니라 상방 회전 패턴으로 움직여야 한다. 또한 전거근과 하승모근이 활성화해야 견갑골과 상완골의 균형 잡힌 움직임이 나온다. 댄서는 제한된 제어만으로 팔을 들어 올려 상완골과 견갑골을 상승시키고 상승모

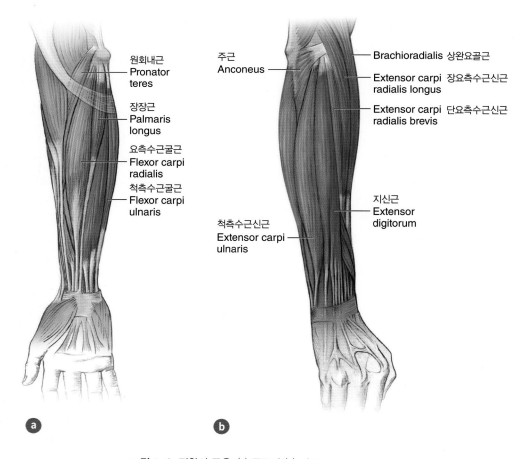

그림 7-6. 전완의 근육: (a) 굴근과 (b) 신근.

근의 과사용을 초래하는 경향이 있다. 앞서 설명한 2 대 1의 비를 기억한다. 아울러 견갑골을 안정화하고, 하승모근과 전거근을 동원한 다음, 상완골이 자유로이 움직이게 하는 것을 생각한다.

이와 같은 전략은 모든 댄스 테크닉 및 훈련에 적용된다. 예를 들어 힙합 안무에서 이루어지는 현대의 재즈 움직임에도 동일하게 2 대 1 원칙이 요구된다. 또한 주로 팔을 몸의 양옆에 가지런히 둔 채 댄스를 하는 아이리시 댄서도 상체를 안정되게 해야 한다. 즉 견갑골을 뒤쪽 늑골에 고정해야 한다. 아울러 팔꿈치는 완전히 펴져야 하므로 상완삼두근이 강해야 한다. 팔을 몸의 양옆으로 안정되게 유지하기 위해서는 대흉근이 등척성 수축을 견고히 유지해야 한다. 견갑골의 모든 근육이 수축하여 견갑골을 안정화한다.

전통적인 모던 댄스에서는 팔을 정상적인 가동범위 밖으로 움직인다. 이 경우에 팔은 굴곡, 신전, 내/외회전과 이 모든 자세의 변형 동작을 수행하도록 기대된다. 하나의 예를 들어보자. 팔과 어깨를 움직여 신전시킬 경우에 후삼각근과 광배근이 수축하며, 견갑골은 하방 회전과 약간의 내전을 해야 하므로 능형근과 하승모근이 수축해야 한다. 이제 당신은 상체 전체에 걸쳐 근육을 강화하는 것이 얼마나 중요한지를 알 수 있다.

댄스에 초점을 둔 운동

대부분의 댄서는 전거근, 능형근과 하승모근이 약한 경향이 있다. 그러므로 이 장에 소개된 많은 운동은 근력을 향상시키기 위해 반복 횟수가 증가되어 있으나, 적절한 자세를 유지할 수 없다면 반복을 증가시켜서는 안 된다. 어깨관절의 정렬 그리고 목과 상부 어깨의 편안함에 초점을 둔다. 운동에 중심부를 포함시키려면 제5장에서 다룬 호흡 패턴을 사용한다. 호흡할 때에는 늑골을 3차원적 패턴으로 움직인다는 것을 상기한다. 일단 당신이 더 강해진 것을 느끼기 시작하면, 자신이 중심부로부터 보다 효율적으로 운동하고 있음을 알게 된다. 또한 강사도 당신이 지시에 따라 교정을 해나가는 면에서의 개선을 목격하게 된다.

당신이 "팔을 어깨에서 분리하라"와 같은 지시를 받는다면, 견갑골에는 제어를 가능하게 하는 수많은 근육이 부착되어 있어 상완골, 팔꿈치와 손목이 자유로이 움직일 수 있도록 한다는 점을 기억한다. 당신이 "어깨를 내려라"란 말을 듣는다면, 상승모근보다는 하승모근, 전거근과 능형근에 더 초점을 두어야 한다. 당신이 견갑골의 익상 현상으로 애를 먹고 있다면, 하승모근과 전거근을 표적으로 운동에 초점을 두어야 한다.

이 장에서 운동을 마친 후에는 앙 바에서 1번 자세를 거쳐 5번 자세로 팔을 움직이는 동작을 살펴보고 여기서 표적이 되는 근육이 어떻게 댄스 수행 중에 동원되는지를 알아볼 것이다.

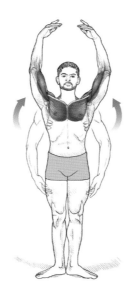

외회전과 내회전
External and Internal Rotation

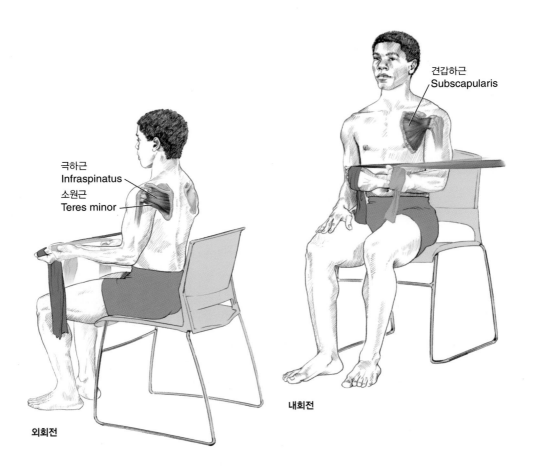

극하근
Infraspinatus
소원근
Teres minor

견갑하근
Subscapularis

외회전

내회전

외회전 운동 방법

1. 의자에 앉아 팔꿈치를 90도로 굴곡시켜 몸의 양옆에 둔다. 전완은 손바닥을 안쪽으로 향하게 한 채 앞쪽으로 내민다. 양손으로 탄력밴드를 팽팽하게 쥔다. 숨을 들이쉬어 준비한다.

2. 숨을 내쉬면서 어깨를 아래로 밀고 밴드의 저항에 대항해 양팔을 외회전시키기 시작하되, 팔꿈치를 허리에 밀착시킨 상태를 유지한다. 이러한 자세를 유지하면서 둘에서 넷까지 세고 어깨관절 내에서 힘을 느낀다. 가슴의 앞쪽을 연다.

3. 숨을 들이쉬면서 움직임을 제어해 천천히 시작 자세로 되돌아가되, 견갑골을 아래로 민 상태를 유지한다. 12회 반복하고 최대 3세트 수행한다.

내회전 운동 방법

1. 의자에 앉아 움직일 팔의 팔꿈치를 90도로 굴곡시켜 몸의 옆에 둔다. 움직일 팔의 손으로 저항이 외측에서 오는 저항밴드를 잡는다. 숨을 들이쉬어 준비하고, 견갑골을 아래로 민 상태를 유지한다.
2. 숨을 내쉬면서 밴드의 저항에 대항해 밴드를 안쪽으로 당긴다. 이러한 자세를 유지하면서 둘에서 넷까지 세되, 팔꿈치를 허리에 붙인 상태를 유지한다.
3. 숨을 들이쉬면서 움직임을 제어해 되돌아간다. 12회 반복한 다음 측면을 바꾼다. 최대 3세트 수행한다.

관련근육

외회전: 소원근, 극하근
내회전: 견갑하근

댄스 포커스

댄스 수업만으로는 회전근개에서 충분한 근력이 생기지 못할 수도 있으며, 추가로 체력 훈련을 하면 어깨관절의 작용이 향상될 수 있다. 어깨 부상은 댄스에서 가장 흔한 부상이 아니나, 이러한 부상이 일어나면 치료, 휴식, 재활과 테크닉 개선이 요구되므로 경력에 공백기가 발생한다. 상완와관절은 관절와가 얕기 때문에 본래 약하다. 일부 댄서가 그렇듯이 이 관절이 유연하면 이 관절의 안정성을 향상시키는 것이 한층 더 중요하다. 다양한 스타일의 댄스에서 어깨에 강도 높은 부하가 가해진다. 예를 들어 파트너링과 들어 올리기는 어깨의 모든 가동범위에서 근력을 요한다. 또한 댄서는 쓰러지면서 양손으로 받쳐야 해서 전신의 체중이 양팔에 쏠릴 수도 있다. 어깨에 스트레스를 가하는 댄스 움직임을 수행할 때에는 심부 회전근개 근육이 견고하게 지지해 보호해주는 모습을 마음속에 그려본다. 이러한 지지가 있으면 상체에 필요한 유연성을 희생시키지 않으면서 어깨관절의 안정성을 이룰 수 있다.

저항밴드 머리 위로 당기기
Overhead Lift With Resistance

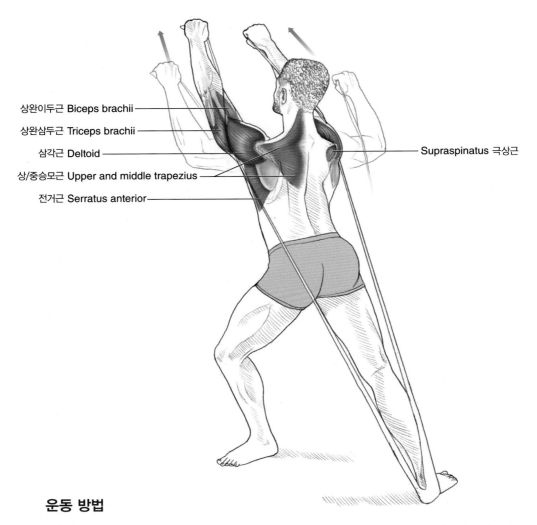

상완이두근 Biceps brachii
상완삼두근 Triceps brachii
삼각근 Deltoid
상/중승모근 Upper and middle trapezius
전거근 Serratus anterior

Supraspinatus 극상근

운동 방법

1. 오른쪽 다리를 왼쪽 다리 뒤로 둔 채 선다. 긴 저항밴드의 가운데를 오른발 아래에 확실히 고정시킨 상태에서 양손으로 밴드의 양 끝을 잡는다. 양팔을 90/90 시작 자세로 가져가면서 강한 중립 척추 자세를 잡는다.

2. 숨을 들이쉬어 준비한다. 숨을 내쉬면서 복근을 동원하여 척추를 안정화한다. 밴드의 저항에 대항해 전두면을 따라 팔꿈치를 신전시켜 양팔을 머리 위로 들어 올린다.

3. 양팔을 머리 위로 곧게 유지하면서 둘에서 넷까지 센다. 숨을 들이쉬어 준비한다. 숨을 내쉬면서

양팔을 시작 자세로 천천히 내린다. 6~8회 반복하되 수준 높은 정렬을 유지한다. 이렇게 3세트 수행한다.

관련근육

삼각근, 극상근, 상완이두근, 상/중승모근, 전거근, 상완삼두근

댄스 포커스

어깨관절은 얕은 관절와와 회전근개 근육의 지지를 받는 상완골두로 이루어져 있다. 고전 발레, 현대 댄스와 서커스에서 수행되는 파트너를 머리 위로 들어 올리는 동작으로 인해, 이러한 동작을 수행하는 댄서는 팔을 들어 올리면서 회전근개가 견봉에 대해 자극 또는 압박을 가하는 등 어깨 충돌을 동반하는 부상의 위험을 감소시키기 위해 어깨관절을 강하게 유지해야 한다. 충돌이 만성화하면 회전근개의 파열을 일으킬 수 있다. 남자 댄서인 경우에 회전근개를 강화하고 관절와에서 상완골두의 움직임을 적절하고 안정되게 유지하면 파트너를 머리 위로 들어 올릴 때 강하고 안정된 느낌이 생기도록 하는 데 도움이 될 수 있다. 회전근개의 약화는 상완골두를 위쪽으로 움직이게 해서 충돌을 악화시킬 수 있다. 회전근개의 강화는 상완골두를 안정되게 유지하고 계속 적절히 기능하게 하여 충돌을 피하도록 돕는다.

외회전과 내회전 운동으로 회전근개를 단련하기 시작한 다음, 저항밴드 머리 위로 당기기와 90/90 자세에서 외회전(아래 응용운동)으로 진행한다. 양팔을 들어 올리기 시작하자마자 견갑골을 상승시키지 않도록 한다는 점을 기억한다. 견갑골은 상방 회전으로 움직이나, 팔이 최소한 30도까지 먼저 움직여야 한다. 이와 같은 균형 잡힌 상완와관절의 움직임은 머리 위로 들어 올리는 동작을 안전하게 하고 회전근개 근육을 가장 효율적으로 기능하도록 한다.

응용운동 90/90 자세에서 외회전
External Rotation at 90/90

이는 강사가 어깨를 뒤와 아래로 당기라고 반복해서 요청할 경우에 아주 좋은 운동이다. 양팔을 측면으로 90도 상승시키고 팔꿈치를 90도로 구부린 채 선다. 전완과 손바닥은 아래로 향하게 한다. 각각의 손으로 저항이 앞쪽에서 오는 밴드를 잡는다. 어깨와 팔꿈치에서 90도 각도를 유지한다. 숨을 들이쉬어 준비한다. 숨을 내쉬고 복근을 동원하면서 밴드의 저항에 대항해 양팔을 위로 외회전시키되 상완골이 처지지 않도록 한다. 이러한 자세를 유지하면서 둘에서 넷까지 센다. 숨을 들이쉬면서 천천히 시작 자세로 되돌아간다. 상완골이 들린 상태를 유지하고 가슴이 처지지 않도록 한다. 계속해서 등 상부와 목을 신장시키고 가슴의 앞쪽을 연다.

월 프레스
Wall Press

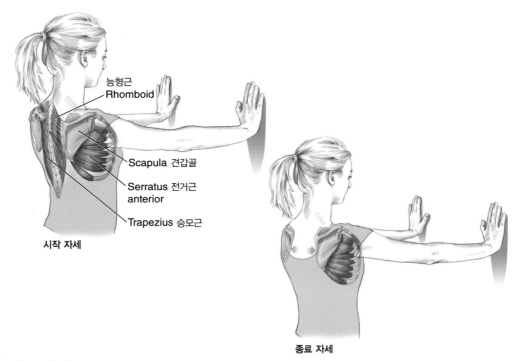

능형근
Rhomboid

Scapula 견갑골

Serratus 전거근
anterior

Trapezius 승모근

시작 자세

종료 자세

운동 방법

1. 벽을 향해 서서 양손을 어깨높이에서 벌린 채 몸을 벽으로 기울이되, 팔꿈치는 곧게 편 상태를 유지한다. 중심부의 제어를 강조하고 숨을 들이쉬어 준비한다.

2. 숨을 내쉬면서 곧게 편 팔꿈치를 유지한 채 벽을 민다. 마치 견갑골의 외연(외측 경계)이 몸통의 앞쪽으로 당겨지려는 듯이 양쪽 견갑골이 흉곽의 주위로 움직이도록 하며(전인 또는 앞으로 내밀기, protraction), 등 상부는 약간 구부러질 수도 있다.

3. 숨을 들이쉬면서 이제는 양쪽 견갑골이 뒤로 움직여 서로 조여지도록 한다(후인 또는 뒤로 당기기, retraction). 움직임은 견갑골 부위 이내에서 일어난다. 10~12회 반복하고 최대 3세트 수행한다.

관련근육

전인: 전거근

후인: 능형근, 중/하승모근

댄스 포커스

이 운동을 보고는 이러한 움직임이 남자 댄서에게만 중요하다고 생각할지도 모른다. 그러나 전거근의 약화는 견갑골이 날개처럼 들리는 익상 현상을 일으킬 수 있다. 능형근과 하승모근의 약화는 어깨가 구부러지게 할 수 있다. 이와 같은 두 가지 잘못된 정렬은 여자 댄서에서도 자주 일어난다. 당신이 강사라면 이러한 정보는 중요한 피드백을 제공하도록 도울 수 있다. 견갑골이 흉곽을 따라 움직이면서 어떻게 작용하는지를 상상함으로써, 당신은 제자들이 견갑골이 날개처럼 들리고 어깨가 구부러지는 현상을 감소시키는 운동을 수행하는 데 도움을 줄 수 있다.

어느 근육을 사용해야 하는지를 확신하지 못할 때에는 어깨를 아래로 당기는 교정을 이해하기가 매우 어려울 수 있다. 마치 견갑골을 반대 측 뒷주머니 쪽으로 내리고자 하는 것처럼 이 뼈를 아래와 안쪽으로 미는 데 집중한다. 일단 그러한 움직임이 편해지면, 가슴을 확장시켜 견갑골이 늑골에 면해 놓이는 모습을 마음속에 그려본다. 재즈 준비운동에서 하는 분리 동작과 비슷하게, 척추가 아니라 견갑골만 움직이는 것을 생각한다. 견갑골을 척추에서 분리하라는 말이다. 항상 호흡의 도움을 받도록 한다.

상급 응용운동 플랭크 플러스
Plank Plus

팔을 편 기본 플랭크 자세로 시작한다. 중심부 근육을 동원하여 척추를 안정화한다. 손목은 어깨 바로 아래로 정렬해야 한다. 견갑골을 아래로 엉덩이 쪽으로 민다. 숨을 들이쉬어 준비하며, 몸통 안정성을 유지한다. 숨을 내쉬면서 마치 바닥을 밀어젖히는 것처럼 느끼며, 전거근을 동원하고 견갑골을 흉곽 주위로 당겨 전인 시킨다. 팔꿈치는 부드럽게 편 상태를 유지한다. 숨을 들이쉬면서 견갑골을 뒤로 움직이고 서로 조이도록 해서 어깨의 후인을 강조한다. 몸통 안정성을 유지하고 10~12회 반복한다. 요추가 바닥으로 처지도록 해서는 안 된다. 안정된 중립 척추 자세를 유지할 수 없다면 운동을 멈추고 자세를 다시 조정한 다음 다시 시작한다.

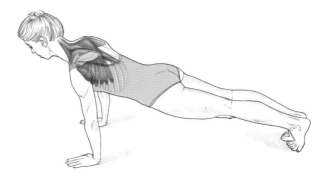

뿌르 드 브라
Port de Bras

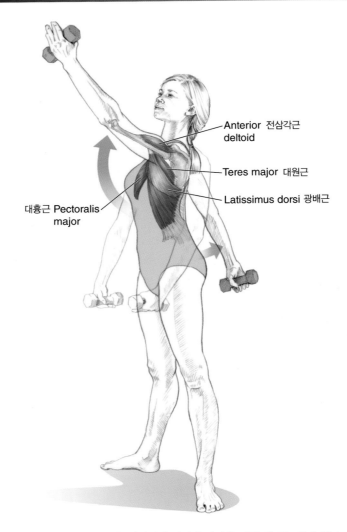

Anterior 전삼각근
deltoid

Teres major 대원근

Latissimus dorsi 광배근

대흉근 Pectoralis
major

운동 방법

1. 다리를 엉덩이 너비로 벌리고 양발을 평행하게 하거나 턴아웃 시킨 채 견고하게 선다. 양손에 작은 덤벨을 든다. 척추와 골반의 중립 자세를 잡는다.

2. 왼팔을 5번 자세로 높이 올리면서 오른팔의 어깨를 신전시킨다. 견갑골의 안정성을 강조한다. 머리와 시선은 위쪽 팔을 따라갈 수 있다. 움직임 내내 편안히 호흡한다.

3. 이러한 자세를 유지하면서 둘에서 넷까지 센다. 움직임을 제어해 되돌아가고 반대 측에서 반복한다. 각각의 측면에서 최소한 12회 반복한다.

⚠ 안전수칙: 체위를 조정하여 척추를 안정되게 유지해 안정성을 기한다. 팔의 움직임을 수행하면서 가슴을 들어 올리고 등 하부를 신전시키지 않도록 한다.

관련근육

어깨 굴곡: 전삼각근, 대흉근

어깨 신전: 대흉근, 광배근, 대원근

댄스 포커스

발레의 기본 동작은 어깨에서 분리된 우아한 팔 자세를 강조한다. 등 상부는 가볍고도 들려진 느낌을 주면서 안정된다. 견갑골은 어깨관절에서 분리되며, 안정된 체위를 강조한다. 어깨를 앞쪽으로 움직일 때에는 어깨를 들어 올리는 상승모근이 아니라 전삼각근과 대흉근의 활성화에 주목한다. 팔을 높이 올린 5번 자세에서 내릴 때에는 중력이 대부분의 도움을 제공하나, 팔을 몸의 뒤로 움직일 때에는 어깨관절 신근이 수축한다. 아래 그림에서 보듯이 에뽈망(épaulement)은 몸통을 약간 비틀어 팔이 움직이는 범위를 한층 더 늘림으로써 자각을 증가시킨다. 몸통 움직임의 변화에 상관없이 양팔은 견갑골의 안정성을 강조함으로써 우아함을 유지한다. 팔을 내리고 뒤쪽으로 움직일 때에는 어깨관절이 약간의 내회전을 일으킬 것이다. 이러한 동작이 가볍게 일어나도록 하며, 어깨관절에서 일어나는 부드럽고 편안한 움직임을 느낀다.

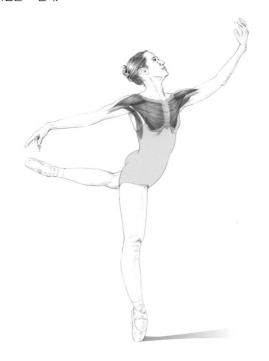

이두근 컬
Biceps Curl

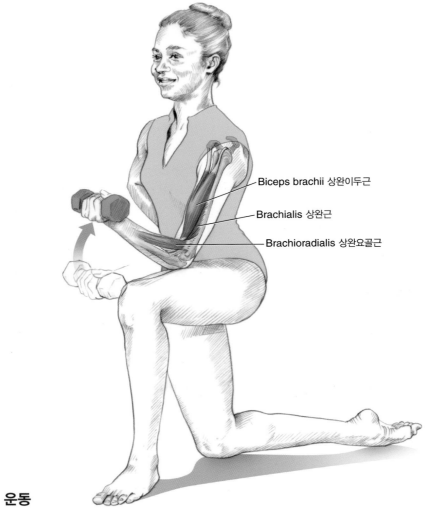

Biceps brachii 상완이두근

Brachialis 상완근

Brachioradialis 상완요골근

운동

1. 오른쪽 무릎을 꿇은 자세에서 왼손으로 작은 덤벨을 들고 왼쪽 팔꿈치를 왼쪽 대퇴부에 얹는다. 숨을 들이쉬어 준비한다.

2. 숨을 내쉬면서 팔꿈치를 굴곡시키며, 상완을 안정되게 유지한다. 견갑골의 안정화를 다시 강조한다.

3. 이러한 자세를 유지하면서 둘에서 넷까지 센다. 이두근의 섬유가 단축되는 것에 초점을 둔 다음, 움직임을 제어해 천천히 시작 자세로 되돌아간다. 10~12회 반복하고 최대 3세트 수행한다. 가벼운 중량으로 시작해 근력이 강해짐에 따라 점차 중량을 늘린다.

⚠ 안전수칙: 손목을 견고하게 유지하며, 손목을 과신전 시키고 손과 전완에 과도한 긴장을 일으키지 않도록 한다.

관련근육

상완이두근, 상완근, 상완요골근

댄스 포커스

팔꿈치 굴곡은 파트너링, 들어 올리기, 바닥으로 쓰러지기, 또 다른 댄서를 받치는 안무와 팬터마임 움직임처럼 다양한 댄스 움직임에서 사용된다. 이두근의 근력은 과신전으로 인한 부상으로부터 팔꿈치를 보호하고 다양한 어깨 굴곡 움직임을 보조한다. 또 다른 댄서를 드는 것은 어려우며, 특히 어깨와 전완의 전방 근육으로 파트너의 체중을 완전히 받칠 경우에 그렇다. 따라서 이렇게 체중을 받치는 파트너는 부상의 위험을 감소시키기 위해 어깨를 안정화하면서 이두근을 사용하는 것이 아주 중요하다. 이두근의 약화는 잘못된 정렬과 기타 구조물의 과사용을 초래할 수 있다. 팔꿈치관절의 가동성이 증가한 일부 여성이 이두근과 팔꿈치 신근의 근력을 강화하면 이 관절의 안정성이 증가하고 팔꿈치의 과신전으로 인한 부상의 위험이 감소한다.

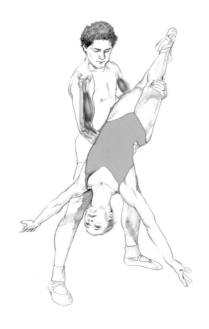

삼두근 풀
Triceps Pull

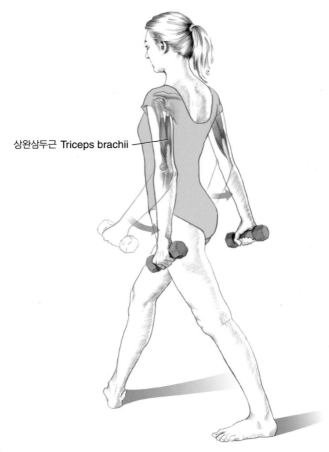

상완삼두근 Triceps brachii

운동 방법

1. 얕은 런지 자세로 똑바로 서서 다리를 평행하게 하거나 턴아웃 시킨다. 양손에 작은 덤벨을 든다. 팔은 몸의 양옆을 따라 두되 어깨로부터 약간 신전시킨다.

2. 숨을 들이쉬면서 팔꿈치를 굴곡시킨다. 숨을 내쉬면서 팔꿈치를 신전시켜 계속 팔이 몸을 지나치게 하되 팔꿈치관절을 과신전 시키지 않는다. 이러한 자세를 유지하면서 둘에서 넷까지 세며, 견갑골로부터 상완골의 상부를 거쳐 팔꿈치의 뒤쪽에 이르기까지 삼두근의 근력과 수축을 느낀다.

3. 움직임을 제어해 시작 자세로 되돌아간다. 견갑골의 안정화를 유지한다. 운동 중 상완골을 분리하여 삼두근 섬유의 단축을 강조한다. 10~12회 반복하고 최대 3세트 수행한다. 다시 말하지만 가벼운 중량으로 시작해 천천히 중량을 올린다.

⚠ 안전수칙: 팔꿈치를 과신전 시켜서는 안 되며, 팔꿈치관절을 지지하는 근육을 사용한다. 과신전은
이 관절의 인대에 가해지는 스트레스를 증가시킨다.

관련근육

상완삼두근

댄스 포커스

삼두근은 팔꿈치의 지지에 중요한 역할을 하고 어깨의
신전과 내전에도 관여한다. 이 근육은 팔꿈치가 안전하게
신전되도록 유도해 푸시업의 상향 단계에 도움을 준다.
댄스에서 현대의 수많은 콤비네이션 동작은 팔꿈치 신근을
사용하여 바닥에서 몸을 올리도록 돕는다. 아울러 전통적인
아이리시 댄스 자세는 견고한 팔꿈치 신전을 포함시켜 팔을
몸의 양옆에 둔 채 팔꿈치의 안정성을 유지한다. 반면 이 부위가
약하면 팔꿈치가 구부러지고 이러한 스타일의 댄스가 특징으로
하는 어렵고도 빠른 풋워크를 하는 동안 팔꿈치가 움직인다.
상완을 안정화하기 위해 삼두근이 부착되어 있는 상완골, 견갑골,
팔꿈치 등 세 곳을 마음속에 그려본다.

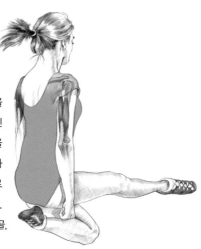

응용운동 삼두근 킥백
Triceps Kickback

그림에서처럼 상체를 편평하게 구부린 자세에서 다리는 견고한
기반을 위해 얕은 런지 자세를 취하고 팔은 몸의 양옆에 둔다.
이렇게 하면 중력에 대한 저항이 증가한다. 숨을 들이쉬면서
팔꿈치를 굴곡시키되, 상완은 몸의 양옆으로 유지한다. 상완골이 따라
움직여서는 안 된다. 숨을 내쉬면서 팔꿈치를 신전시키되, 삼두근의
수축을 분리한다. 이러한 자세를 유지하면서 둘에서 넷까지 세고
움직임을 제어해 천천히 되돌아간다. 10~12회 반복하고 최대 3세트
수행한다.

V자 자세
Vs

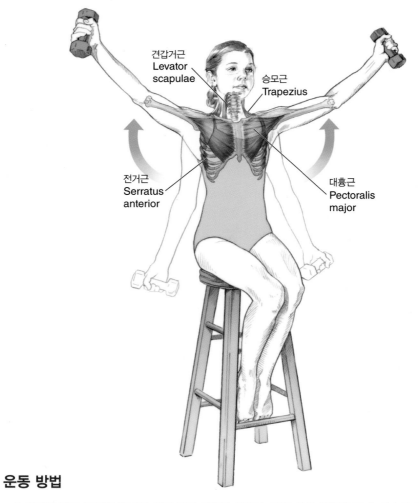

견갑거근
Levator
scapulae

승모근
Trapezius

전거근
Serratus
anterior

대흉근
Pectoralis
major

운동 방법

1. 의자에 앉아 몸통을 똑바로 세워 중립 자세를 취한다. 팔은 몸의 양옆에 두며, 양손에 덤벨을 들고
   손바닥이 앞쪽으로 향하게 한다. 움직임은 전두면을 따라 일어나게 된다.

2. 숨을 들이쉬면서 팔을 양옆으로 들어 올리기 시작해 높은 V자 자세를 취한다. 견갑골의 안정화를
   강조하고 가슴을 확장시킨다. 움직임을 통해 축성 신장을 느낀다. 골반은 안정되게 유지한다.

3. 움직임의 꼭대기에서 V자 자세를 유지하면서 둘에서 넷까지 센다. 견갑골이 아래로 그리고
   안쪽으로 엉덩이 방향으로 밀리는 것을 다시 강조한다. 숨을 내쉬면서 움직임을 제어해 천천히
   되돌아간다. 10~12회 반복하고 최대 3세트 수행한다.

몸통을 똑바로 세운 중립 자세를 유지한다. 척추가 신전되거나 아치를 이루는 것에 저항해야 하는데, 이것은 중심부의 제어를 상실하였다는 의미이다. 가슴과 늑골을 들어 올리지 않으면서 팔을 상승시키는 연습을 한다. 팔이 올라가면서 복사근 및 골반의 둘레와 강한 연결을 유지한다. 척추를 신전시키지 않으면서 팔을 들어 올리는 것이 너무 어렵다면, 이것을 웨이트 없이 시도하고 팔을 올리면서 숨을 내쉰다. 숨을 들이쉬면 가슴이 들리고 척추의 신전이 촉진될 수 있으므로, 팔을 올리면서 숨을 내쉬도록 한다.

관련근육

상향 단계: 중삼각근, 극상근, 전거근, 승모근

하향 단계: 대흉근, 능형근, 견갑거근

댄스 포커스

이는 매우 아름다운 움직임이고 모든 스타일의 댄스에서 보게 된다. 이러한 움직임은 점프와 함께, 를르베에서, 혹은 파트너와 함께 수행할 수 있으며, 항상 활기를 북돋운다. 어깨관절이 자유로워야 이런 팔 움직임이 우아해진다. 그러한 자유를 이루려면, 견갑골의 상방 회전과 조화된 견갑골의 안정화에 에너지를 집중해 어깨관절이 힘을 덜 들이고 움직일 수 있도록 한다. 중심부의 체위를 유지하여 어깨를 몸통에서 분리하는 능력을 보여준다. 상향 단계에서는 목을 긴장시키거나 혹은 상승모근을 과사용 하지 않으면서 어깨의 확장을 느낀다. 팔을 내리기 시작할 때에는 중력에 저항하고 등 상부의 근력을 느낀다. 상향 단계에서 깊이 숨을 들이쉬고 하향 단계에서 내쉬는 것을 다시 강조한다. 덤벨을 들지 않은 채 팔을 올리면서 점프하는 연습을 한다. 이것이 바로 체위를 제어하고 척추가 아치를 이루지 않도록 해야 하는 경우이다. 팔이 위쪽으로 밀리도록 하고, 마치 무대 위에 떠 있는 것처럼 몸을 공중에 머무르게 한다.

로잉
Rowing

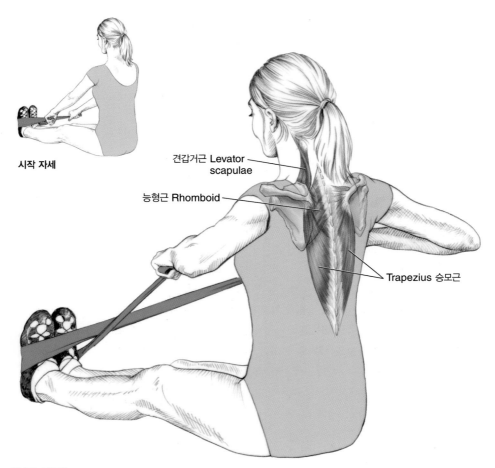

시작 자세

견갑거근 Levator scapulae

능형근 Rhomboid

Trapezius 승모근

운동 방법

1. 바닥에 앉아 몸통을 똑바로 세워 중립 자세를 취하고, 다리를 앞쪽으로 뻗은 채 저항밴드를 양발에 감는다. 밴드를 교차시켜 각각의 손으로 잡으며, 팔을 몸의 앞쪽에 둔 채 팔꿈치를 편다.

2. 숨을 들이쉬면서 밴드의 저항에 대항해 밴드를 당겨 팔꿈치가 어깨 높이에서 구부러지고 몸의 뒤쪽으로 뻗어지게 한다. 견갑골이 당겨 모아지는 것을 느낀다. 가슴을 확장시키고 중심부를 견고하게 유지한다.

3. 이러한 자세를 유지하면서 둘에서 넷까지 센다. 견갑골의 내전을 다시 강조한 다음, 숨을 내쉬면서 천천히 시작 자세로 되돌아간다. 10~12회 반복하고 최대 3세트 수행한다.

⚠️**안전수칙:** 척추의 신전에 저항한다. 팔이 뒤로 노를 저을 때 중심부의 제어를 다시 강조하여 척추를 안정되게 유지한다. 상승모근이 아니라 중승모근과 하승모근을 구분 훈련한다.

관련근육

후인: 승모근, 능형근, 견갑거근

댄스 포커스

팔을 몸의 뒤로 움직이는 동작은 댄스에서 흔하다. 이와 같은 경우에, 다시 말하지만, 견갑골의 제어를 유지하는 것이 부상의 방지에 중요하다. 어깨가 자유롭고 상체가 안정되어야 모든 스타일의 댄스, 특히 재즈에서 우아한 움직임이 가능하다. 견갑골이 후인으로 움직일 때 이러한 움직임이 가슴의 앞쪽을 열도록 하고 몸통의 보상 움직임에 저항한다. 당신은 이러한 동작을 일으키는 근육을 구분 훈련하고 있다는 점을 기억해야 한다. 그러므로 중심부를 견고히 유지해야 한다. 로잉(노젓기)의 속도를 다양화하여 다양한 템포를 반영하는데, 그렇게 하면 효율적으로 견갑골을 움직이고 체위를 잡기가 더 어려워진다. 상체가 견고하고 균형 잡혀 있는 상태를 유지하면 팔이 보다 효과적으로 기능한다. 보상 움직임 없이 로잉을 수행할 수 있다는 확신이 든다면 밴드의 저항을 증가시켜 난이도를 올린다.

응용운동 양팔 좁혀 로잉
Narrow Rowing

로잉 운동을 수행하되 팔꿈치를 몸의 양옆으로 더 가까이 유지해 하승모근을 강조한다. 가슴과 어깨를 통한 이러한 움직임은 정말로 당신의 근력과 유연성을 드러낸다. 폐가 3차원적 패턴으로 움직이도록 한다. 그러면 강한 파워를 느낄 것이다.

플랭크 투 스타
Plank To Star

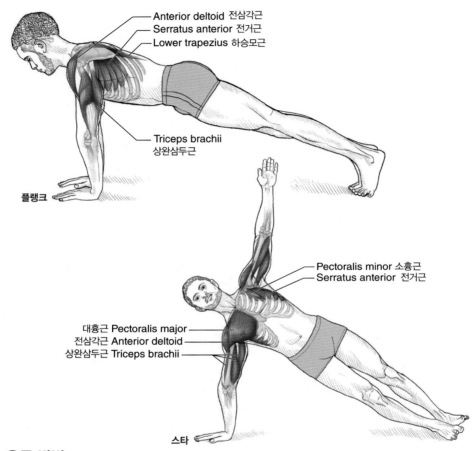

Anterior deltoid 전삼각근
Serratus anterior 전거근
Lower trapezius 하승모근

Triceps brachii
상완삼두근

플랭크

Pectoralis minor 소흉근
Serratus anterior 전거근

대흉근 Pectoralis major
전삼각근 Anterior deltoid
상완삼두근 Triceps brachii

스타

운동 방법

1. 양손과 양 무릎을 바닥에 대고 시작한다. 중심부의 제어를 유지하면서 양팔을 천천히 앞으로
   내디며 무릎이 완전히 펴지고 어깨가 손목 바로 위로 정렬되도록 해서 플랭크 자세를 취한다. 발은
   발끝으로 서는 를르베 자세로 유지한다.

2. 견갑골이 엉덩이 쪽으로 밀려 내려가는 것을 느낀다. 척추를 신장시키고 머리를 척추와 정렬한
   상태를 유지한다.

3. 이러한 자세를 유지하고 편안히 호흡하면서 다섯까지 센다. 어깨관절에서 그리고 견갑골 주위의
   근육에서 안정감을 느낀다.

4. 숨을 내쉬면서 심부 복근의 수축을 다시 강조한다. 오른쪽 어깨를 귀에서 멀리 밀면서 몸을 왼쪽으로 향하게 하고 양팔을 일직선으로 펼친 측면 플랭크로 전환하기 시작한다. 양발은 회전하고 왼발이 오른발 위로 포개질 것이다. 왼팔은 몸의 측면으로 움직일 것이다. 이러한 자세를 유지하면서 둘에서 넷까지 센 후 천천히 시작 자세인 플랭크 자세로 되돌아간다.

5. 일단 안정된 플랭크 자세를 다시 잡았으면, 반대 측으로 반복한다. 각각의 측면으로 6~8회 반복한다.

⚠️ **안전수칙:** 이 운동은 상급에 속하고 중심부의 견고한 제어를 요한다. 중력이 작용해 등 하부가 바닥으로 처져 척추를 신전시킬 것인데, 이는 해로울 수 있다. 척추가 아치를 이루지 않도록 하며, 심부 복근의 수축을 다시 강조한다. 스타(측면 플랭크) 자세로 움직일 때 견갑골을 엉덩이 쪽으로 당겨 내리는 견갑골의 강한 수축을 유지한다. 안전하고 안정된 체위를 유지할 수 없다면 운동을 멈추어 휴식하고 자세를 다시 조정한다.

관련근육

어깨 굴곡: 전삼각근, 대흉근
팔꿈치 신전: 상완삼두근
견갑골 하강: 하승모근, 소흉근, 전거근

댄스 포커스

이는 어깨 복합체와 중심부 전체에 걸쳐 근력을 요하는 아주 어려운 운동이다. 댄서가 계속해서 근력과 유연성이 증가하면 보다 어려운 안무를 수행하도록 요구받을 수도 있다. 일부 안무가는 댄서에게 팔로 체중을 받치는 움직임을 수행하라고 요구할 수도 있다. 부상의 위험을 줄이려면 플랭크와 여기 소개된 스타 운동을 연습하면서 견갑골의 안정화를 다시 강조한다. 등을 따라 심부 안정근이 지지를 위해 척추를 감싸는 것을 느끼며, 복근이 안정을 위해 지지하는 효과를 기억한다. 중력이 작용해 몸이 바닥으로 처지는 것에 저항하며, 손으로 바닥을 밀어젖혀 전완에서 근력을 느낀다.

일부 모던 테크닉에서 사용되는 앞으로 쓰러지기(front fall) 동작을 하려면 상체의 견고한 근력 및 제어와 아울러 중심부의 근력이 요구된다. 이 동작에서는 손과 팔이 바닥에 닿기 전 몸이 공중에 거의 떠 있는 순간이 있을 것이다. 어깨 부위에 근력이 없다면 앞으로 쓰러지기는 불행한 사고에 가까울 것이다. 테크닉 수업은 어깨에 필요한 근력을 제공하지 못할 것이라는 점을 상기하고, 시간을 내어 상체를 단련하도록 한다.

리버스 플랭크
Reverse Plank

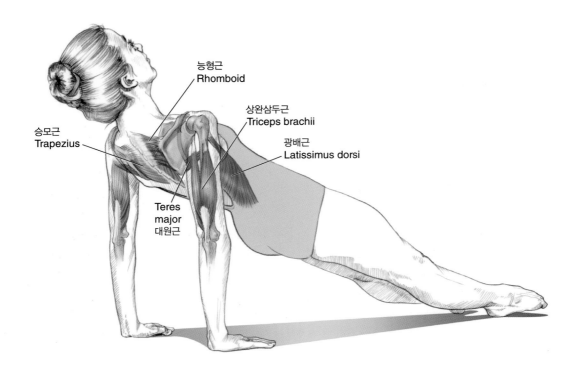

능형근
Rhomboid

상완삼두근
Triceps brachii

광배근
Latissimus dorsi

승모근
Trapezius

Teres
major
대원근

운동 방법

1. 다리를 앞쪽으로 뻗어 낸 채 앉는다. 손가락을 앞쪽으로 향하게 한 채 양손으로 바닥을 짚고 몸통을 뒤로 약간 기울인다. 팔꿈치는 손목 위로 정렬해 부드럽지만 안정된 자세로 둔다. 숨을 들이쉬어 준비한다.

2. 숨을 내쉬면서, 적극적으로 견갑골을 아래로 당기고 복근을 동원하면서 엉덩이를 들어 올려 다리와 정렬한다. 엉덩이를 들어 올리면서 지지를 제공하기 위해 고관절 신근이 동원되는 것을 느낀다. 계속해서 축성 신장과 어깨 및 견갑골의 안정성을 느낀다. 이러한 자세를 유지하면서 다섯까지 센다.

3. 숨을 들이쉬면서 천천히 바닥으로 되돌아가되 중력에 저항한다. 제어와 체위를 유지한다. 6~8회 반복한다.

⚠ **안전수칙**: 팔꿈치나 무릎이 과신전 되도록 해서는 안 된다. 작은 팔꿈치 인대의 과사용을 피하려면 이두근과 삼두근 전체에 걸쳐 강한 등척성 수축을 유지한다. 무릎 인대의 과사용을 피하려면 햄스트링과 대퇴사두근의 강한 등척성 수축을 유지한다.

관련근육

팔꿈치 신전: 상완삼두근

어깨 신전: 대원근, 광배근

견갑골 내전: 중/하승모근, 능형근

댄스 포커스

이 운동과 같은 창의적인 자세는 전형적인 댄스 움직임이 아니기 때문에 관객에게 흥미롭고 자극적이다. 손목과 손으로 체중을 받치는 어려운 기술을 수행하는 것은 하중을 공유하는 상체의 근력이 부족하면 힘들 수 있다. 손목의 과도한 긴장을 피하기 위해 손과 전완 전체에 걸쳐 힘을 분산시키는 것을 생각한다. 손으로 바닥을 밀어젖혀 전완에서 더 많은 파워를 느낀다. 몸이 상승하기 시작하면서는 견갑골이 내려가도록 하여 상체를 더 안정시켜야 하는데, 이 부위는 많은 댄서에서 약한 곳이다. 당신은 어깨관절의 전방면을 가로질러 놀라운 스트레칭을 느낄 것이다. 이러한 스트레칭은 이두근, 대흉근과 회전근개 전방이 신장성으로 당기는 데서 온다. 호흡하는 것을 잊지 않아야 하는데, 견갑골이 아래로 당기고 복근이 신장성으로 수축되기 때문에 상부 흉곽을 통한 호흡에 초점을 두어야 할 것이다.

응용운동 상급 리버스 플랭크
Advanced Reverse Plank

일단 엉덩이를 상승시켰으면, 견갑골의 안정성과 삼두근의 강한 수축을 유지한다. 발을 뒤로 물리고 무릎을 구부려 들린 브리지 자세가 나오도록 한다. 무릎은 90도로 구부려질 것이다. 복근, 고관절 신근과 견갑골 안정근의 강한 수축을 유지한다. 등척성 수축을 10~12초간 유지한 다음, 발을 원래의 리버스 플랭크 자세로 천천히 내디딘다. 엉덩이를 원래의 시작 자세로 천천히 내린다.

앙 바에서 1번 자세를 거쳐 5번 자세로 팔 움직이기
En Bas Through First and Into Fifth

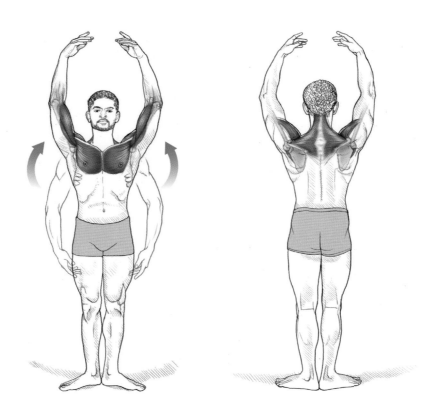

팔을 앙 바에서 1번 자세를 거쳐 5번 자세로 높이 올리는 동작을 자세히 살펴보자.

1. 다리를 1번 자세로 둔 채 중립 척추 자세로 시작한다. 마치 키가 좀 더 커지는 것처럼 척추를 신장 시키는 것을 상상한다. 팔을 앙 바 자세로 두기 시작해 엉덩이의 앞쪽으로부터 약간 떨어져 위치 시킨다. 상완골은 조금 내회전되어 있고, 팔꿈치는 약간 굴곡되어 있으며, 손목과 손가락은 부드러워 전완의 라인을 완성한다.
2. 1번 자세로 움직이기 시작하면서, 전삼각근과 대흉근이 동원되어 어깨가 굴곡되기 시작한다. 회전근개 근육이 수축하기 시작하여 상완골두를 관절와에 고정한다. 또한 승모근과 전거근이 동원되어 견갑골의 외전과 상방 회전이 이루어지도록 한다.

3. 팔이 계속 머리 위로 5번 자세로 전환되면서, 상승모근이 계속해서 수축한다. 이때 하승모근도 동원하여 견갑골이 너무 높이 상승하지 않도록 한다. 목이 신장되는 것을 느끼되, 상승모근의 과다 동원이 없도록 한다. 불필요한 긴장을 푼다. 팔이 얼굴 주위로 부드러운 틀을 이루도록 한다. 그러면 아름다운 뽀르 드 브라를 터득한 셈이다.

4. 척추를 따라 신장되는 느낌을 유지하고 편안히 호흡한다. 상완골두가 관절와에서 자유로이 움직이도록 한다. 어깨를 귀에서 멀리 유지하도록 하되 심부 견갑골 안정근의 근긴장을 유지한다.

관련근육

전삼각근, 대흉근, 상완이두근, 오훼완근, 견갑하근, 상/중승모근

골반과 엉덩이

PELVIS AND HIPS

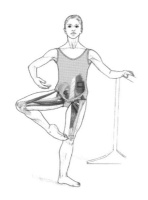

댄스는 고관절 주위에서 이례적으로 반복적인 움직임을 요하며, 그러한 움직임은 극도의 제어를 요한다. 예를 들어 빠르고 화려한 엉덩이 움직임은 활기찬 라틴 댄스의 특징이다. 모던 댄서는 체중을 이동시키고 여전히 균형을 유지하면서 엉덩이를 모든 면으로 움직이는 근력과 민첩성을 가지고 있다. 탭 댄서는 골반의 안정을 유지하면서 완벽한 속도로 발과 다리를 움직일 수 있다. 발레 댄서는 엉덩이의 근력과 유연성을 유지함으로써 데블로뻬(développé)의 높이를 과시한다. 따라서 모든 댄서는 다리 움직임의 힘이 어떻게 고관절과 골반을 통해 분배되는지를 이해해야 한다. 각 스타일의 댄스는 다양한 시점에서 대퇴부가 평행한 자세와 내회전 및 외회전 된 자세에서 움직이도록 요구한다. 골반이 어떻게 다리와 협력해 작용하는지를 이해하면 테크닉이 향상될 수 있다. 댄서의 목표는 골반에 대한 제어를 잃지 않으면서 원하는 다리 움직임을 이루는 것이다.

이 장에서는 골반의 정렬과 대퇴골의 움직임을 이해하는 데 초점을 둔다. 골반은 정렬되고 균형이 잡히면 강력하다. 중심부 근육은 골반 부위에서 정지하며, 대부분의 대퇴부 근육은 골반 부위에서 기시한다. 따라서 이 부위는 아주 강력한 교차점이 된다. 다시 말해 골반은 몸통과 다리 사이의 연결 부위인 것이다.

댄서는 중심부로부터 움직이는 법을 배워야 하며, 골반은 중심부의 기반이다. 골반은 각각의 측면이 장골(ilium, 엉덩뼈), 좌골(ischium, 궁둥뼈)과 치골(pubis, 두덩뼈)로 이루어져 있다(그림 8-1). 천골(sacrum)은 척추를 골반과 연결하기 때문에 이러한 뼈들과 함께 설명한다. 천골은 척추의 바닥에서 두 골반 뼈 사이에 끼여 있다. 신체의 무게중심은 천골의 바로 앞쪽에 있다. 한쪽 발로 균형을 유지할 때 무게중심을 유지하기 위해서는 발을 통해 바닥으로 이어지는 수직선에 무게중심을 유지해야 한다. 골반과 천골이, 지지하는 다리 위로 위치한 모습을 마음속에 그려본다.

골반의 측면을 따라서는 비구(acetabulum), 즉 깊은 고관절 소켓이 있다. 이 컵 모양의 소켓에는 볼인 대퇴골두(femoral head)가 끼워진다. 대퇴골은 인체에서 가장 강하고 가장 긴 뼈이다. 깊은 고관절 소켓은 대퇴골을 앞으로 들어 올리도록 하거나, 아니면 뒤로 뻗도록 해서 아라베스끄(arabesque) 자세를 취하게 한다. 또한 이 비구는 대퇴부의 턴인 또는 턴아웃은 물론 옆으로 하는 바뜨망(battement)의 수

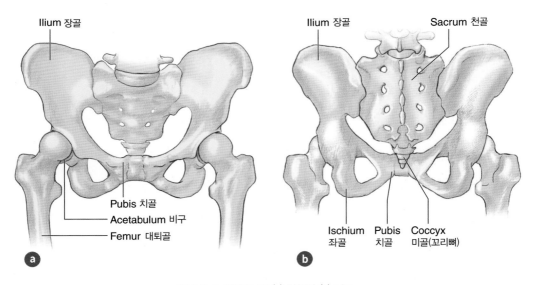

그림 8-1. 골반의 뼈: (a) 앞쪽과 (b) 뒤쪽.

행을 가능하게 한다.

대퇴골두는 아래쪽으로 각을 이루어 경부(neck)를 형성한 다음, 양측으로 2개의 돌출된 뼈가 있는데 내측으로 있는 것이 소전자(lesser trochanter)이고 외측으로 있는 것이 대전자(greater trochanter)이다. 이들 돌출된 뼈는 모두 거기에 위치한 근육 때문에 중요하다. 이들 근육은 움직이는 다리의 댄스 동작은 물론 지지하는 다리의 골반 안정화에 도움을 준다.

계속해서 정렬과 근육을 살펴보기 전에 '엉덩이 분리(hip disassociation)'라는 용어에 익숙해지도록 하자. 이 용어는 골반 또는 척추와 별개로 엉덩이의 움직임을 분리한다는 것을 말한다. 대둔근(gluteus maximus)을 긴장시켜 보고, 그러한 긴장을 유지하면서 다리를 앞쪽으로 차본다. 어떻게 될까? 둔부의 근육이 긴장을 유지하는 한 대퇴부를 들어 올리는 것은 불가능에 가깝다. 이를 다시 시도해보되 이번에는 다리가 올라갈 때 둔부의 근육을 신장시킨다. 이제 당신은 중심부 근육이 골반 부위에서 정지한다는 점과 다리 움직임이 골반 부위에서 시작된다는 점을 이해하고 있으므로, 고관절에서만 대퇴부를 움직이는 것을 상상해볼 수 있다. 크게 돌려 차는 것을 생각해보라. 골반이 안정되어 있으면 움직이는 다리가 고관절 소켓에서 이완되어 유연해지고 가동범위가 더 커진다. 또한 골반이 안정되어 있으면 고관절이 하부 척추에 해로울 수도 있는 힘을 더 잘 흡수하도록 한다.

다리를 앞쪽으로 찰 때(바뜨망)에는 전방 근육이 단축되고 후방 근육이 신장된다. 제1장에서 설명한 단축성 및 신장성 근육 작용을 돌이켜 생각해본다. 단축성 수축(concentric contraction)은 수축에 따라 근육이 단축되는 것을 말하는 반면, 신장성 수축(eccentric contraction)은 근섬유가 신장되지만 근력과 근긴장이 유지되는 것을 말한다. 다리를 앞쪽으로 찰 때, 중심부를 동원하여 등 하부와 골반의 안정성을 유지하면서 대둔근과 등 하부의 척추기립근이 신장성으로 수축하도록 훈련할 수 있다. 그러면 엉덩이 분리는 골반 및 척추와 별개로 고관절의 움직임을 분리하는 능력이다.

골반의 연결

알다시피 댄스 관련 부상의 대다수는 하지에서 발생한다. 이러한 부상은 급성(갑자기 일어나는)이 아니라면 잘못된 테크닉과 관련이 있으며, 그러한 테크닉은 대개 하부 척추와 골반의 나쁜 정렬로 인해 일어난다. 장요근(iliopsoas)은 하부 척추와 골반을 대퇴골에 연결하는 근육으로(그림 8-2a), 이 중 특히 대요근(psoas major)은 요추를, 장골근(iliacus)은 장골을 대퇴골의 소전자에 연결한다. 이들 근육의 약화와 긴장은 하부 척추와 골반의 잘못된 정렬을 일으킬 수 있으며, 이는 다리까지 내려간다.

예를 들어 고관절을 지나가는 장요근이 단축되거나 긴장되어 있으면 데블로뻬 또는 그랑 바뜨망에서 다리를 내릴 때 고관절에서 두둑 등의 소리가 나는 발음성 고관절 증후군(snapping hip syndrome)을 일으킬 수 있다. 이 증후군은 대개 장요근건(iliopsoas tendon)이 대퇴골두 또는 소전자 위로 움직일 때 일어나며, 통증을 유발할 수 있고 의사의 진료를 받아야 하는 손상으로 진행될 수 있다. 통상적으로 장요근은 긴장되고 약화되어 있다. 그러나 장요근은 고관절의 가동범위 전체에 걸쳐 다리를 턴아웃 시킨 채 근력을 유지하면 발음성 고관절 증후군의 위험을 줄이는 자세에서 작용할 수 있다. 또한 장요근의 유연성을 유지하면 이 증후군의 발생을 방

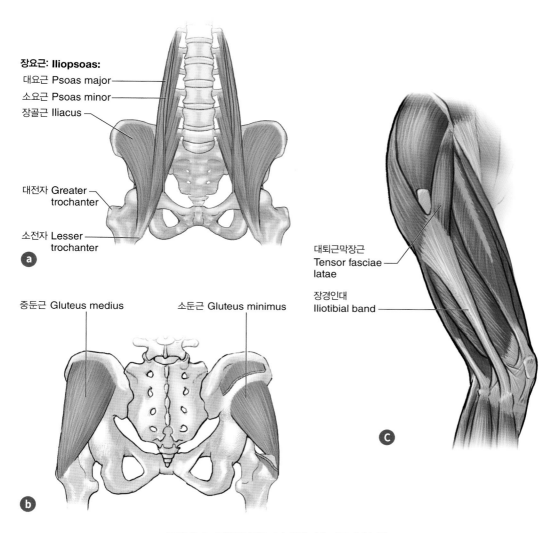

그림 8-2. 골반의 근육: (a) 앞쪽, (b) 뒤쪽과 (c) 옆쪽

지할 수 있다.

    장요근은 주요 고관절 굴근이며, 고관절을 굴곡시켜 다리를 90도 이상으로 들어
올릴 수 있도록 한다. 요추와 장골에서 대퇴골의 상부 내측에 이르는 장요근의 위
치를 마음속에 그려본다. 이 근육의 근섬유가 단축되어 대퇴골이 몸통에 더 가까

워지는 것을 상상해본다. 알다시피 경연을 하거나, 오디션을 보거나, 혹은 그저 더 나은 댄서가 되기 위해서는 다리를 공중으로 들어 올려야 한다. 다리를 90도 이상으로 들어 올리기 위해 대퇴부와 사투를 벌이는 것만큼 좌절감을 안기는 것도 없다(이 문제는 제9장에서 추가로 다룬다).

장요근은 하부 척추에서 기시하므로 이 근육이 긴장되어 있으면 하부 척추를 당겨 신전시키며, 이는 골반의 앞쪽을 전방으로 경사시킨다. 그러므로 댄서가 골반을 중립 자세로 유지하도록 한다는 개념을 이해한다고 해도 장요근이 긴장되어 있으면 그러한 자세를 취하는 것은 불가능에 가깝다. 이렇게 골반이 전방 경사를 일으키고 등 하부가 아치를 이룬 상태에서 댄스를 하면 내전근(내측 대퇴 근육)은 물론 복근도 작용하지 않는다. 또한 골반의 전방 경사는 등 하부 근육의 긴장을 초래하고 추골에 대해 전단력(shear force, 층밀리기힘)을 생성한다.

이 책은 댄스 특이적 운동에 초점을 두나, 이 장에 소개된 고관절 굴근 스트레칭 운동은 위와 같은 측면에서 중요하다. 이 운동은 매일 해도 된다. 이 운동을 준비운동 후 해서 엉덩이가 효과적으로 움직이도록 촉진한 다음 중심부 운동을 시작한다. 제4장에서 설명한 추선(plumb line)과 제6장에서 소개한 중심부 운동을 기억한다. 중심부를 동원하여 중립 골반 자세를 잡는 것을 다시 강조한다.

강사로부터 "등 하부가 아치를 이루게 하지 말라"와 같은 교정 지시를 받을 경우에 댄서는 이러한 아치를 제한하기 위하여 과다 보상해 골반을 밀어 넣는 경향을 보일 수도 있다. 문제는 골반을 밀어 넣으면 대둔근이 과다 작용한다는 것이며, 알다시피 근육이 과다 작용할 때 일어나는 현상은 근육이 커진다는 것이다. 또한 골반을 밀어 넣으면 햄스트링에 긴장을 초래하고 하부 척추의 추간판에 비정상적인 압력을 가한다. 체위를 잡으려 끊임없이 신경쓰면서 어떻게 테크닉을 향상시킬 수 있겠는가? 척추를 신장시켜야 하며, 깊은 중심부를 동원하여 등 하부를 지지하면서 중립 골반 자세를 잡아야 한다. 장요근과 등 하부를 스트레칭 하면서 아울러 복근을 강화하면 등이 아치를 이루는 현상의 극복에 도움이 될 수 있다. 이렇게 체위를 재조정하면 댄서는 진전을 보이고 기술을 향상시킬 수 있다.

엉덩이의 측면 파워

중/소둔근(gluteus medius and minimus)은 장골의 외측면을 대전자의 외측 부위에 연결한다(그림 8-2b). 이 두 근육은 고관절 외전을 일으키고 엉덩이의 안정화에 도움을 주는데, 예를 들어 평행한 측면 런지(parallel side lunge), 옆으로 하는 샤쎄(chassé)와 탭 댄서가 옆으로 하는 윙(wing) 동작을 수행할 때 작용한다. 보통 이 두 근육은 모던 댄서에서 아주 강한데, 측면으로 다리 들어 올리기와 평행한 레그 워크가 많기 때문이다. 고관절 외전근의 약화는 발목 부상과 연관이 있다.

또 다른 작은 근육인 대퇴근막장근(tensor fasciae latae)은 장골의 외측을 장경인대(iliotibial band)에 연결한다. 장경인대는 장골로부터 대퇴부의 측면을 따라 내려가 외측 대퇴골, 슬개골 및 경골까지 주행한다. 이는 근막조직으로 된 아주 강한 인대로 대퇴근막장근과 함께 내회전근으로 작용할 수도 있다. 그럼에도 불구하고 다리 근력을 지지하기 위해 필요한 골반 안정성의 상당한 부분은 중둔근과 소둔근에서 온다. 따라서 이 장에 소개된 측면으로 누워 빠쎄 프레스 운동을 수행할 때에는 척추 및 골반 안정성의 유지에 초점을 두면서 고관절 외전근의 위치를 마음속에 그려본다.

골반저근의 제어

골반저근(pelvic floor muscles)은 중심부의 바닥을 형성하고 골반의 지지에 중요함에도 이들 근육은 댄스 테크닉에서 간과된다. 많은 강사가 골반저근의 기능에 익숙하지 않으며, 댄서는 흔히 신체의 이 부위를 논의하길 불편해한다. 당신은 결코 테크닉 수업에서 강사가 골반저근에 대해 지시하는 말을 들어본 적이 없지 않은가!

골반저근은 골반의 바닥을 이루는 일련의 근육이다. 골반의 다이아몬드 모양을 기억하는가? 두 개의 좌골, 치골과 미골을 마음속에 그려보고, 다이아몬드 형태의 이들 뼈를 연결해 세면대 모양을 형성하는 근육을 상상해본다. 모던 댄스의 기본적인 수축 동작에서는 골반 다이아몬드를 이루는 좌골이 골반저근의 수축과 함께 아주 약간 모아진다. 등 하부가 아치를 이루고 골반이 전방으로 경사될 때에는 좌골이 벌어져 골반저근이 신장된다. 또한 천골도 아주 약간 움직이는데, 이러한 움직임으로 미골에서 치골까지 다이아몬드 모양의 연결이 이루어진다.

예를 들어 2번 자세에서 드미-쁠리에는 골반을 중립 자세로 둔 채 시작해야 한다. 하향 단계에서 엉덩이는 분리되고 좌골은 서로 멀어지며 치골과 미골도 서로 멀어진다. 상향 단계에서는 이와 반대의 움직임이 일어난다. 다시 말해 하향 단계에서 골반은 중립을 유지하고 다이아몬드는 확장되는 반면, 상향 단계에서는 골반이 계속해서 중립을 유지하고 다이아몬드가 축소된다.

대퇴골의 회전

대퇴골은 모든 스타일의 댄스를 수용하기 위해 턴인과 턴아웃을 해야 하므로, 내/외회전근 사이에 근력과 유연성의 균형이 아주 좋아야 한다. 대둔근의 아래 심부에는 고관절의 턴아웃과 안정화에 모두 상당한 역할을 하는 6개의 작은 근육이 있다 (239쪽 그림 9-2b 참조). 이들 근육 중 이상근(piriformis)은 천골을 대퇴골의 대전자에 연결한다. 내/외폐쇄근(obturator internus and externus)은 좌골과 치골을 대전자에 연결한다. 상/하쌍자근(gemellus superior and inferior)은 좌골을 대전자에 연결한다. 마지막으로 대퇴방형근(quadratus femoris)도 좌골을 대전자에 연결한다. 이들 고관절 외회전근은 '딥 식스(deep six)'라고 말할 수 있다.

　대퇴골의 내회전은 여러 근육에 의해 이루어진다. 이들 근육을 여기서 소개하지만 이들의 일부는 다음 장에서 논의한다. 중둔근 및 소둔근의 전방 섬유가 내회전을 일으키는 능력이 있다. 아울러 대퇴근막장근과 햄스트링을 이루는 3개 근육 중 반건양근(semitendinosus) 및 반막양근(semimembranosus)이 내회전을 보조할 수 있다. 대퇴골은 골반을 밀어 넣거나 기울이지 않은 채 여러 방향으로 움직일 수 있다는 점을 기억한다. 엉덩이 분리 기술이 아주 좋으면 엉덩이를 보다 효과적으로 움직이면서 중심부의 안정성을 증가시킬 수 있다.

턴아웃

다리의 턴아웃(turnout)은 발레 댄서가 수행하는 움직임에서 사용된다. 댄서의 턴아웃을 결정하는 몇몇 해부학적 요인이 있는데, 외회전근의 근력, 내회전근의 유연성과 대퇴골두 및 경부의 뼈 정렬이 그것이다. 턴아웃의 대다수는 고관절 소켓에서의 움직임에서 와야 한다. 국제댄스의학과학협회(IADMS)에 따르면 턴아웃에서 움직임의 평균 60%는 고관절에서, 20~30%는 발목에서, 그리고 나머지 10~20%는 무릎과 경골에서 온다고 한다. 심부 고관절 외회전근의 근력은 댄서가 수준 높은 턴아웃을 이루도록 도울 수 있다. 다리를 턴아웃 시킨 채 들어 올려야 할 때에는 언제나 심부 고관절 외회전근을 수축시켜 고관절 소켓 내에서 완전히 외회전시킨 상태에서 움직임을 시작한다. 다리를 움직이는 동안 내내 기타 근육도 가담하는 가운데 이러한 근육 수축을 유지한다.

예를 들어 아라베스끄에서는 심부 고관절 외회전근이 수축하고 대둔근도 외회전(턴아웃) 근육으로 작용하면서 고관절을 신전시킨다. 심부 6개 회전근의 수축이 없다면 다리는 지지하는 다리와 평행한 채 뒤로 올라갈 것이다. 쁠리에를 수행할 때에는 이들 회전근을 수축시켜 대퇴골이 전두면을 따라 열리고 발가락 위로 정렬된 상태를 유지하도록 한다. 하향 단계에서는 내측 대퇴 근육이 신장성으로 작용해, 상향 단계에서는 단축성으로 작용해 돕는다.

작은 외회전근은 천골과 골반 하부를 대퇴골에 연결하므로 이들 근육의 위치를 마음속에 그려본다. 이들 근육의 근섬유가 수축하고 단축되면서 대퇴골이 소켓에서 외회전을 일으킨다. 대퇴골은 등 하부나 골반에서 원치 않는 움직임을 초래하지 않으면서 고관절 소켓에서 턴아웃을 할 수 있으며, 이는 엉덩이 분리 이론을 지지한다. 앉아서, 누워서, 또 서서 대퇴골을 안쪽으로 그리고 바깥쪽으로 움직이는 연습을 한다. 심부 소켓 내에서만 일어나는 움직임에 초점을 두고, 고관절에서 대퇴골을 능동적으로 회전시키기 위해 골반을 비틀거나 밀어 넣을 필요가 없다는 점에 주목한다. 골반이나 척추가 아니라 대퇴부만 움직인다.

고관절의 수동적 가동범위를 이해하면 자연스러운 고관절 회전의 이해에 도움이 될 수 있으나, 기능적 턴아웃(댄서가 실제로 취해 운동할 수 있는 자세)이 보다 유용하다. 앞서 언급하였듯이 턴아웃 움직임의 60%는 고관절에서 그리고 나머지는 무릎, 경골, 발목과 발에서 온다. 이상적인 기능적 턴아웃을 이루기 위해서는 자신의 여건에 맞게 그리고 적절한 골격 정렬로 운동해야 한다. 180도의 이상적 턴아웃은 육체적으로 힘들고 일부 댄서에게 보상 움직임과 잠재적인 손상을 일으킬 수 있다. 고관절로부터 다리를 턴아웃 시키는 데 초점을 두면 무릎과 발목에 가해지는 스트레스를 최소화할 수 있다. 더 나은 기능적 턴아웃을 이루려면 다음과 같은 지침을 고려한다.

- 항상 슬개골(무릎뼈)을 둘째발가락 위로 정렬하여 슬관절이 비틀리지 않도록 한다.
- 체중을 양쪽 발의 발뒤꿈치, 제1중족골과 제5중족골 위로 고르게 분산시킨 상태를 유지하여 발을 과다회내 시키지 않도록 한다.
- 복근과 심부 고관절 외회전근을 사용해 골반을 견고한 중립 자세로 유지하여 골반이 전방으로 경사되지 않도록 한다.

뼈의 정렬

턴아웃에 애를 먹는 댄서는 대퇴골 전방경사(femoral anteversion)를 알면 유익할 것이다. 대퇴골을 위에서 보면 양쪽 대퇴과(femoral condyle)를 통과하는 내외 축에 대해 대퇴골두 및 경부를 통과하는 축이 앞쪽으로 나와 있어(전방 회전), 약 15도의 전방경사각(angle of anteversion)을 이룬다. 대퇴경부가 이러한 정상적인 전방경사각보다 크게 전방으로 회전되어 있는 경우를 과도한 전방경사라고 한다. 이 경우에 관절와 안에 대퇴골두를 최적으로 위치시키기 위해 고관절(대퇴골) 내회전으로 보상하게 되어 발가락이 안쪽으로 향하는(toeing in) 안짱다리를 유발한다. 이렇게 되면 발레에서 턴아웃을 수행하기가 해부학적으로 어려워진다. 이러한 잘못된 정렬은 골반의 전방 경사를 일으킨다. 억지로 턴아웃을 더 일으키려 하면 무릎이 비틀리고 발목과 발이 안으로 기울 것이다. 대퇴골의 과도한 전방경사는 개인적인 해부 구조로 인해 완벽한 턴아웃이 불가능할 경우에 일어날 수도 있다. 그러나 보상 움직임, 즉 속임수 움직임은 보다 기능적이고 건강한 체위로 운동하는 방법을 배우는 데 도움이 되지 않는다. 대신 당신은 고관절의 자연스러운 가동범위 내에서 운동하는 법을 배울 수 있다. 대퇴부와 슬개골이 항상 발가락 위로 정렬되도록 하고 정렬에 초점을 두면서 억지로 발목과 발을 턴아웃 시키지 않도록 한다.

대퇴골두가 정상적인 전방경사각보다 작게 전방으로 회전되어 있는 경우가 대퇴골 후방경사(femoral retroversion)이다. 이 경우에는 고관절(대퇴골) 외회전으로 보상하게 되어 발가락이 바깥쪽으로 향하는(toeing out) 팔자다리를 유발한다. 물론 이러한 상태는 발레에 더 적합하다. 턴아웃과 관련이 있는 또 다른 해부학적 요인은 소켓, 즉 관절와의 위치이다. 관절와는 일반적으로 약간 전방으로 위치하나, 이 것이 바로 측면으로 위치하는 댄서에서는 턴아웃이 더 일어날 수도 있다.

해부학적 요인에 상관없이, 완벽한 턴아웃의 모습을 보이기 위해 일으키는 보상 움직임은 댄서에게 도움이 되지 않을 것이다. 대신 적절한 골반 정렬에 초점을 두고 중심부 및 고관절 회전 근육의 강화에 힘쓰도록 한다.

댄스에 초점을 둔 운동

이 장에 소개된 운동을 하면서 골반과 하부 척추의 안정성을 유지하는 것에 대해 생각하고, 대퇴골이 고관절 소켓에서 자유로이 움직이도록 한다. 다리는 많은 놀라운 동작 및 각도로 움직일 수 있으며, 당신은 관련 근육을 효과적으로 작용시키는 법을 배울 수 있다. 하나의 근육군이 작용해 움직임을 일으킬 때 반대 측은 신장되어야 하며, 한편 중심부는 움직임을 안정시켜야 한다. 운동을 해나가면서 각 근육의 위치를 마음속에 그려본다. 근육의 작용과 그러한 작용이 어떻게 대퇴골을 움직이게 하는지에 초점을 둔다. 균형 기술 향상에 도전을 하려면 반복의 일부를 하는 동안 눈을 감는다. 또한 반복의 일부를 더 빠른 속도로 하고 템포의 변화가 어떻게 안정성을 어렵게 하는지에 주목한다. 각각의 운동은 테크닉과 직접적으로 관련되어 있다. 그림을 이용하여 어느 근육들이 협력하는지를 알아본다. 이 장의 마지막 부분에서는 빠쎄를 자세히 살펴본다.

쁠리에 발뒤꿈치 조이기
Plié Heel Squeeze

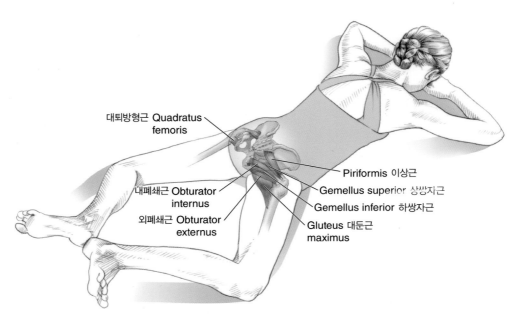

대퇴방형근 Quadratus femoris

내폐쇄근 Obturator internus

외폐쇄근 Obturator externus

Piriformis 이상근

Gemellus superior 상쌍자근

Gemellus inferior 하쌍자근

Gluteus 대둔근 maximus

운동 방법

1. 엎드려 누워 얕은 드미-쁠리에 자세를 취하고 이마를 양손 위에 얹는다. 골반은 중립이어야 하며, 등 하부가 아치를 이룬 채 골반이 전방으로 경사되어서는 안 된다. 발뒤꿈치는 서로 닿게 한다. 숨을 들이쉬어 준비한다.

2. 숨을 내쉬면서 심부 복근의 수축을 조정하고 발뒤꿈치를 서로 밀어 심부 외회전근과 대둔근 하부 섬유의 등척성 수축을 일으킨다. 이러한 자세를 유지하면서 여섯까지 센다.

3. 숨을 들이쉬면서 수축을 이완시키고 반복할 준비를 한다. 밀고 이완시키기를 10~12회 반복한다.

⚠️ 안전수칙: 등 하부가 아치를 이루지 않도록 하는데, 그렇게 하면 심부 고관절 굴근이 단축되고 등 하부가 긴장된다. 복근을 동원한 채 자연스러운 중립 골반 자세를 유지한다.

관련근육

내/외폐쇄근, 이상근, 대퇴방형근, 상/하쌍자근, 중둔근의 후방 섬유, 대둔근의 하부 섬유

댄스 포커스

당신의 목표들 중 하나는 엉덩이 분리의 원리를 이해하고 그것이 어느 스타일의 움직임이든 댄서로서 당신의 공연을 어떻게 향상시킬 수 있는지를 이해하는 것이다. 이 운동을 통해 골반을 전방 또는 후방으로 경사시킬 필요성을 극복하면서 다리를 외회전시키는 심부 6개 근육에 집중하는 도움을 받도록 한다. 대퇴골이 골반과 별개로 작용하는 모습을 마음속에 그려본다. 이러한 딥 식스의 수축과 단축에 의한 근력을 통해 대퇴골이 바닥에서 약간 위로 공중에 거의 떠 있되 대퇴 상부 또는 고관절 굴근에는 과도한 긴장을 일으키지 않는 효과를 보아야 한다. 대퇴부를 바로 몸의 양옆으로 두는 그랑 쁠리에를 상상해본다. 또한 전두면을 따라 다리를 완전히 턴아웃 시키고 골반이 완벽히 중립인 빠 드 샤(Pas de Chat)를 상상해본다.

응용운동 엎드려 누워 빠쎄
Prone Passé

일단 쁠리에 발뒤꿈치 조이기 운동으로 심부 외회전근을 구분 훈련하는 법을 터득하였으면, 탁자 위에 엎드려 누워 오른쪽 다리를 탁자의 측면 바깥으로 두고 하는 운동으로 진전시킨다. 적절한 균형을 유지하도록 몸을 위치시키고, 중립 척추 자세를 잡으며, 탁자의 가장자리 바깥으로 둔 오른쪽 다리로 패럴렐 빠쎄 자세를 취한다. 숨을 들이쉬어 준비한다. 숨을 내쉬면서 오른쪽 다리를 턴아웃 빠쎄 자세로 옮기고 멈추며 외회전(턴아웃) 근육이 대퇴부를 중력에 대항해 빠쎄 자세로 들어 올리는 것을 느낀다. 이러한 자세를 유지하면서 여섯까지 센 다음 천천히 패럴렐 빠쎄 자세로 되돌아간다. 각각의 측면에서 10~12회 반복한다. 한층 더 진전시키려면 대퇴부에 웨이트를 둘러 저항을 추가한다.

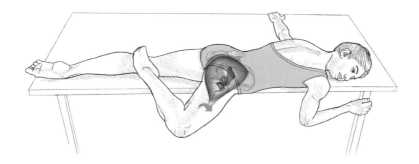

웨이트 꾸뻬 턴인
Weighted Coupé Turn-In

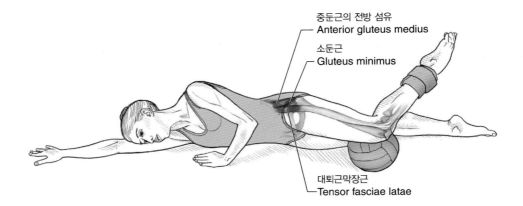

중둔근의 전방 섬유
Anterior gluteus medius

소둔근
Gluteus minimus

대퇴근막장근
Tensor fasciae latae

운동 방법

1. 우측면으로 누워 시작한다. 아래쪽 팔을 바닥에서 머리 위로 뻗고 그 위에 머리를 얹는다. 위쪽 팔로 몸의 앞쪽 바닥을 짚는다. 중립 자세를 잡는다. 위쪽(왼쪽) 다리를 패럴렐 꾸뻬 자세로 두어 발이 반대쪽 발목 바로 위에 있도록 하며, 무릎은 볼 위에 둔다. 왼쪽 발목에는 미리 약 1~2.5㎏의 웨이트를 둘러둔다. 몸통을 조정하고 숨을 들이쉬어 준비한다.

2. 숨을 내쉬면서 중심부와 골반의 안정을 다시 강조한다. 바닥 위에서 허리를 따라 강한 들림을 유지한다. 왼쪽 무릎으로 볼을 가볍게 누르며, 내회전근을 수축시킨다. 하퇴부가 아래쪽 다리에서 멀어지도록 하며, 턴인을 더 촉진한다. 이러한 자세를 유지하면서 여섯까지 센다.

3. 숨을 들이쉬면서 움직임을 제어하고 골반의 안정을 유지해 천천히 되돌아간다. 10~12회 반복하고 최대 3세트 수행한다. 엉덩이 분리에 초점을 둔다.

⚠️ **안전수칙:** 중심부의 제어를 재차 강조해 골반을 고정시키며, 등 하부가 조금도 움직이지 않도록 한다. 이렇게 기반이 견고하면 고관절의 유연성과 가동범위가 증가하고 등 하부의 부상 위험이 감소한다. 골반이 경사되지 않도록 하며, 고관절이 굴곡된 채 자연스러운 중립 자세를 유지한다.

관련근육

대퇴근막장근, 중둔근의 전방 섬유, 소둔근

댄스 포커스

내회전(턴인) 근육의 강화는 골반의 자세 균형을 유지하는 데 중요하다. 다리를
턴인 시킨 자세에서 운동할 때에는 대퇴부의 앞쪽이 정중시상면(midsagittal
plane)을 향하고 대퇴골두가 약간 후방으로 밀리는 모습을 마음속에
그려본다. 등 하부를 움직여 보상할 필요는 없다. 턴인 운동은 중둔근과
소둔근을 단련하기 때문에, 이는 또한 지지하는 다리를 안정화하므로, 여러
가지 긍정적인 결과를 제공할 것이다. 고관절의 내회전은 힙합 스타일의 댄스
및 수많은 모던 댄스 움직임에서 사용된다.

 상급 웨이트 꾸뻬 턴인
Advanced Weighted Coupé Turn-In

앞의 운동과 동일한 시작 자세로 시작하되, 오른팔의 전완을 곧장 앞으로 내민 채 팔을 몸의 측면에 더
가까이 둔다. 숨을 들이쉬어 준비한다. 숨을 내쉬면서 심부 복근을 동원하고 오른쪽 견갑골을 귀에서
멀리 밀어 내리며 몸을 들어 올려 측면 플랭크 자세를 취한다. 일단 적절한 균형을 잡았으면, 왼쪽
무릎으로 볼을 밀고 대퇴부를 턴인 시켜 내회전을 더 촉진한다. 심부 복근의 수축과 견갑골의 안정을
유지한다. 10~12회 반복한 후 움직임을 제어해 시작 자세로 되돌아간다.

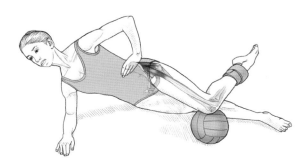

측면으로 누워 빠쎄 프레스
Side-Lying Passé Press

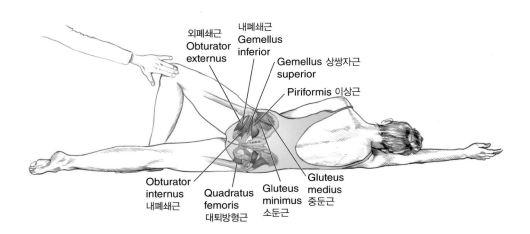

외폐쇄근 Obturator externus

내폐쇄근 Gemellus inferior

Gemellus 상쌍자근 superior

Piriformis 이상근

Obturator internus 내폐쇄근

Quadratus femoris 대퇴방형근

Gluteus minimus 소둔근

Gluteus medius 중둔근

운동 방법

1. 우측면으로 누워 시작한다. 아래쪽 팔을 바닥에서 머리 위로 뻗고 그 위에 머리를 얹는다. 위쪽 팔로 몸의 앞쪽 바닥을 짚는다. 위쪽(왼쪽) 다리를 빠쎄 자세로 두고 왼발을 아래쪽 다리의 앞쪽 바닥에 댄다. 아래쪽 다리는 턴아웃 된 상태를 유지해야 한다. 왼발의 외측 모서리가 아래쪽 다리에 닿는 것을 느낀다. 중심부를 동원해 몸통을 재조정하여 몸의 우측을 따라 들림이 증가하는 것을 느낀다. 숨을 들이쉬어 준비한다.

2. 숨을 내쉬면서 심부 복근을 동원하고 심부 6개 외회전근을 수축시키기 시작해 전두면을 따라 대퇴부를 연다. 수축을 지속해 파트너 손의 저항을 받으며 다리를 민다. 이러한 자세를 유지하면서 여섯까지 센 다음 천천히 되돌아간다. 10~12회 반복한다.

3. 심부 수축이 일어날 때 대퇴부가 골반과 지지하는 다리에서 분리되는 것을 느낀다. 턴아웃이 계속 아래쪽 다리와 함께 일어나도록 한다. 골반이 비틀리는 것에 저항하는데, 당신은 골반이 아니라 대퇴부를 움직이고 있는 것이다.

4. 이 운동을 진전시키려면 응용운동에서처럼 선 자세에서 반복한다.

⚠️ **안전수칙**: 몸통의 안정을 유지하여 등 하부를 지지한다. 골반을 수평으로 유지하여 심부 회전근과 고관절 외전근을 강조한다.

관련근육

내/외폐쇄근, 이상근, 대퇴방형근, 상/하쌍자근, 소둔근 및 중둔근의 후방 섬유

댄스 포커스

이 운동을 수행할 때에는 빠쎄 자세를 취하는 다리의 근력이 여러 번의 삐루에뜨 앙 드오르(pirouette en dehors, 제자리에서 한쪽 발끝으로 바깥쪽으로 도는 회전)를 미끄러지듯 수행하게 하는 파워를 부여하는 모습을 마음속에 그려본다. 회전은 힘, 균형, 타이밍과 근력의 조화를 요한다. 삐루에뜨 앙 드당(pirouette en dedans, 제자리에서 한쪽 발끝으로 안쪽으로 도는 회전)을 수행하면서도 빠쎄로 움직이는 다리의 턴아웃과 지지하는 다리의 턴아웃을 훌륭하게 조화시키는 노력을 기울여야 한다. 어느 쪽이든 고관절에서 턴아웃이 흐트러지면 삐루에뜨는 볼품없이 끝난다. 이 운동은 빠쎄로 움직이는 다리의 턴아웃과 지지하는 다리의 턴아웃 및 몸통 안정화 사이의 반대되는 작용을 강화한다.

응용운동 서서 빠쎄 프레스
Standing Passé Press

바를 향해 서서 양쪽 다리를 턴아웃 시키고 왼쪽 다리를 빠쎄 자세로 움직인다. 오른쪽 다리는 안정되고 턴아웃 된 상태를 유지한다. 심부 외회전근과 심부 복근을 재차 강조해 훌륭한 자세를 잡는다. 동료의 도움을 받아, 지지하는 다리의 턴아웃과 안정을 견고하게 유지하면서 동료 손의 저항을 받으며 빠쎄로 움직인 다리를 민다. 이러한 자세를 유지하면서 넷까지 센다. 천천히 이완시키고 반복할 준비를 한다. 당신의 목표는 지지하는 엉덩이 및 다리 사슬을 따라 줄곧 안정을 유지하는 것과 빠쎄 자세를 취한 다리의 심부 6개 외회전근을 구분 훈련하는 것이다. 6회 반복한다. 지지하는 다리의 안정과 외회전 근육을 재차 강조해 그쪽 다리의 무릎이 비틀리지 않도록 한다.

서서 내측 대퇴 프레스
Standing Inner-Thigh Press

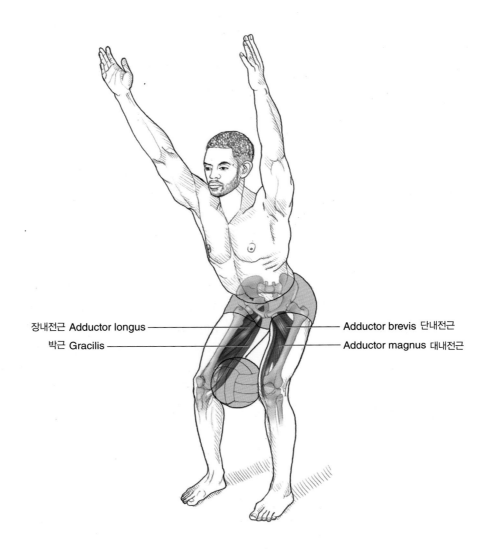

장내전근 Adductor longus ——————— Adductor brevis 단내전근

박근 Gracilis ——————— Adductor magnus 대내전근

운동 방법

1. 양팔을 머리 위로 올린 채 서서 척추를 신장시키고 몸통을 조정하여 건강한 중립 자세를 잡는다.

2. 엉덩이를 90도로 굴곡시키면서 대퇴부가 바닥과 평행한 스쿼트 자세를 취하며, 내측 대퇴 사이에 볼을 끼운다. 숨을 들이쉬어 준비한다.

3. 편안히 호흡하면서, 하부 복근을 동원하고, 고관절 내전근으로 볼을 조이며, 얕은 스쿼트를
   시작하되 고관절 내전근에 의한 볼 조이기를 유지한다. 이러한 스쿼트를 10번 수행한 다음, 무릎을
   90도로 구부린 채 자세를 유지하면서 10초 동안 등척성 수축을 시행한다. 이와 같은 운동을 5회 더
   반복한다.

⚠️ 안전수칙: 등 하부가 아치를 이루지 않도록 한다. 심부 복근을 동원해 골반이 자연스러운 그리고
         지지받는 자세를 유지하도록 한다. 발뒤꿈치로 체중을 유지하고 90도보다 더 깊이
         스쿼트를 해서는 안 된다.

관련근육

장/단/대내전근, 박근

댄스 포커스

다리를 모으는 동작, 다리를 교차시키는 자세와 공중에서 다리를 차는 점프처럼 다양한 움직임에서
빠르고 견고한 내전근이 요구된다. 뽈리에의 상향 단계에서는 내전근의 단축성 수축이, 하향
단계에서는 이들 근육의 신장성 수축이 요구된다. 다리 높이의 하부 범위에서는 내측 대퇴가 고관절의
굴곡과 신전을 보조하기도 한다. 이들 근육의 근섬유 중 일부는 고관절 굴곡을 일으키는 위치에 있고
다른 일부는 고관절 신전을 일으키는 위치에 있다. 고관절 내전근과 고관절 외전근 사이에 균형을
유지하는 것은 골반의 안정을 기하는 또 다른 메커니즘이다. 댄서는 유연성을 증가시키기 위해 내측
대퇴의 스트레칭에 많은 시간을 쓸 수도 있는데, 이 부위의 강화도 못지않게 중요하다.

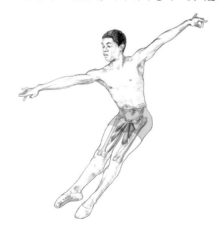

아라베스끄 준비운동
Arabesque Prep

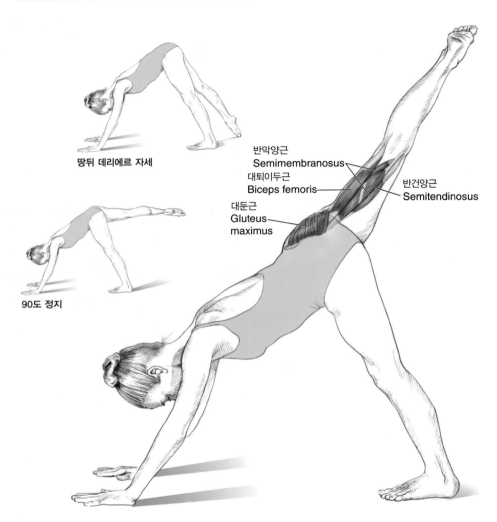

땅뒤 데리에르 자세

90도 정지

반막양근
Semimembranosus

대퇴이두근
Biceps femoris

대둔근
Gluteus
maximus

반건양근
Semitendinosus

운동 방법

1. 다리를 엉덩이 너비로 벌린 채 선 자세에서 천천히 몸을 아래로 기울여 양손을 바닥에 댄다(즉 전도된 V자 자세를 취함). 균형 자각을 위해 몸통을 재조정한다. 오른쪽 다리를 움직여 땅뒤 데리에르 자세를 취한다.

2. 숨을 들이쉬면서 땅뒤에서 아라베스끄로 움직이고 90도에서 움직임을 멈춘다. 숨을 내쉬면서 이러한 자세를 유지하며 넷까지 센다. 숨을 들이쉬면서 계속해서 가능한 한 높이 다리를 들어

올리고 고관절 신근에 초점을 둔다.

3. 숨을 내쉬면서 이러한 자세를 유지하며 넷까지 센다. 숨을 들이쉬면서 움직임을 제어해 땅뒤 자세로 되돌아간다. 하향 단계에서는 중력에 저항하고 고관절 신근의 신장성 수축에 초점을 둔다. 각각의 측면에서 3번은 패럴렐 그리고 3번은 턴아웃 자세로 수행한다.

⚠️ **안전수칙:** 복근의 지지를 유지하여 등 하부가 제어할 수 없을 정도로 아치를 이루지 않도록 한다.

관련근육

대둔근, 햄스트링(반건양근, 반막양근, 대퇴이두근)

댄스 포커스

아라베스끄는 보기에 놀라운 움직임이 될 수 있다. 이 움직임의 수행은 고관절 신전과 척추 신전의 섬세한 조화를 요한다. 엉덩이 분리의 원칙을 지킬 때에는 등 하부가 제어되지 않은 채 아치를 이루고 골반이 비틀리는 것에 저항하면서 대퇴부를 움직여야 한다. 일단 중심부, 고관절 신근과 고관절 회전근으로부터 지지를 받으면, 그러한 파워로 다리가 높아지면서 혹시나 있을 골반의 회전 또는 전방 경사를 지탱하도록 한다. 아라베스끄의 움직임이 고관절 신근에 의해, 아울러 척추를 보호하기 위한 복근의 신장성 수축에 의해 시작되는 것을 느낀다. 상체는 다리가 상승함에 따라 앞쪽으로 약간 기울어야 한다. 여기서 우아한 줄다리기가 벌어지는데, 대둔근과 햄스트링이 대퇴부를 들어 올리면서 중심부의 전방 구조물이 신장되지만 등 하부의 제어를 유지하기 때문이다. 이는 근력, 유연성과 조화를 보여주는 아름다운 예이다.

응용운동 저항밴드 사용 아라베스끄
Resisted Arabesque

앞의 운동과 동일하게 하되 아라베스끄로 움직이는 다리의 발에 저항밴드를 걸친다. 지지하는 다리의 발은 밴드의 다른 쪽 끝을 밟고 선다. 저항 밴드는 다리가 90도에서 위쪽으로 움직이면서 팽팽해져야 한다. 요추 부위의 제어를 재차 강조하고, 햄스트링과 대둔근을 사용해 고관절을 신전시킨다. 3회 또는 4회 반복한다.

고관절 굴근 리프트
Hip Flexor Lift

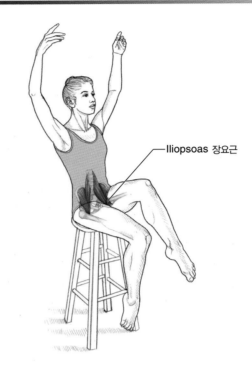

Iliopsoas 장요근

운동 방법

1. 일반 의자 혹은 등받이가 있는 의자에 똑바로 앉아 몸통을 세우고 다리를 나란히 엉덩이 너비 정도로 벌린다. 양 무릎은 약 90도로 구부린다. 양팔은 5번 자세로 높이 올린다. 복근 아래의 심부 장요근을 마음속에 그려본다. 숨을 들이쉬어 준비한다.

2. 숨을 내쉬면서 골반을 약간 후방으로 경사시키고 왼쪽 무릎을 가슴으로 평행하게 들어 올린다. 장요근의 근섬유를 수축 및 단축시켜 대퇴부를 상승시키는 것에 초점을 둔다. 등 하부와 대둔근을 신장시킨다. 양쪽 좌골이 동일하게 의자에 닿아 있는 것을 느낀다.

3. 이렇게 들린 자세를 유지해 등척성 수축을 시행하면서 여섯까지 센다. 심부 복근의 수축을 유지하며, 몸통을 신장시킨다.

4. 숨을 들이쉬면서 움직임을 제어해 시작 자세로 되돌아간다. 약간의 골반 후방 경사를 유지한다. 장요근의 수축을 강조하면서 10회 반복한다.

⚠️ **안전수칙:** 골반 안정성을 강조하고 하부 척추를 보호하려면 움직이는 다리의 골반 측면 경사 (엉덩이 들림)를 피해야 한다. 반대쪽 다리로 바닥을 밀어 내리지 않도록 한다.

관련근육

장요근

댄스 포커스

장요근에 파워를 싣는 것이 다리를 공중으로 들어 올리는 비결이 될 것이다. 장요근에 근력이 있고 이 근육을 인식하는 데다 햄스트링이 유연하기까지 하면 다리의 높이가 향상될 것이라고 확신할 수 있다. 고관절 굴근 리프트 운동은 데블로뻬의 개선을 위한 준비운동 역할을 한다. 처음에는 골반을 약간 후방으로 경사시킨 채 운동을 수행해도 되며, 그런 다음 댄스에 보다 적합한 똑바로 세운 자세로 들어가도 좋다.

하부 복근의 아래 심부로부터 대퇴부가 가능한 한 높이 들리는 것을 느끼고, 대퇴부를 늑골로 겨냥한다. 왼쪽 대퇴부의 들림을 왼쪽 좌골의 처짐과 조화시켜 이 뼈가 바닥에 머물도록 한다. 이렇게 하면 엉덩이가 다소 들리는 경향을 감소시키는데, 엉덩이가 들리면 작용 근육이 장요근에서 대퇴근막장근과 둔근으로 옮겨진다. 대퇴부를 들어 올리는 것은 단축성 수축을 요하며, 다리를 위로 유지하는 것은 등척성 수축을 요하여 파워의 증가를 돕는다. 아래 응용운동처럼 탄력밴드를 사용하는 브리지는 척추 및 골반의 안정화와 아울러 장요근, 대둔근 및 햄스트링의 강화에 아주 좋은 방법이다.

응용운동 탄력밴드 사용 브리지
Bridge With Resistance

바로 누워 양 무릎을 구부리고 양발을 엉덩이 너비로 벌려 바닥에 댄 채 시작한다. 저항밴드를 무릎 가까이 양쪽 대퇴부에 두른다. 목과 어깨를 이완시키고 중립 척추 자세를 잡는다. 숨을 들이쉬어 준비한다. 숨을 내쉬면서 복근을 동원하고 엉덩이를 상승시켜 브리지 자세를 취한다. 엉덩이는 어깨 및 무릎과 정렬될 정도로 높이 들려야 한다. 일단 균형 잡힌 자세가 되었으면, 숨을 들이쉬어 준비한다. 숨을 내쉬면서 밴드의 저항에 대항해 한쪽 무릎을 가슴 쪽으로 들어 올리되 골반 안정화를 유지한다. 다리를 90도 이상으로 들어 올리기 위해 장요근이 수축하는 것을 느끼면서 아울러 지지하는 다리에 가해지는 밴드의 저항을 느낀다. 이러한 자세를 유지하면서 여섯까지 센 후 다리를 내리고 시작 자세로 되돌아간다. 각각의 측면에서 10~12회 반복한다. 이 운동은 지지하는 엉덩이의 안정성을 필요로 하면서 다리를 앞쪽으로 들어 올리는 기능적 운동의 준비운동이 된다. 또한 들리는 다리를 턴아웃 시켜도 된다.

아띠뛰드 리프트
Attitude Lift

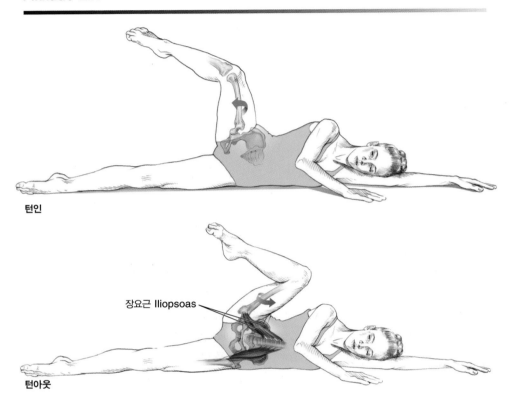

턴인

장요근 Iliopsoas

턴아웃

운동 방법

1. 좌측면으로 누워 왼팔을 머리 위로 뻗고 그 위에 머리를 얹는다. 척추를 신장시
   킨다. 몸의 양옆을 따라 심부 복근을 동원한다. 위쪽 다리의 무릎을 90도
   이상으로 굽혀 다리를 옆으로 드는 아띠뛰드 알 라 스꽁드(attitude à la
   seconde) 자세로 운동을 시작한다.

2. 편안히 호흡하면서, 오른쪽 대퇴부를 약간 턴인 시키기 시작하며
   둘까지 세되 아띠뛰드 자세를 유지한다. 대퇴부를 턴아웃 시키며
   둘까지 센다. 턴인과 턴아웃을 2~4회 반복한 후 반대 측에서 반복한다.
   대퇴부를 골반에서 분리하는 데 초점을 둔다.

3. 대퇴부를 턴아웃 시키면서, 아래의 심부 외회전근의 수축을
   장요근의 파워와 조화시킴으로써 대퇴부를 어깨 쪽으로
   상승시킨다. 다리가 올라감에 따라 수축을 지속하여 대퇴부의 턴아웃을 증가시킨다.

대퇴방형근
Quadratus
femoris

⚠ 안전수칙: 골반을 움직이지 않도록 하며, 하부 척추를 안정되게 한다.

관련근육

고관절 굴곡: 장요근

외회전: 대퇴방형근

댄스 포커스

댄스 테크닉 수업 외로 장요근 복합체를 효과적으로 단련하면 데블로뻬 또는
바뜨망에서 다리의 높이가 증가할 수 있다. 이 운동에는 기타 근육이 관여할
수도 있지만, 이번 기회를 심부 장요근과 아래의 심부 회전근을 연결하는
계기로 삼는다. 대퇴부를 턴인 시키면 어떻게 되는지에 주목한다. 엉덩이가
들리고 근육 수축이 대퇴 상부의 외측으로 이동한다. 이곳은 데블로뻬를 일으키는
부위가 아니지 않은가. 대신 이 운동의 턴인 및 턴아웃 측면을 통해 자신을
아래의 심부 회전근과 심부 장요근에 연결하도록 한다. 장요근 복합체가 어떻게
척추의 하부 분절들에서 대퇴골의 소전자로 주행하는지를 마음속에 그려본다.
그러고는 좌골의 외측에서 대퇴골의 후방면으로 주행하는 대퇴방형근에 초점을
둔다. 한 근육이 대퇴골을 당겨 들어 올릴 때 다른 근육은 대퇴골을 당겨 턴아웃 시킨다.
따라서 옆으로 놀라운 데블로뻬를 수행하려면 두 근육의 조화, 시각화와 작용이 요구된다.

응용운동 **무릎 꿇어 아띠뛰드 리프트**
Kneeling Attitude Lift

왼쪽 무릎을 꿇는다. 오른쪽 다리를 턴아웃 시키며, 무릎을 구부리고
발을 바닥에 댄다. 숨을 들이쉬고 아래 외회전근의 수축으로 깊숙이
고관절 소켓에서 오른쪽 대퇴부가 턴아웃 되는 것을 느낀다. 장요근을
활성화해 대퇴부를 어깨 쪽으로 천천히 들어 올리기 시작한다. 지지하는
다리를 강하게 유지한다. 깊숙이 고관절 내에서 대퇴부의 턴아웃을 유지할 수
없다면 움직임을 지속해서는 안 되며, 움직임을 멈추고 다시 자세를 조정해 다시
시작한다. 숨을 내쉬면서 움직임을 제어해 천천히 바닥으로 되돌아간다. 각각의
측면에서 4회 반복한다. 안정된 좌골을 들리는 대퇴골로부터 분리해야 한다.
척추가 아니라 대퇴부만 움직인다.

고관절 굴근 스트레칭
Hip Flexor Stretch

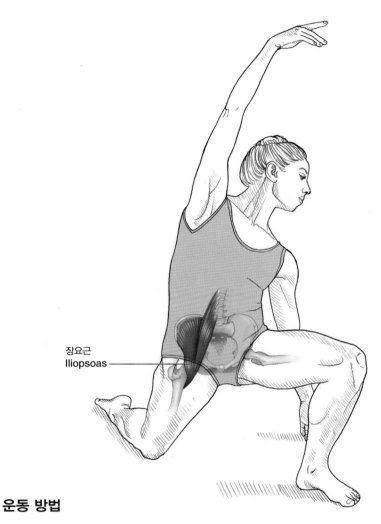

장요근
Iliopsoas

운동 방법

1. 오른쪽 무릎을 꿇는다. 왼발을 바닥에서 앞쪽으로 내밀고 무릎을 90도로 구부린다. 몸통을 조정하고 척추를 신장시킨다.

2. 복근으로 골반의 강한 후방 경사를 일으킨다. 허리를 들어 올리면서 균형 기술에 초점을 둔다. 오른쪽 다리는 약간의 고관절 신전 상태에 있다.

3. 오른팔을 머리 위로 올려 왼쪽으로 하는 긴 측면 깡브레를 시작한다. 골반의 후방 경사를 재차 강조한다. 이러한 오른쪽 엉덩이 스트레칭을 45초 동안 유지하면서 3번의 긴 심호흡을 한다.

엉덩이 전방과 허리의 우측이 신장되는 것을 느낀다. 천천히 되돌아간다. 각각의 측면으로 3~5회 반복한다.

⚠ **안전수칙:** 편안히 무릎을 꿇기 위해 무릎 아래에 완충 패드를 괴어도 된다. 앞쪽으로 내민 다리의 무릎을 90도 각도로 유지하여 슬관절에 압박하는 힘이 가해지지 않도록 한다.

관련근육

장요근, 대퇴근막장근

댄스 포커스

심부 고관절 굴근을 강도 높게 단련하면 원치 않는 긴장을 일으킬 수도 있다. 당신의 목표는 다리를 90도 이상으로 들어 올리기 위해 장요근을 구분 훈련하는 것이지, 과사용 증후군(overuse syndrome)을 일으키는 것이 아니다. 당신은 심부 고관절 굴근의 강화에 힘쓰면서 반복해서 고관절 굴근을 스트레칭 해야 할 수도 있다. 신체가 워밍업이 되어 있으면 스트레칭으로부터 더 큰 효과를 보게 된다. 또한 엉덩이 앞쪽의 스트레칭은 고관절 신전으로 다리를 움직이는 데에도 유익하다. 스트레칭 내내 골반의 후방 경사를 유지한다. 골반이 보상해 전방으로 경사되기 시작하면 스트레칭의 효과가 없어지며, 사실 고관절 굴근이 단축된다.

응용운동 대퇴근막장근 스트레칭
Tensor Fasciae Latae (TFL) Stretch

시작 자세로 되돌아간다. 일단 고관절 굴근 스트레칭 운동으로 다시 골반의 후방 경사를 이루었으면, 전두면을 따라 엉덩이를 오른쪽으로 가볍게 밀어 대퇴근막장근의 가벼운 스트레칭을 느낀다. 골반의 후방 경사와 엉덩이가 오른쪽으로 밀린 상태를 유지하면서 왼쪽으로 하는 깡브레를 지속한다. 이러한 자세를 30~45초 동안 유지한 후 시작 자세로 되돌아간다. 한쪽으로 3~5회 반복한 다음 다른 쪽으로 바꾼다.

빠쎄
Passé

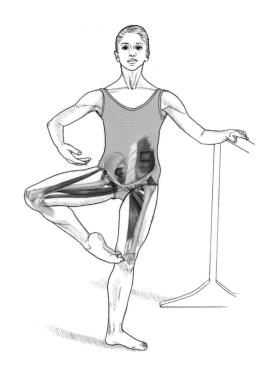

이 장은 골반을 안정화하는 것과 골반으로부터 대퇴골의 움직임을 분리하는 것(즉 엉덩이 분리)에 초점을 두었다. 이제 빠쎄를 살펴보자. 그 명칭은 '지나가다'라는 의미의 프랑스어 동사 passer의 과거분사형으로 '지나간'을 뜻하며, 움직이는 다리의 발을 지지하는 다리의 내측으로 무릎까지 쓸듯이 올리는 동작을 말한다.

1. 다리와 발을 5번 자세로 하고 오른쪽 다리를 앞쪽에 둔 채 시작한다. (여기서는 몸통, 골반과 대퇴부의 정렬에 초점을 맞추기 위해 팔과 하퇴부는 논의에서 제외할 것이다.) 자세를 조정하여 중립 척추 및 골반 자세를 잡는다. 심부 복근이 가볍게 안으로 당겨지는 것을 느낀다. 고관절 내전근과 아울러 심부 고관절 외회전근이 작용하는 것을 느낀다.

2. 동작을 시작하기 전에 척추가 신장되는 것을 느끼고 지지할 다리를 생각한다. 고관절 외회전근이 깊숙이 엉덩이의 뒤쪽에서 수축하는 것을 느낀다. 양쪽 다리를 따라 줄곧 바닥까지 턴아웃 회전을 느낀다. 지지할 다리의 발과 족궁을 강하게 유지하고, 체중이 다섯 발가락 모두와 발뒤꿈치에 고르게 분산된 상태를 지속한다.

3. 오른쪽(앞쪽) 다리의 발뒤꿈치를 앞으로 해서 발바닥으로 왼쪽(지지하는) 다리의 발목을 감싸는 꾸 드 삐에(cou-de-pied) 자세를 취하되, 움직이는 다리와 지지하는 다리에서 모두 외회전을 유지한다. 엉덩이의 앞쪽이 열리고 양쪽 다리의 고관절 외회전근이 강하게 수축하는 것을 느낀다. 골반은 안정되게 유지되어야 한다. 지지하는 다리의 중둔근이 보다 깊이 수축하는 것을 느껴 몸의 균형과 골반의 안정을 유지해야 한다. 전방 장골과 치골이 곧장 전두면을 따라 정렬되어 있는 것을 계속해서 느낀다.

4. 포인(point) 한 오른발의 다섯째 발가락을 지지하는 다리의 내측에 살짝 대고 오른쪽 다리를 내측을 따라 계속해서 밀어 올린다. 턴아웃을 유지하면서, 대퇴골이 줄곧 전두면을 따라 움직이는 것을 생각한다. 오른쪽 다리의 외측이 수축하는 것을 생각하여 대퇴부가 턴아웃 되고 무릎이 바로 바깥쪽 측면으로 벌어진 상태를 유지한다.

5. 일단 움직이는 다리가 지지하는 다리의 무릎 내측에 이르렀으면, 고관절 외회전을 강하게 유지하면서 엉덩이의 앞쪽을 여는 움직임을 지속한다. 이제 오른발을 지지하는 다리의 무릎 뒤로 살짝 움직여 발을 뒤로 두는 5번 자세까지 제어해 하강하는 움직임을 다시 시작한다. 오른발을 뒤로 두는 5번 자세에 이를 때까지 가동범위 전체에 걸쳐 양쪽 다리에서 고관절 외회전근의 수축을 강하게 유지한다.

관련근육

몸통 거치: 심부 복횡근, 내/외복사근, 골반저근(미골근, 항문거근)

꾸 드 삐에에서 빠쎄로 움직이는 동작: 내/외폐쇄근, 이상근, 대퇴방형근, 상/하쌍자근, 중둔근의 후방 섬유, 봉공근

지지하는 다리: 내/외폐쇄근, 이상근, 대퇴방형근, 상/하쌍자근, 중둔근의 후방 섬유, 대둔근의 하부 섬유, 장/단/대내전근, 박근

9 다리

LEGS

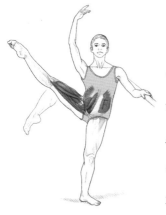

댄서는 당연히 온몸으로 댄스를 하지만, 댄스의 매력은 다리와 발의 아름다움으로 드러난다. 모든 스타일의 댄스는 다리의 능력을 과시하며, 다리는 중력을 이겨내고 인간의 한계에 도전한다. 이러한 미적 특성이 댄서가 관객과 소통하는 수단이 된다. 이 장에서는 다리의 해부 구조를 살펴보고 정밀성(precision), 즉 다리의 움직임에서 세련미의 정도에 초점을 둔다. 정밀한 움직임은 정확성과 근육 수축의 조화로운 속도를 요한다.

다리의 아름다움에 기여하는 뼈와 근육을 살펴보자. 인체에서 가장 길고 가장 강한 뼈인 대퇴골(femur)은 골반에서 각을 지어 내려가 슬관절의 상단을 형성한다(그림 9-1). 이 뼈에는 수많은 근육이 부착되어 있어 댄스 동작 및 기술의 정밀성을 이루도록 도와준다. 인체에서 가장 큰 관절인 슬관절은 강한 인대의 지지를 받는 경첩관절이다. 슬관절은 점프에서 착지할 때 체중의 3배에 해당하는 혹은 그 이상의 하중을 받을 수도 있다. 슬개골(patella)은 경골(tibia)에서 정지하는 대퇴부 근육군인 대퇴사두근의 건 내에 묻혀 있는 종자골(sesamoid bone)이다. 슬개골은 대퇴사두근에 대해 도르래 역할을 한다. 대퇴사두근의 근력은 슬개골의 안정과 정렬에 중요하다. 슬관절의 굴곡 및 신전 중에 슬개골은 미끄러지듯이 움직여, 무릎이 굴곡되면 슬개골은 아래쪽으로 밀리고 무릎이 신전되면 슬개골은 위쪽으로 밀린다. 대퇴사두근 내에서 근력의 불균형이 존재하면 슬개골은 비정상적으로 밀린다. 예를 들어 점프에서 착지할 때 대퇴사두근의 외측을 과사용 하면 슬개골이 비정상적으로 외측으로 밀려 손상 위험에 처할 수 있다.

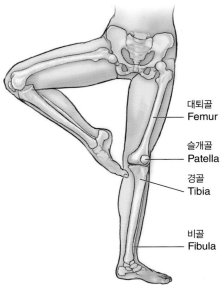

대퇴골
Femur

슬개골
Patella

경골
Tibia

비골
Fibula

그림 9-1. 다리의 뼈

슬관절에는 4개의 인대가 있다. 내측측부인대(medial collateral ligament, MCL)는 대퇴골과 경골을 연결하고, 외측측부인대(lateral collateral ligament, LCL)는 대퇴골과 비골을 연결하며, 전방십자인대(anterior cruciate ligament, ACL)와 후방십자인대(posterior cruciate ligament, PCL)는 서로 교차해 대퇴골과 경골을 연결한다. 이들 4개 인대는 지지를 제공하며, 다리의 정렬이 흐트러지면, 특히 점프에서 착지할 때 심한 손상을 입을 수 있다. 내측측부인대는 매우 강하고 슬관절의 내측에 안정성을 제공하는 반면, 외측측부인대는 슬관절의 외측에 안정성을 제공한다.

이 모든 연결은 움직임의 정밀성과 관련이 있다. 우선 대퇴골은 경골 위로 정렬되어 있어야 하고 특히 착지할 때 그러하며, 편위(치우침)가 있으면 대퇴골과 경골이 비정상적으로 비틀려 인대에 심한 스트레스를 초래한다. 전방십자인대는 경골이 전방으로 이동하지 않도록 안정되게 유지하며, 후방십자인대는 경골이 후방으로 이동하지 않도록 한다. 대퇴골로부터 경골의 심한 전방 전위는 전방십자인대 파열을 유발할 수 있으며, 이에 따라 재활에 긴 시간이 소요될 수 있다. 부상을 방지하려면 무릎을 건강하고 강하게 유지해 점프, 트위스트와 턴의 힘을 수용할 수 있도록 하는 것이 중요하다. 이 장에 소개된 벽에 기대어 앉기 운동은 이를 염두에 두어 시상면을 따라 다리를 움직이면서 무릎을 발가락 바로 위로 정렬하는 것을 강조한다.

대퇴골은 강한 인대들에 의해 고관절의 소켓인 비구(acetabulum)에 밀착되어 있다. 이러한 인대로 장골대퇴인대(iliofemoral ligament), 치골대퇴인대(pubofemoral ligament)와 좌골대퇴인대(ischiofemoral ligament)가 있는데, 그 명칭은 각각의 인대가 연결하는 뼈와 관련이 있다. 다리를 앞쪽으로 들어 올릴 때에는 3개 인대가 모두 다소 늘어져 가동범위를 넓혀주나, 다리를 뒤쪽으로 들어 올리거나 골반을 밀어 넣을 때에는 이들 인대가 팽팽해진다. 그 모양으로 인해 Y인대라고도 하는 장골대퇴인대는 아주 강하므로 엉덩이의 안정과 체위의 제어에 기여한다. 이 인대가 팽팽하면 엉덩이의 턴아웃이 제한될 수 있다. Y인대를 느슨하게 하고 턴아웃을 증가시키기 위해 일부 댄서는 골반을 전방으로 경사시킨다. 그러면 건강한 중립 자세가 흐트러진다. 또한 이러한 골반 전방 경사는 장요근과 하부 척추기립근의 긴장도 일으킨다.

근육 인식

제8장에서는 엉덩이의 외측 근육, 심부 외회전근과 장요근을 설명했다. 이제 다리의 전방, 내측 및 후방 근육을 살펴보자.

대퇴부의 전방 근육인 대퇴사두근(quadriceps femoris)은 4개의 근육으로 이루어져 있다. 가장 큰 근육인 대퇴직근(rectus femoris)은 아래 장골극(iliac spine)에서 경골까지 주행하므로 고관절과 슬관절을 둘 다 지나간다(그림 9-2a). 나머지 3개의 대퇴사두근은 내측광근(vastus medialis), 중간광근(vastus intermedius)과 외측광근 (vastus lateralis)이다. 이들 근육은 각각 대퇴골의 상부에서 그 이름이 의미하는 부위를 따라 기시한다. 이상 4개의 근육은 무릎을 지나면서 합쳐져 슬개건(patellar tendon)을 형성해 슬개골 바로 밑 경골의 전면에서 정지한다. 따라서 대퇴사두근은 슬관절을 신전시키며, 아울러 대퇴직근은 고관절도 지나가므로 고관절을 굴곡시키기도 한다.

이들 근육 중 내측광근은 슬개골의 건강한 정렬을 유지하는 데 특히 중요하며, 또한 드미-쁠리에에서 슬관절 신전 중 마지막 15도의 상향 단계에서 수축한다. 전방 근육에는 봉공근(sartorius)도 포함시킬 수 있는데, 이 근육은 인체에서 가장 긴 띠 모양을 하고 있다. 봉공근은 위 장골극에서 기시해 비스듬히 내측 대퇴를 따라 내려가 무릎 아래 경골의 내측에서 정지한다. 이 근육은 고관절 외회전을 보조해 턴아웃에 관여하고 슬관절 굴곡도 보조한다. 이상의 근육들은 아주 강하고, 지지하는 다리의 무릎이 펴진 상태로 유지되도록 돕는다. 이들 근육은 쁠리에의 상향 단계에서 무릎을 신전시키고 데블로뻬의 움직임을 완료한다.

대퇴부의 내측에는 내전근으로 장내전근(adductor longus), 단내전근(adductor brevis), 대내전근(adductor magnus), 치골근(pectineus)과 박근(gracilis)이 있다(그림 9-2a). 이들 근육은 치골의 다양한 면에서 기시해 대각선으로 내려가 대퇴골 내측의 다양한 면에서 정지한다. 내전근은 대퇴부를 내전시키고 다리를 전후방으로 낮게 움직일 수도 있다. 많은 노련한 발레 댄서는 내전근이 다리를 외회전 상태로 유지할 경우에, 특히 양쪽 다리가 모두 바닥에 닿아 있을 때 중요하다고 생각한다.

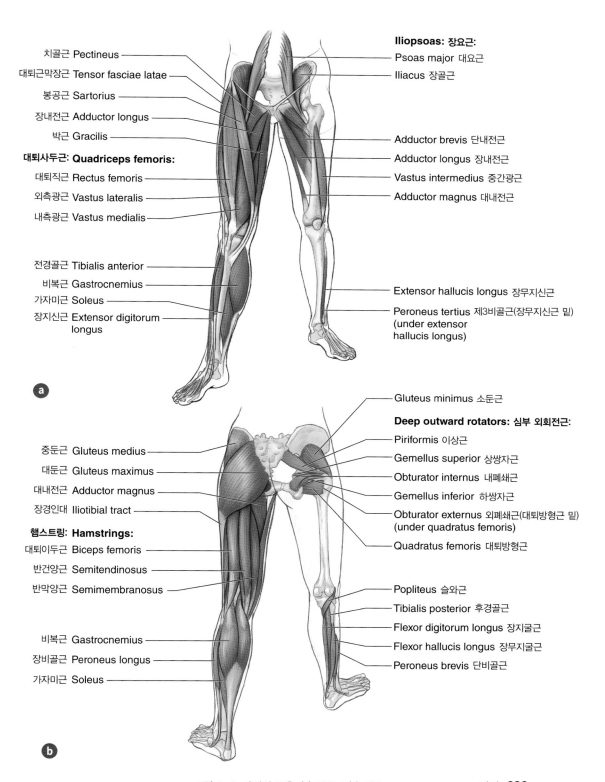

치골근 Pectineus
대퇴근막장근 Tensor fasciae latae
봉공근 Sartorius
장내전근 Adductor longus
박근 Gracilis

대퇴사두근: Quadriceps femoris:
대퇴직근 Rectus femoris
외측광근 Vastus lateralis
내측광근 Vastus medialis

전경골근 Tibialis anterior
비복근 Gastrocnemius
가자미근 Soleus
장지신근 Extensor digitorum longus

Iliopsoas: 장요근:
Psoas major 대요근
Iliacus 장골근

Adductor brevis 단내전근
Adductor longus 장내전근
Vastus intermedius 중간광근
Adductor magnus 대내전근

Extensor hallucis longus 장무지신근
Peroneus tertius 제3비골근(장무지신근 밑) (under extensor hallucis longus)

a

Gluteus minimus 소둔근

Deep outward rotators: 심부 외회전근:
Piriformis 이상근
Gemellus superior 상쌍자근
Obturator internus 내폐쇄근
Gemellus inferior 하쌍자근
Obturator externus 외폐쇄근(대퇴방형근 밑) (under quadratus femoris)
Quadratus femoris 대퇴방형근

중둔근 Gluteus medius
대둔근 Gluteus maximus
대내전근 Adductor magnus
장경인대 Iliotibial tract

햄스트링: Hamstrings:
대퇴이두근 Biceps femoris
반건양근 Semitendinosus
반막양근 Semimembranosus

비복근 Gastrocnemius
장비골근 Peroneus longus
가자미근 Soleus

Popliteus 슬와근
Tibialis posterior 후경골근
Flexor digitorum longus 장지굴근
Flexor hallucis longus 장무지굴근
Peroneus brevis 단비골근

b

그림 9-2. 다리의 근육: (a) 앞쪽과 (b) 뒤쪽.

예를 들어 1번 자세의 를르베에서 내전근이 활성화되면 골반의 안정성과 턴아웃의 안정감이 증가한다.

대퇴부의 후방 근육인 햄스트링(hamstrings)은 골반에서 시작되는 3개의 근육으로 이루어져 있다(그림 9–2b). 외측에 있는 대퇴이두근(biceps femoris)은 좌골결절(ischial tuberosity)과 대퇴골 하후방에서 기시하여 비골 및 경골의 상부 외측에서 정지한다. 반건양근(semitendinosus)과 반막양근(semimembranosus)은 좌골결절에서 기시하여 대퇴부의 내측을 따라 내려가 경골의 상부 내측에서 정지한다. 햄스트링 근육은 모두 슬관절을 굴곡시키고 고관절을 신전시키며, 이 중 대퇴이두근은 아라베스끄 동작에서 강하게 활성화한다. 또한 햄스트링은 체위에도 중요한 역할을 한다. 서서 햄스트링 근육들과 복근을 활성화하면 골반을 아주 잘 정렬할 수 있다. 이러한 효과는 지지하는 다리를 보다 안정되게 해서 대퇴사두근을 과사용 하거나 조일 필요가 없도록 한다.

아울러 잊어서는 안 될 근육이 대둔근(gluteus maximus)이다. 이 근육은 장골의 후면, 천골과 미골에서 기시하여 장경인대(iliotibial band)에서 정지하고 아울러 대퇴골의 상단부 후면에도 부착된다. 대둔근과 햄스트링은 함께 모든 백 스윙 킥, 바뜨망 데리에르 및 아라베스끄 동작을 시작하게 한다. 이 장에 소개된 무릎 꿇어 햄스트링 컬 운동은 대퇴부의 뒤쪽과 둔부를 활성화하면서 심부 복근을 동원하는 데 초점을 둔다. 대둔근은 가장 강한 고관절 신근이고 고관절의 외회전을 일으킨다. 그러나 심부 고관절 외회전근을 구분하여 사용할 수 없을 경우에는 대둔근을 과사용 하고 골반을 밀어 넣어 턴아웃을 제한하는 경향이 있을 것이다.

다리 움직임의 정밀성

제8장에서는 신전을 향상시킬 필요성에 대해 논의하였으나, 수많은 댄서가 다리를 90도 이상으로 들어 올리려 할 때 대퇴사두근의 과사용으로 애를 먹는다. 다리를 앞쪽으로 들어 올릴 경우에, 특히 턴아웃 된 상태에서는 다리가 상승하기 시작함에 따라 대퇴골두가 아래쪽으로 처져야 한다(그림 9–3).

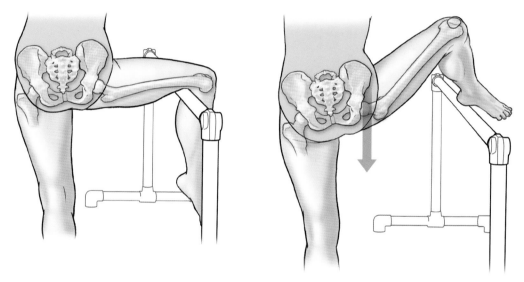

그림 9–3. 고관절 소켓에서 대퇴골의 움직임

들리는 다리의 좌골이 아래의 바닥 쪽으로 뻗어지는 모습을 마음속에 그려본다. 장요근이 동원되어 단축성 수축을 일으키면서 대둔근과 등 하부 근육은 신장된다. 지지하는 다리는 햄스트링과 고관절 외전근을 동원해 안정적으로 유지되어야 한다. 이러한 움직임을 엉덩이를 들어 올려(즉 상승시켜) 시작하면 언제나 소둔근 및 중둔근의 전방 섬유와 대퇴근막장근을 동원하게 되며, 이에 따라 다리는 안쪽으로 회전하기 시작할 것이다. 심부 외회전근이 작용하여 가동범위 내내 대퇴골이 외회전된 상태를 유지해야 한다. 제4장에서 설명한 축성 신장(axial elongation)의 원칙을 기억해 척추를 신장시키고 중심부 근육을 동원한다.

데블로뻬와 같은 유형의 움직임을 수행할 경우에는 다시금 대퇴골두가 아래쪽으로 밀리고 계속해서 턴아웃을 해야 한다. 장요근에 초점을 두어 무릎이 가능한 한 높이 늑골로 오게 한다. 그런 다음 대퇴부의 단축성 수축을 시작하여 무릎을 펴도록 한다. 일단 대퇴사두근을 조였으면, 이 근육은 상승을 더 일으키는 움직임을 도울 수 없고 데블로뻬는 거기서 끝난다.

무릎이 굽혀져 있을 때에는 지지하는 인대가 느슨하며, 이는 무릎의 안정성이 근육의 근력에 의존한다는 의미이다. 무릎이 신전되면서 약간의 해부학적 회전이 슬관절 내에서 일어난다. 이를 염두에 두고 대퇴부와 무릎을 발가락 위로 정렬한 채 제어된 착지를 수행하면 무릎 부상의 위험이 감소할 수 있다. 강한 킥이든 혹은 점프든 이러한 움직임에서 다리가 내려올 때에는 언제나 정밀한 제어를 생각해야 한다. 이와 같은 상황에서는 근육이 중력에 저항하기 위해 작용을 신속히 바꾸어 수축해야 한다. 예를 들어 앞으로 하는 그랑 바뜨망에서 되돌아갈 때에는 몸통의 재조정과 아울러 고관절 신근의 단축성 수축이 요구된다. 이 장에 소개된 하강 바뜨망 운동은 움직임을 되돌릴 때 제어를 생각하게 하는 아주 좋은 방법이다.

점프에서 안전하고도 효과적으로 되돌아가려면 대퇴사두근, 햄스트링과 하퇴부 족저굴근(다음 장에서 논의한다)의 신장성 제어가 요구된다. 지금으로서는 제1장에서 설명하였듯이 신장성 수축은 근육이 작용하되 동시에 신장되는 것이라는 점을 상기한다. 신장성 수축은 대개 움직임의 하향 단계에서 움직임을 제어하기 위해 요구된다. 예를 들어 착지 시 무릎은 근육 작용의 1/3 정도를 일으킨다. 신장성 제어를 통해 발가락과 전족부를 거쳐 발뒤꿈치로 기울이면 착지가 부드러워질 수 있다. 그러면 무릎과 엉덩이가 제어되면서 구부려져 나머지 힘을 흡수할 수 있다. 도약 단계에 전력을 기울여 착지 단계에서 제어하지 못하는 일이 벌어지지 않도록 해야 한다. 수많은 부상이 점프에서 착지하는 동안에 일어난다.

댄스에 초점을 둔 운동

이 장에 소개된 운동은 각각 테크닉과 직접적으로 관련되어 있다. 그러한 운동을 수행하면서는 가장 효율적인 경로를 따라 움직이는 것을 생각한다. 다시 말해 지지하는 체위를 위해 중심부 근육을 동원하고, 움직임을 이루는 데 필요한 근육만 동원한다. 원치 않는 근육 활동은 에너지를 소모하는 반면, 에너지를 보존하면 정밀한 움직임으로 더 오래 댄스를 할 수 있다. 예를 들어 그저 다리를 뒤쪽으로 들어 올리는 움직임에서는 목과 어깨를 과다 작용시킬 필요가 없다. 목과 어깨의 과사용은 장애가 되며, 피로를 유발하고 부상 위험을 증가시킨다. 대신 다음과 같은 새로운 댄스 원칙을 활용하도록 한다.

1. 척추 및 자세 자각을 위한 추선(plumb line) 체위 잡기
2. 척추 또는 골반을 움직이지 않으면서 대퇴부를 움직이기 위한 엉덩이 분리
3. 제어된 움직임을 증가시키기 위한 몸통 안정화
4. 중심부 근육을 동원하기 위한 효과적인 호흡

물론 위와 같은 원칙은 많은 생각을 요하나, 일단 당신이 움직임의 새 전략을 연습하면 그 활용이 자동화된다. 그러면 당신은 몸의 한 부위를 안정화하면서 다른 부위를 자유로이 움직일 수 있어 공연을 향상시킬 수 있을 것이다. 당신은 이러한 효과를 데블로뻬에서 보게 될 것인데, 이 동작에 대해서는 이 장의 마지막 운동을 소개한 후 상세히 분석한다.

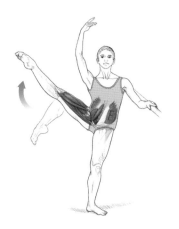

숏 아크
Short Arcs

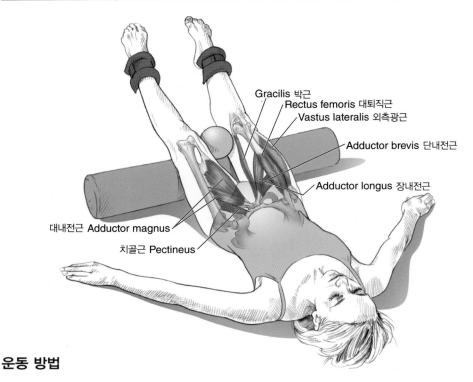

Gracilis 박근
Rectus femoris 대퇴직근
Vastus lateralis 외측광근
Adductor brevis 단내전근
Adductor longus 장내전근
대내전근 Adductor magnus
치골근 Pectineus

운동 방법

1. 바로 누워 폼롤러 또는 돌돌 말은 수건을 무릎 밑에 괴고, 작은 볼을 무릎 사이에 끼며, 약 1. 5kg의 앵클 웨이트를 각각의 발목에 두른다. 양발은 바닥에 평평하게 대야 한다. 중립 자세 정렬을 다시 확인한다. 숨을 들이쉬어 시작한다.

2. 숨을 내쉬면서 볼을 조여 고관절 내전근을 활성화하고 이와 조화시켜 대퇴사두근을 수축시킨다. 양 무릎을 신전시키고 이러한 자세를 유지하면서 둘에서 넷까지 센다. 움직임을 제어해 되돌아간다.

3. 대퇴부로 폼롤러를 내리누르는 것이 아니라 하퇴부를 들어 올리는 데 초점을 둔다. 10~12회 반복한 다음, 무릎을 더 빨리 신전시키고 보다 느리게 되돌아가는 방식으로 10~12회 더 반복한다. 점차 앵클 웨이트의 무게를 약 2.5kg까지 올린다.

⚠ 안전수칙: 중립 골반을 유지하려면 심부 복횡근을 동원하고 장요근의 수축을 피한다. 대퇴사두근, 특히 내측광근에 초점을 둔다. 무릎의 과신전을 피해야 하는데, 그렇지 않으면 후방 무릎 인대에 스트레스가 증가한다.

관련근육

대퇴직근, 내측/외측광근, 장/단/대내전근, 박근, 치골근

댄스 포커스

대퇴사두근의 모든 근육이 무릎을 신전시키는 주동근육이나, 이 운동에서는
특히 내측광근과 내전근에 초점을 둔다. 모든 스타일의 댄스가 무릎
주위에서 비정상적인 움직임을 요구할 수 있으며, 사실 안무가 더 창의적
이고 이례적일수록 그러한 유형의 움직임이 보다 주목을 받는다.
그런 움직임에서는 대퇴사두근을 내전근과 함께 강화하면 슬개골
밑에서 일어나는 압박력을 감소시킬 수 있다. 슬개골을 수직으로
아주 잘 정렬하는 것을 강조하면서 무릎을 0~30도 범위로 움직이면 압박력이 감소한다.

이 운동을 수행하는 동안에는 대퇴부가 수축하면서 하퇴부가 떠오르는 것, 즉 무릎이 펼쳐지는
것을 생각한다. 이러한 유형의 시각화는 데블로뻬의 완료에 도움이 될 것이다. 목표는 대퇴부 근육이
하퇴부를 들어 올리는 것이며, 대퇴부로 밀어내리는 것이 아니다. 예를 들어 위 그림에서 보듯이
발레에서 러시안 빠 드 샤(Russian pas de chat)란 움직임은 앞쪽 다리에서 대퇴사두근의 강한
수축을 요한다. 빠 드 샤의 움직임이 크든 혹은 작든, 대퇴부 근육이 경골을 들어 올리도록 한다.

아래와 같은 체중부하 숏 아크 뿔리에 응용운동에서는 내측광근에 초점을 두어 슬개골이 외측으로
밀리는 경향을 최소화해야 한다. 또한 운동의 템포를 변화시켜 점프와 비슷하게 한다. 즉 도약 단계는
빠르게, 착지 단계는 느리게 한다. 점프에서는 발가락이 바닥에 닿는 순간 대퇴사두근이 신장되기
시작해야 하고 강하면서 탄탄한 상태를 유지해야 한다. 일부 여자 댄서는 보통 운동선수의 경우보다
대퇴사두근의 근력이 더 약하며, 일부 테크닉 또는 워밍업 수업으로는 대퇴사두근을 충분히 훈련하지
못한다. 이러한 경우에 해당하는 댄서는 대퇴부의 근력을 향상시키는 데 힘써야 한다.

응용운동 숏 아크 뿔리에
Short-Arc Plié

높이가 10~15㎝ 정도인 박스 위에 선다. 오른쪽 다리를 턴아웃 자세로 박스 위에 둔 채 왼쪽 다리를
앞쪽으로, 박스 바깥으로 뻗는다. 중립 척추 자세와 턴아웃을 유지하면서 무릎의 중앙이 둘째발가락
위로 놓이도록 한다. 편안히 호흡하면서 드미-뿔리에를 시작하되 일부 하중을 발뒤꿈치 위로
유지하며, 햄스트링과 대퇴사두근의 적절한 동시수축을 느낀다. 무릎을 둘째발가락 위로 적절히
정렬한 상태를 유지한다. 드미-뿔리에를 10~12회 반복하고 내측광근의 동원에 초점을 둔다. 10~12회
반복으로 3세트 수행한다. 일부 하중을 발뒤꿈치 위로 유지하는 것을 기억한다.

벽에 기대어 앉기
Wall Sit

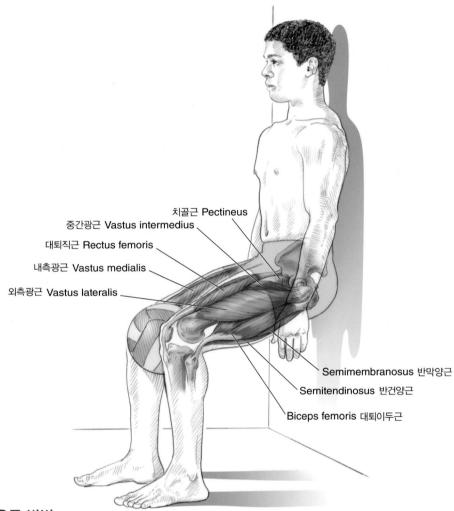

치골근 Pectineus

중간광근 Vastus intermedius

대퇴직근 Rectus femoris

내측광근 Vastus medialis

외측광근 Vastus lateralis

Semimembranosus 반막양근

Semitendinosus 반건양근

Biceps femoris 대퇴이두근

운동 방법

1. 등을 벽에 댄 채 선다. 발뒤꿈치를 벽에서 60㎝ 정도 떨어트린다. 작은 볼을 무릎 사이에 끼고 벽에 기댄다. 숨을 들이쉬어 준비한다.

2. 숨을 내쉬면서 벽에서 미끄러져 내려가 패럴렐 드미-쁠리에를 수행한다. 체중이 양발에 고르게 분산되는 것을 느낀다. 필요하다면 발뒤꿈치를 통한 압력을 재차 강조한다. 내전근을 수축시켜 볼을 조인다.

3. 이러한 자세를 유지하면서 둘에서 넷까지 세어, 등척성 수축을 일으킨다. 벽에서 미끄러져 올라가 되돌아간다. 더 깊은 드미-쁠리에로 반복해 대퇴부를 바닥과 평행하게 한다. 이러한 자세를 유지하면서 둘에서 넷까지 센 다음, 벽에서 미끄러져 올라간다. 이상의 시리즈를 10~12회 반복한다.

⚠ **안전수칙:** 척추의 자연스러운 만곡이 모두 온전히 유지되어야 한다. 척추의 후방 경사가 아니라 중립을 다시 강조한다. 슬관절에 가해지는 압박력을 감소시키려면 슬관절 굴곡이 90도 보다 더 깊은 쁠리에를 수행하지 않도록 한다.

관련근육

햄스트링(반건양근, 반막양근, 대퇴이두근), 대퇴사두근(대퇴직근, 내측/외측/중간광근), 장/단/대내전근, 박근, 치골근

댄스 포커스

이 운동에서는 무릎을 조금 더 구부려도 어려움이 더해지는 것을 알게 된다. 패럴렐 자세로 혹은 턴아웃 자세로 수행하든 더 깊은 스쿼트는 슬개골 밑에 압박을 가할 것이다. 그랑 쁠리에는 대퇴사두근이 충분히 강하면 훌륭한 운동일 수 있다. 무릎이 굴곡되고 쁠리에가 깊어짐에 따라 대퇴사두근의 수축은 증가하고 대퇴골에 대한 슬개골의 압박력 역시 증가한다. 사실 그랑 쁠리에에서는 체중의 7배 정도에 해당하는 하중이 직접 슬관절에 가해질 수 있다. 매번 그랑 쁠리에를 수행하면 그것이 어느 정도인지 상상해보라! 그렇다면 아마도 그랑 쁠리에는 발레 테크닉 수업에서 약간 나중에 해야 할 것이며, 이렇게 하면 다리의 워밍업을 위한 시간이 더 생길 것이다.

홀튼(Horton)의 모던 테크닉에서 힌지(hinge, 위 그림과 같이 몸이 엉덩이에서부터 뒤로 일직선을 이루는 동작)를 수행하기 위해서는 나무랄 데 없는 대퇴사두근의 근력이 필요하다. 이 동작에서는 체중이 뒤쪽으로 실리고 무릎과 대퇴부가 체중과 안정을 유지한다. 또한 고전 발레의 그랑 깡브레 런지에서도 강한 대퇴사두근 수축과 함께 깊은 슬관절 굴곡이 필요하다. 아울러 다양한 현대 스타일의 안무는 턴을 하면서 무릎으로 체중을 전부 받치도록 요구할 수도 있다. 이 운동은 발가락 위로 무릎을 정렬하는 것을 강조하기 위해 사용한다면 10~12회 반복으로 충분할 수도 있다. 그러나 근력을 기르고자 한다면 피로할 때까지 반복한다.

무릎 꿇어 햄스트링 컬
Kneeling Hamstring Curl

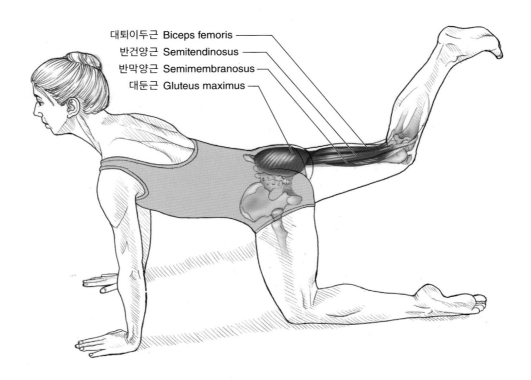

대퇴이두근 Biceps femoris
반건양근 Semitendinosus
반막양근 Semimembranosus
대둔근 Gluteus maximus

운동 방법

1. 기어가는 자세를 취하고 어깨를 손목 바로 위로 그리고 엉덩이를 무릎 바로 위로 둔다. 심부 복근의
   강한 수축을 유지하여 하부 척추를 지지하면서 오른쪽 다리를 뒤쪽으로 뻗는다. 숨을 들이쉬어
   준비한다.

2. 숨을 내쉬면서 심부 복근을 동원하고 척추를 신장시킨다. 햄스트링과 대둔근을 동원하고 오른쪽
   무릎을 구부리되 대퇴부가 처지지 않도록 한다. 이러한 자세를 유지하면서 넷까지 센 다음 무릎을
   신전시킨다. 10~12회 반복한 다음 다리를 바꾼다.

3. 무릎을 구부리면서 오른쪽 엉덩이의 앞쪽을 신장시키고 햄스트링과 대둔근의 강한 동시수축을
   느낀다. 이 운동을 진전시키려면 앵클 웨이트를 추가한다.

⚠ 안전수칙: 심부 복근을 강화하여 하부 척추를 보호한다. 또한 이 운동은 척추를 따라 안정근도 동원한다. 등 하부가 아치를 이루는 것에 저항하고, 골반이 지지받는 자연스러운 자세를 유지하도록 한다.

관련근육

햄스트링(반건양근, 반막양근, 대퇴이두근), 대둔근

댄스 포커스

햄스트링은 완벽한 체위에서 지지를 제공하는 외에 슬관절을 굴곡시키고 고관절을 신전시킨다. 따라서 햄스트링은 두 관절의 움직임을 수행한다. 일부 댄서는 무릎이 과신전 되는데, 관절 이완(laxity)과 후방 중력성 회전력(gravitational torque) 때문에 무릎이 적절한 신전 범위를 지나칠 수 있다는 의미이다. 이러한 과신전의 억제를 돕기 위해서는 햄스트링을 조금 더 빨리 활성화해야 한다. 햄스트링은 발레에서 꾸뻬, 빠쎄 및 아띠뛰드 자세와 아울러 재즈에서 배럴 턴(barrel turn)과 스태그 립(stag leap, 그림 참조)을 수행할 때마다 작용한다. 또한 대퇴이두근은 턴아웃을 보조하는데, 아띠뛰드 데리에르와 턴아웃 아라베스끄에서 이 근육이 수축하는 것이 느껴질 것이다. 엉덩이 분리를 생각하도록 한다. 즉 하부 척추에서 조금도 움직임이 일어나지 않으면서 대퇴부를 뒤쪽으로 가능한 한 멀리 움직인다. 골반과 척추의 저항에 대항해 대퇴부를 움직이는 시도를 해본다.

응용운동 공중 쁠리에
Hovering Plié

엎드려 누워 턴아웃 드미-쁠리에 자세를 취하되 골반의 중립 자세를 유지한다. 등 하부에 대한 심부 복근의 지지를 다시 강조한다. 숨을 들이쉬어 준비한다. 숨을 내쉬면서 하부 복근을 수축시킨다. 심부 외회전근과 대퇴이두근을 동원해 양쪽 다리를 바닥에서 약간 들어 올린다. 다리가 바닥 위로 2.5~5㎝ 정도 떠 있도록 한다. 아래에 있는 심부 외회전근을 강조한다. 이러한 자세를 유지하면서 둘에서 넷까지 센 다음, 움직임을 제어해 대퇴부를 바닥으로 천천히 되돌린다. 10~12회 반복한다.

몸통 지지 햄스트링 리프트
Supported Hamstring Lift

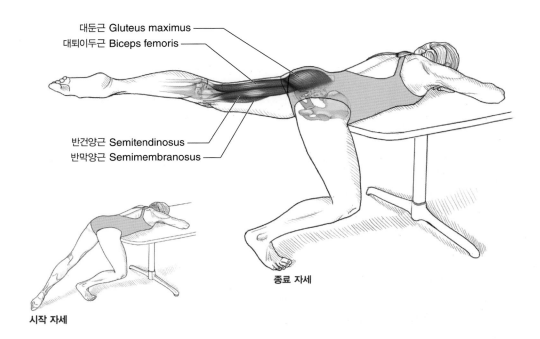

대둔근 Gluteus maximus

대퇴이두근 Biceps femoris

반건양근 Semitendinosus

반막양근 Semimembranosus

종료 자세

시작 자세

운동 방법

1. 양발을 바닥에 댄 채 상체를 탁자 위에 엎드려 눕힌다. 탁자의 모서리를 고관절 굴근에 밀착시키고 양손을 이마 아래에 둔다. 숨을 들이쉬어 준비한다.

2. 숨을 내쉬면서 심부 복근을 동원하고 무릎을 편 채 햄스트링과 대둔근을 수축시켜 한쪽 다리를 바닥에서 들어 올린다. 골반 또는 등 하부가 움직이도록 해서는 안 된다. 이러한 자세를 유지하면서 넷까지 센 다음 천천히 되돌아간다. 10~12회 반복한 다음 다리를 바꾼다.

3. 햄스트링과 대둔근의 강한 동시수축을 느끼고 요추부 안정화에 초점을 둔다. 이 운동을 진전시키려면 앵클 웨이트를 추가한다.

⚠ **안전수칙**: 복근을 활성화한 다음 햄스트링으로 들어 올린다. 등 하부를 이완시켜 다리가 탄력을 받아 제어 없이 올라가게 해서는 안 된다. 그렇게 하면 궁극적으로 척추의 하부 분절들이 약화되고 등 하부가 긴장되어 과사용 손상을 일으킬 것이다.

관련근육

햄스트링(반건양근, 반막양근, 대퇴이두근), 대둔근

댄스 포커스

햄스트링은 좌골에서 기시한다고 설명했다. 이 근육은 골반과 연결되어 있기 때문에 약하면 골반의 정렬이 비효과적일 수 있다. 추선을 생각해본다. 햄스트링 복합체가 약하면 골반이 전방 경사를 일으켜 몸이 최적의 체위에서 벗어날 수 있다. 복근이 위로 당기고 햄스트링이 아래로 당기는 근력 사이의 균형이 견고해야 골반과 등 하부의 균형이 잡힌다. 따라서 햄스트링은 유연성이 아주 좋아야 하지만 근력을 유지하는 것도 중요하다.

햄스트링은 아라베스끄와 강력한 점프를 돕는다. 지지를 증가시키려면 뒤쪽으로 다리 들어 올리기를 연습하되 햄스트링과 함께 복근을 동원하는 것을 새로 인식한다. 아라베스끄 동작이 높아짐에 따라 그러한 하부 복근의 지지를 유지하고 몸통 상부를 앞쪽으로 이동시키며, 따라서 복부와 햄스트링의 연결을 유지하면서 등 상부와 가슴의 척추 신전을 강조한다. 아래의 응용운동은 척추를 지지하며, 척추 신근을 동원 하지 않으면서 햄스트링과 대둔근을 구분 훈련하도록 한다. 대퇴부의 뒤쪽에는 속근섬유가 있어 온갖 레벨의 급변하는 댄스 움직임을 통해 무릎과 엉덩이를 움직이도록 해준다. 때로 대퇴부의 상단이 햄스트링을 압도할 것이다. 그래서 계속해서 햄스트링의 강화에 힘써야 한다.

응용운동 저항밴드 사용 데가제
Resisted Dégagé

저항밴드의 한쪽 끝을 자신의 앞쪽 고정된 지점에 단단히 부착하고 다른 쪽 끝을 오른쪽 발목에 두른 채 선다. 지지하는 다리를 얕은 쁠리에 자세로 둔다. 오른쪽 다리를 움직여 땅뒤 데리에르를 수행한다. 편안히 호흡하면서 햄스트링과 대둔근에 초점을 두며 오른쪽 다리를 들어 올려 데가제 데리에르를 수행한다. 복근의 제어를 유지하여 하부 척추를 지지한다. 오른쪽 엉덩이의 앞쪽을 신장시키고 골반과 하부 척추에서 움직임이 일어나지 않도록 한다. 이러한 자세를 유지하면서 둘에서 넷까지 센 다음 천천히 땅뒤로 되돌아간다. 10~12회 반복한 다음 다리를 바꾼다.

사이드 시저
Side Scissor

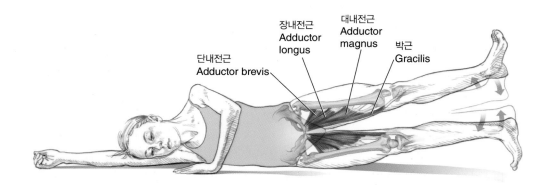

단내전근
Adductor brevis

장내전근
Adductor longus

대내전근
Adductor magnus

박근
Gracilis

운동 방법

1. 우측면으로 누워 오른팔을 머리 위로 뻗고 그 위에 머리를 얹으며, 왼팔로 몸의 앞쪽 바닥을 짚는다. 양쪽 다리를 뻗는다. 중립 척추를 유지하고, 몸의 양옆에서 허리를 들어 올린 상태를 유지한다. 무릎을 위아래로 포갠다. 숨을 들이쉬어 준비한다.

2. 숨을 내쉬면서 위쪽 다리를 턴아웃 시키고 들어 올린 다음, 아래쪽 다리를 턴아웃 시키고 들어 올린다. 심부 복근을 동원하여 몸통을 안정되게 유지한다. 균형이 흐트러진다면 고관절을 굴곡시켜 다리를 약간 앞쪽으로 가져간다. 척추와 골반은 중립으로 유지한다.

3. 작은 내측 대퇴 박동(pulse)을 수행한다. 골반저근, 심부 복횡근과 내전근의 수축을 느낀다. 박동을 수행하면서 열에서 열둘까지 센 후 움직임을 제어해 천천히 되돌아간다. 이러한 시리즈를 6~8회 반복하며, 세트를 진행하면서 템포를 증가시킨다.

⚠ **안전수칙:** 아래쪽 다리는 턴아웃 시킨 상태를 유지해야 바닥에 대한 대전자의 압박을 피할 수 있다. 척추 안정을 위해 심부 복근의 수축을 유지한다.

관련근육

장/단/대내전근, 박근

댄스 포커스

대부분의 댄서는 내전근의 강화보다는 스트레칭에 더 시간을 소비하는 듯하다. 내전근과 중둔근은 협력하여 골반의 안정을 돕는다. 내측 대퇴 근육의 기시부와 정지부를 마음속에 그려본다. 이들 근육은 골반에서 기시해 대퇴골의 내측 부위를 따라 정지한다. 내전근은 다리의 높이가 약 50도 이상이면 효과를 잃지만, 그보다 더 낮은 높이에서는 아주 활동적으로 내전을 일으키고 굴곡과 신전을 보조한다. 아이리시 댄서는 다리를 교차시킬 때 내전근을 자주 사용하여 관객에게 앞쪽에서는 하나의 무릎만 보이는 착각을 일으킨다. 동일한 원리가 아래 그림에서처럼 발레에서 부레(bourrée)를 수행할 때 적용되며, 내전근이 수축하여 다리를 교차시킨다. 또한 다리를 차는 점프 콤비네이션 동작과 발레의 4번 및 5번 자세에서도 골반 안정을 위해 내측 대퇴가 수축해야 하기 때문에 강한 내측 대퇴가 요구된다. 사이드 시저 운동을 천천히 움직임을 제어해 연습한 다음, 다리 박동의 속도를 증가시켜 정밀성을 향상시킨다.

바 사용 데블로뻬
Assisted Développé

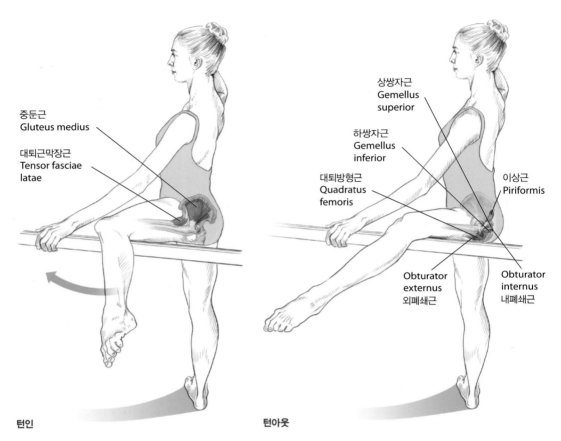

중둔근
Gluteus medius

대퇴근막장근
Tensor fasciae latae

상쌍자근
Gemellus superior

하쌍자근
Gemellus inferior

대퇴방형근
Quadratus femoris

이상근
Piriformis

Obturator externus
외폐쇄근

Obturator internus
내폐쇄근

턴인　　　　　　　　　　　　　　턴아웃

운동 방법

1. 왼손으로 바를 잡은 채 선다. 안쪽(왼쪽) 다리를 무릎 밑에서 바에 걸쳐 알 라 스꽁드(à la seconde) 자세로 둔다. 체위를 조정해 바깥쪽(오른쪽) 다리를 턴아웃 시키고 오른손을 어깨 위에 둔다. 바에 걸친 왼쪽 대퇴부는 90도보다 더 높아야 한다.

2. 왼쪽 대퇴부를 안쪽과 바깥쪽으로 회전시키고, 턴인 시에 엉덩이의 들림에 유의하고 턴아웃 시에 아래에 있는 심부 외회전근에 주목한다. 4회 반복한다.

3. 대퇴부의 마지막 턴아웃을 완료한 후, 대퇴부가 바를 내리누르도록 해서가 아니라 하퇴부를 들어 올려 무릎을 신전시키거나 펼치기 시작한다. 심부 고관절 외회전근과 장요근을 동원하면서 다리를 바 위로 유지한다.

⚠ 안전수칙: 지지하는 다리의 무릎이 비틀리지 않도록 한다.

관련근육

내회전: 중둔근 및 소둔근의 전방 섬유, 대퇴근막장근

외회전: 내/외폐쇄근, 이상근, 대퇴방형근, 상/하쌍자근

슬관절 신전: 대퇴사두근(대퇴직근, 내측/외측/중간광근), 대퇴근막장근

댄스 포커스

당신은 대퇴부를 가슴으로 가져가는 방법을 파악하였지만 무릎을 신전시키기 시작하고 대퇴골은 처지기 시작한다. 당신은 대퇴사두근의 심한 과사용을 느낀다. 대퇴사두근은 일단 수축시켰으면 다리를 더 높이 상승시키는 것을 도울 수 없으며, 데블로뻬는 거기서 끝난다.

대퇴골이 늑골에 붙어 있는 모습을 마음속에 그려보고, 심부 장요근의 수축을 증가시켜 대퇴부가 늑골에 붙어 있는 상태를 유지하며, 아래에 있는 심부 외회전근을 아주 강하게 수축시켜 대퇴부의 턴아웃을 유지한다. 움직임 내내 고관절 소켓에서는 대퇴부의 나선 효과(spiraling effect)가 있다. 좌골을 아래의 바닥으로 향하게 하고 대퇴부의 외측도 아래로 회전시키도록 하는 것을 기억하면 도움이 될 수도 있다.

이제 그저 하퇴부를 들어 올린다. 경골, 발목과 발이 떠오르는 모습을 마음속에 그려보고 대퇴사두근의 수축에 따른 당김이 하퇴부를 상승시키도록 한다. 대퇴골을 90도 이상으로 지지하기 위해 장요근과 심부 외회전근의 수축을 유지하는 것이 중요하다. 대퇴부의 뒤쪽을 계속해서 턴아웃 시키는 것을 상기한다. 또한 당신은 지지하는 다리의 중둔근이 골반의 안정화를 돕는다는 점을 알게 될 것이다. 이 모든 근육이 협력하여 놀라운 데블로뻬를 선보이도록 한다.

하강 바뜨망
Descending Battement

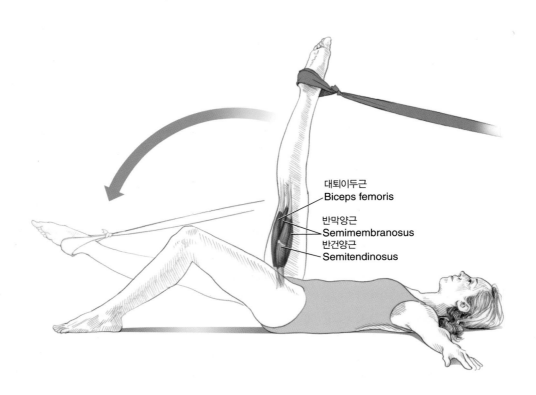

대퇴이두근
Biceps femoris

반막양근
Semimembranosus

반건양근
Semitendinosus

운동 방법

1. 바로 누워 왼쪽 무릎을 구부리고 발을 바닥에 댄다. 오른쪽 다리는 고관절을 90도로 굴곡시키고 턴아웃 시킨 상태에서 시작하며, 무릎은 충분히 신전시킨다. 미리 한쪽 끝을 머리 뒤쪽으로 높이 고정시킨 탄력밴드의 다른 쪽 끝을 오른발에 건다. 숨을 들이쉬어 준비한다.

2. 숨을 내쉬면서 심부 복근을 동원하여 등 하부를 안정시킨다. 마치 그랑 바뜨망에서 되돌아가는 것처럼 밴드의 저항에 대항해 움직임을 제어하면서 다리를 내린다.

3. 숨을 들이쉬면서 다리를 올린다. 마치 상부 내측 대퇴로 다리를 들어 올리는 것처럼 느낀다. 상향 단계에서는 속도를 올리고 하향 단계에서는 저항에 대항해 속도를 늦추고 움직임을 제어한다. 운동을 반복할 때마다 몸통의 제어를 재차 강조한다. 10~12회 반복한다.

⚠ **안전수칙**: 골반의 안정을 유지하려면 골반의 전방 경사 및 측면 경사를 모두 피한다. 골반 또는 척추가 아니라 대퇴부만 움직인다.

관련근육

햄스트링(반건양근, 반막양근, 대퇴이두근)

댄스 포커스

하이 킥, 그랑 쥬떼, 또는 이동 도약에서 내려올 때 제어하면 움직임이 중력에 저항하는 모습을 보여주게 된다. 이 운동에서는 다리가 내려갈 때 밴드를 사용하여 햄스트링의 단축성 수축에 초점을 둔다. 다리가 다시 올라갈 때에는 밴드의 도움을 받으면서 햄스트링과 대둔근의 신장성 수축을 유지한다. 가동범위 전체에 걸쳐 턴아웃의 유지에 힘써야 한다. 그렇게 해야 엉덩이가 상승하지 않을 것이다. 바뜨망의 꼭대기에서 마치 다리가 신장될 수 있는 것처럼 느끼고, 다리는 공중으로 들린 후 천천히 내려가기 시작한다. 골반의 고정을 유지하고 엉덩이 분리의 원칙을 재확인한다. 대퇴부의 뒤쪽을 턴아웃 시키는 것을 상기한다.

또한 이 운동은 알 라 스꽁드 동작을 위해 옆으로 누워 반복할 수도 있다. 이러한 두 운동을 수행하면서 몇 회의 반복을 눈을 감고 하여 심부 복횡근이 코르셋처럼 척추를 감싸는 작용에 초점을 맞춘다. 이러한 지지가 있으면 당신은 다리를 자유로이 움직일 수 있다.

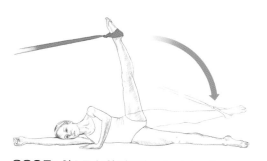

응용운동: 옆으로 누워 바뜨망 Side-Lying Battement

데블로뻬
Développé

데블로뻬는 고전 발레 용어이며 영어로 '발달하다'를 의미한다. 당신이 고관절 굴근 및 고관절 외전근의 근력과 아울러 햄스트링의 유연성을 갖추고 있다면, 화려하고 높은 데블로뻬를 선보이지 못할 이유가 없을 것이다. 데블로뻬 알 라 스꽁드를 해보는데, 이전 장에서 취해본 빠쎄 자세에서 계속 연장해 아띠뛰드 알 라 스꽁드에 이어 데블로뻬를 해볼 것이다.

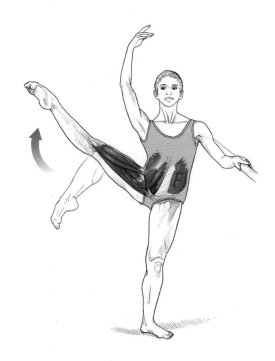

1. 다리와 발을 5번 자세로 하고 오른쪽 다리를 앞쪽에 둔 채 시작한다. (여기서는 골반과 대퇴부 정렬에 초점을 맞추기 위해 팔은 설명에서 제외할 것이다.) 자세를 조정하여 중립 척추 및 골반 자세를 잡는다. 심부 복근이 가볍게 안으로 당겨지는 것을 느낀다. 고관절 내전근과 심부 고관절 외회전근이 작용하는 것을 느낀다.
2. 동작을 시작하기 전에 척추가 신장되는 것을 느끼고 지지할 다리를 생각한다. 고관절 외회전근이 깊숙이 엉덩이의 뒤쪽에서 수축하는 것을 느낀다. 양쪽 다리를 따라 줄곧 바닥까지 턴아웃 회전을 느낀다. 지지할 다리의 발과 족궁을 강하게 유지하고, 체중이 다섯 발가락 모두와 발뒤꿈치에

고르게 분산된 상태를 지속한다.

3. 오른쪽(앞쪽) 다리의 발뒤꿈치를 앞으로 해서 발바닥으로 왼쪽(지지하는) 다리의 발목을 감싸는 꾸 드 삐에(cou-de-pied) 자세를 취하되, 움직이는 다리와 지지하는 다리에서 모두 외회전을 유지한다. 엉덩이의 앞쪽이 열리고 양쪽 다리의 고관절 외회전근이 강하게 수축하는 것을 느낀다. 골반은 안정되게 유지되어야 한다. 지지하는 다리의 중둔근이 보다 깊이 수축하는 것을 느껴 몸의 균형과 골반의 안정을 유지해야 한다. 전방 장골과 치골이 곧장 전두면을 따라 정렬되어 있는 것을 계속해서 느낀다.

4. 포인(point) 한 오른발의 다섯째 발가락을 지지하는 다리의 내측에 살짝 대고 오른쪽 다리를 내측을 따라 계속해서 밀어 올린다. 턴아웃을 유지하면서, 대퇴골이 줄곧 전두면을 따라 움직이는 것을 생각한다. 오른쪽 다리의 외측이 수축하는 것을 생각하여 대퇴부가 턴아웃 되고 무릎이 바로 바깥쪽 측면으로 벌어진 상태를 유지한다.

5. 일단 다리가 빠쎄 자세가 되었으면, 오른쪽 무릎을 들어 올리기 시작해 아띠뛰드 알 라 스꽁드를 수행한다. 체중을 외측으로, 지지하는 다리 위로 약간 이동시키되 소둔근, 중둔근과 심부 외회전근의 수축을 강하게 유지한다.

6. 장요근이 수축하여 오른쪽 대퇴부를 상승시키며, 대퇴방형근이 수축하여 턴아웃의 유지를 돕는다. 대퇴골은 대전자가 장골에 닿지 않도록 외측으로 회전해야 한다. 강하고 깊은 복근 수축을 유지하여 척추를 안정화한다.

7. 일단 오른쪽 대퇴부가 상승된 아띠뛰드 알 라 스꽁드 자세에 이르렀으면, 대퇴직근을 수축시켜 무릎을 펴기 시작하되 대퇴골이 처지지 않도록 한다. 장요근이 수축하여 대퇴골을 상승된 상태로 유지하는 모습을 계속해서 마음속에 그려본다. 또한 봉공근도 수축하여 턴아웃의 유지를 보조할 것이다. 오른쪽 다리의 햄스트링이 신장되는 것을 느끼고 깊은 복근 수축을 유지하여 척추를 안정화한다.

관련근육

몸통 거치: 심부 복횡근, 내/외복사근, 골반저근(미골근, 항문거근), 장/대내전근, 박근, 치골근, 중둔근

꾸 드 삐에에서 빠쎄로 움직이는 동작: 내/외폐쇄근, 이상근, 대퇴방형근, 상/하쌍자근, 중둔근의 후방 섬유, 봉공근

지지하는 다리: 내/외폐쇄근, 이상근, 대퇴방형근, 상/하쌍자근, 중둔근의 후방 섬유, 대둔근의 하부 섬유, 장/단/대내전근, 박근

빠쎄에서 아띠뛰드로 움직이는 동작: 장요근, 봉공근, 복횡근

무릎 펴기: 대퇴사두근(대퇴직근, 내측/외측/중간광근), 대퇴근막장근

발목과 발

ANKLES AND FEET

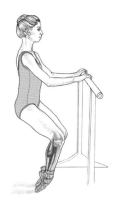

강하고 균형 잡힌 발은 전신을 위한 토대가 된다. 중심부와 골반에서 근력을 기르고 아울러 하퇴부의 정렬에 관한 지식을 쌓으면 발목과 발에서 빠르고 두려움 없는 풋워크에 필요한 파워가 생길 수 있다. 댄서는 기능적 테크닉을 향상시키기 위해 정확한 정렬과 근육의 작용에 대한 기본적인 이해가 필요하다. 인간의 발에는 26개의 뼈와 34개의 관절이 있어 다양한 움직임이 가능하다. 하중을 받을 때 발에서는 어느 관절의 움직임도 기타 관절과 직접적인 관련이 있으므로, 댄스를 효과적으로 하기 위해서는 모든 관절이 일체로 조화롭게 작용해야 한다.

댄서가 사용하는 발과 발목의 움직임은 모던 댄스, 재즈댄스, 사교댄스, 아이리시 댄스와 대부분의 포크 댄스 스타일에서 비슷하다. 댄서는 발로 빠르게 이동하고 발의 볼과 발가락의 끝으로 일어설 수 있어야 한다. 아울러 턴, 점프, 포인(point), 를르베와 쁠리에 같은 기본 기술이 모든 댄스 테크닉에서 필요하다. 각 스타일의 댄스는 특정한 발 자세를 요구하며, 특정한 유형의 신발은 말할 것도 없다. 이러한 다양한 신발은 진정한 지지를 위해서보다는 미적 외관을 위해서 사용될 수도 있다. 예를 들어 댄서는 힐을 신고 달리고 점프하거나 맨발로 피벗 회전하고 밀어야 할 수도 있다. 탭 댄스, 클로그 댄스(dog dance, 나막신을 신고 추는 춤)와 플라멩코 댄스에서는 발로 바닥을 두드려 소리를 내는 어려운 풋워크로 인해 강도 높은 파워가 요구된다. 고전 발레의 기본 동작인 포인은 극도의 가동범위를 요구한다.

이 장은 모든 스타일의 댄스에 적용되고 해부구조에 대한 이해의 중요성을 실증적으로 보여준다. 댄서는 족궁을 무너지지 않게 하고 강하게 유지하는 지지 구조물을 알아야 한다. 발목 염좌의 위험을 감소시키기 위해서는 발목의 안정성이 어디에서 비롯되는지를 알아야 한다. 또한 근육의 기본적인 움직임을 이해하면 강화 운동에서 효과를 볼 수 있어 유용하다. 기능적이고 빠르며 두려움 없는 풋워크는 그냥 생기지 않으며, 훈련, 관리와 유지를 필요로 한다.

골격 해부구조

복사뼈(malleolus, 과)는 경골과 비골의 하단에서 안팎으로 튀어나와 있는 뼈로, 경골의 복사뼈가 내측과이고 비골의 복사뼈가 외측과이다. 경골과 비골 아래에서 발목을 형성하는 족근골(tarsus or tarsal bone, 발목뼈)은 거골(talus, 목말뼈), 종골(calcaneus, 발꿈치뼈), 주상골(navicular bone, 발배뼈), 3개의 설상골(cuneiform bone, 쐐기뼈), 입방골(cuboid bone) 등 7개의 뼈로 이루어져 있으며, 여기에는 발목을 지지하는 강한 인대가 있다.

거골은 경골의 아래에 있고 내측과와 외측과 사이에 딱 맞게 끼여 있어 경골 및 비골과 함께 발목관절을 형성하는 뼈로, 체중을 발로 전달하는 역할을 한다. 이 뼈

는 뒤쪽에서는 종골, 앞쪽에서는 주
상골과 만난다(그림 10-1). 종골에는
비복근과 가자미근의 건이 합쳐져 형
성된 아킬레스건이 부착되며, 주상골
등에는 후경골근의 건이 부착된다.
두 건은 활성화되어 발과 발목을 포인
(point) 한다.

발의 중간 부위에는 주상골 외에
3개의 설상골과 입방골이 있으며, 이
들 뼈는 앞쪽 부위에 있는 5개의 중
족골(metatarsal bone, 발허리뼈)을 만

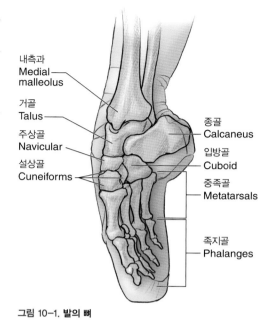

내측과
Medial
malleolus

거골
Talus

주상골
Navicular

설상골
Cuneiforms

종골
Calcaneus

입방골
Cuboid

중족골
Metatarsals

족지골
Phalanges

그림 10-1. 발의 뼈

난다. 이러한 중간 부위는 아름다운 뿌앙뜨(pointe)를 위한 가동성과 지지를 위한
견고함을 제공한다. 중족골은 족지골(phalange, 발가락뼈)을 만나며, 이렇게 형성
된 관절에서의 유연성은 가능한 가장 높은 하프 뿌앙뜨를 위해 필요하다. 발의 모
든 뼈는 인대와 근육의 건으로 연결되어 있으며, 이들은 지지를 제공한다.

지금 이후로는 발을 3개 부위로 나누어 살펴본다. 전족부(forefoot)는 족지골과
중족골로 이루어지고, 중족부(midfoot)는 주상골, 3개의 설상골과 입방골로 구성되
며, 후족부(rearfoot)는 종골과 거골로 이루어진다.

발의 뼈들은 편평하게 구성되어 있지 않다(그림 10-2). 내측 경계는 긴 아치를 이
루는데, 이를 내측 종족궁(medial longitudinal arch)이라고 한다. 강사가 "안으로 기
울이지 말라"고 지적할 경우에는 대개 이 족궁을 편평하게 펴지 말라는 것이다. 발
의 외측 경계는 바닥에 닿아 있지만, 이것도 외측 종족궁(lateral longitudinal arch)

을 형성한다. 체중의 일부가 외측 종족궁을 따라 실리는 한, 내측 종족궁은 활성화 되어 들릴 수 있다. 횡족궁(transverse arch, 중족궁)은 내측에서 외측으로 가로질러 간다. 함께 이들 아치는 수많은 댄서가 연습하는 발등을 현저히 높이 올린 자세를 만든다. 족궁은 발의 뼈에 의해 지지되며, 체중, 점프 활동, 균형 자세와 비트는 움 직임을 지지하기 위해 강하고 활성화되어 있어야 한다.

또한 족궁은 근막과 인대에 의해서도 지지된다. 족저근막(plantar fascia)은 발바닥 에서 결합조직으로 이루어진 매우 질긴 띠로, 전족부와 발뒤꿈치 사이를 주행한다. 족궁의 약화와 긴장에 의해 유발되는 족저근막의 과사용은 이 근막이 염증을 일 으키는 족저근막염(plantar fasciitis)을 초래할 수 있다. 이러한 과사용 증후군의 위 험을 최소화하기 위해서는 발에서 근력과 유연성을 유지해야 한다.

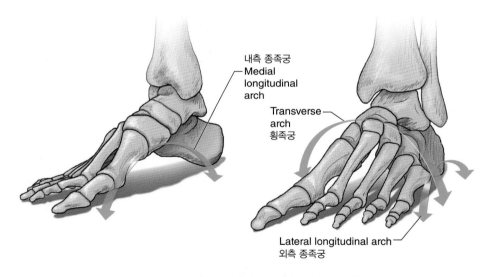

그림 10-2. 발의 3개 족궁: 내측 종족궁, 외측 종족궁과 횡족궁.

발과 발목의 동작

발목관절은 포인(point)과 플렉스(flex), 즉 의학용어로 족저굴곡(plantar flexion)과 족배굴곡(dorsiflexion)을 할 수 있다. 를르베의 정점에서 아주 미세하게 옆으로 움직일 수 있는 능력은 때로 균형 잡힌 자세인 앙 뿌앙뜨를 유지하려 할 경우에 도움이 된다.

거골은 상자 같은 공간에 딱 맞게 끼여 있다. 쁠리에에서 거골은 약간 뒤쪽으로 이동하며, 거기서 밀착되어 안정성을 제공한다. 일부 경우에 드미-쁠리에가 너무 깊을 때에는 거골이 경골의 하단과 닿을 수 있다. 이러한 뼈 접촉은 통증과 부종을 유발하고 결국 골극(bone spur, 뼈 돌기)을 초래할 수 있다. 쁠리에가 이런 뼈 충돌을 일으키지 않도록 도우려면 다리에서 근력과 신장성 근육 제어를 유지해야 한다.

드미-뿌앙뜨에서 거골은 그 공간의 안정된 위치에서 벗어나 약간 앞쪽으로 이동해 불안정을 초래한다. 이 장에 소개된 내번 프레스, 윙잉 및 볼 사용 를르베 운동은 발목 지지에 초점을 둔다. 일부 댄서는 거골의 뒤쪽에서 뾰족하게 더 자라난 비정상적인 뼈 돌기가 종골과 접촉하기 때문에 완전한 포인 자세를 취하기가 힘들다. 이와 같은 후방 뼈 충돌은 완전한 높이의 를르베를 제한하고 발목을 불안정하게 하며 체중이 뒤로 이동하는 상황을 초래한다. 즉 무게중심을 하프 뿌앙뜨 또는 풀 뿌앙뜨 자세로 완전히 옮길 수 없을 경우에는 체중이 너무 뒤쪽으로 실리게 된다. 이렇게 체중이 잘못 실리면 과사용 및 스트레스 손상을 일으킬 수 있으며, 특히 균형이 흐트러지고 보상 움직임으로 인해 하퇴부 후방 근육이 과다 작용하게 된다.

후족부의 거골하관절(subtalar joint)은 거골과 종골이 만나는 곳에 있다. 이 관절은 다리를 패럴렐과 턴아웃 중 어느 자세로 두고 연습을 하든, 쁠리에에서 회내와 를르베에서 회외가 이루어지도록 한다. 여기서 회내는 족배굴곡, 외번(eversion)과 외전이 어우러진 움직임이며, 회외는 이와 정반대이다. 적절한 회내에서는 체중을 지탱할 때 내측 종족궁이 약간 처져 압박을 받은 다음 일단 체중이 제거되면 이완된다. 이러한 움직임은 를르베와 점프에서 추진을 위해 그리고 착지에서 충격 흡수를 위해 필요하다. 그러나 과도한 회내는 발이 안으로 기울게 하고 내측 종족궁에 과도한 스트레스를 가한다. 발이 안으로 기우는 현상은 때로 심부 고관절 외회전근과 내전근을 사용하기보다는 발에서 억지로 턴아웃을 일으키는 것으로 인해 발생한다.

후족부의 움직임이 좋아야 중족부에 필요한 움직임이 일어난다. 예를 들어 쁠리에에서는 종골의 내측 부위가 약간 안쪽으로 움직여 거골에서도 동일한 움직임이 일어날 수 있다. 이러한 작은 움직임이 일어나야 중족부의 관절이 열린다. 중족부의 관절이 느슨해지면 유연성이 생겨 충격을 흡수하고 쁠리에 동작이 부드러워질 수 있다. 를르베에서는 정반대의 작용이 일어난다. 즉 발뒤꿈치와 거골이 약간 들려 중족부의 관절이 조일 수 있으며, 이에 따라 를르베에 필요한 견고한 족궁이 이루어진다. 중족부의 근육을 강화하면 를르베를 수행할 때 체중을 제1, 제2 및 제3중족골로 아주 원활하게 옮길 수 있으며, 그러면 족궁이 견고해져 움직임의 안정화에 도움을 줄 수 있다.

점프 움직임에서 발가락 떼기를 위해서는 중족골과 족지골이 만나는 곳의 관절에서 근력과 유연성이 충분해야 한다. 또한 를르베에서 적절한 기반을 제공하기 위해서는 발가락 아래가 신장성으로 수축해야 하는데, 이러한 신장성 수축이 일어나면 전족부 및 발가락 아래 작은 근육이 길어지되 강해지고 활성화된다. 서 있는 자세에서도 견고한 고정을 위해 발가락은 신장되고 족궁 근육은 활성화되어야 한다.

이 장에 소개된 첫 번째 운동인 돔 만들기는 발의 내재근(intrinsic muscle)을 활성화하여 족궁 지지를 향상시킨다.

지지 인대

아마도 누구나 발목 염좌를 경험한 댄서를 알고 있을 것이며, 이는 아주 흔한 인대 손상이다. 발과 발목에는 수많은 인대가 있으나, 여기서는 지지를 제공하는 5개의 인대를 살펴본다(그림 10-3).

발목관절의 내측에는 경골(내측과)에서 시작되어 부채꼴로 펼쳐져 거골, 종골과 주상골에 부착되는 4개 인대가 있다. 이러한 내측 인대 복합체를 삼각인대(deltoid ligament)라고 하며, 이 인대는 아주 강해 발목관절에 매우 중요한 안정성을 제공한다. 또한 발의 내측에는 종주인대(calcaneonavicular

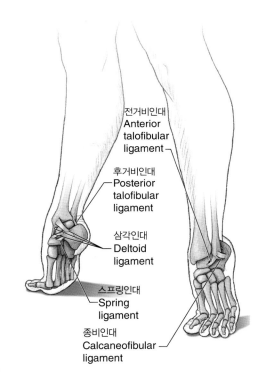

전거비인대
Anterior talofibular ligament

후거비인대
Posterior talofibular ligament

삼각인대
Deltoid ligament

스프링인대
Spring ligament

종비인대
Calcaneofibular ligament

그림 10-3. 발과 발목을 지지하는 5개의 인대

ligament)도 있다. 이 인대는 스프링인대(spring ligament)라고도 하며, 종골과 주상골을 연결한다. 주요 역할은 거골을 받쳐 체중을 지지하는 것이다. 또한 스프링인

대는 내측 종족궁의 유지를 돕는다. 이 인대가 약하거나 늘어나면 발이 편평해질 수 있다.

발목관절의 외측에는 3개 인대가 있어 함께 발목관절에 안정성을 제공하는데, 전거비인대(anterior talofibular ligament), 종비인대(calcaneofibular ligament)와 후거비인대(posterior talofibular ligament)가 그것이다. 전거비인대와 종비인대는 삼각인대만큼 강하지 않아 대개 외측 발목 염좌를 일으킬 경우에 제일 먼저 손상을 입는 인대이다. 외측 발목 염좌에서 발바닥은 안쪽으로 뒤틀려(내번) 지지하는 인대가 손상되는데, 댄서는 때로 이러한 손상을 "발목이 접질렸다"고 말한다.

전거비인대는 거골과 비골을 연결하며, 를르베에서 수직으로 안정된 위치로 움직이고 팽팽해진다(Russell 등, 2008). 이 인대는 위의 3개 발목 외측 인대 중 가장 약하고 대개 외측 발목 염좌에서 가장 먼저 손상을 입는다. 종비인대와 후거비인대는 그 명칭이 의미하듯이 종골과 비골 및 거골과 비골을 연결하고 중요한 정렬 및 발목 안정성의 유지를 돕는다. 후거비인대는 3개 인대 가운데 가장 강하다. 발목이 완전한 가동범위로 움직이는 동안 이들 외측 인대는 서로 다른 수준의 장력을 생성하여 발목을 안정화한다.

근육 역학

발과 발목의 동작은 발 자체 내에 위치한 12개의 내재근(intrinsic muscle)과 발의 외부에서 기시하고 여러 작용을 하는 12개의 외재근(extrinsic muscle)에 의해 이루어진다.

하퇴부의 후방에는 2개의 주요 근육이 있다. 비복근(gastrocnemius)은 대퇴골의 뒤쪽에서 기시하고 이 근육 밑에 있는 가자미근(soleus)은 경골과 비골에서 기시하며, 이들 근육은 두 근육의 건이 하나로 합쳐진 아킬레스건을 통해 종골에 부착된다(그림 10-4). 비복근과 가자미근은 발의 포인(족저굴곡)에서 주동근육이므로 를르베와 뿌앙뜨에서 중요한 역할을 하며, 비복근은 두 관절을 지나가므로 슬관절의 굴곡을 보조하기도 한다. 가자미근은 균형을 유지하는 역할을 하며, 하프 뿌앙뜨에서 풀 뿌앙뜨로 오를 때와 점프에서 착지 시 제어를 확보할 때 중요하다. 이 장에 소개된 앉아 가자미근 펌프 운동은 가자미근 특이적 근육 강화를 위한 응용운동 2가지를 제시한다.

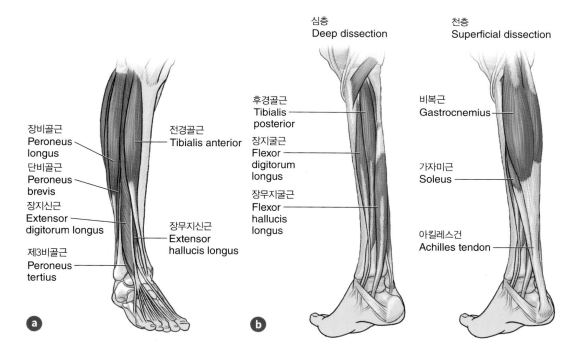

그림 10-4. 하퇴부와 발의 근육: (a) 앞쪽과 (b) 뒤쪽.

경골 또는 비골의 뒤쪽에서 기시하는 기타 근육으로 후경골근(tibialis posterior), 장지굴근(flexor digitorum longus)과 장무지굴근(flexor hallucis longus)이 있는데, 이들 근육은 족저굴곡과 내번(inversion)을 보조한다. 후경골근은 주상골, 설상골, 입방골과 제2~4중족골의 기저부에서 정지하며, 내측 종족궁에 대한 지지를 증가시킨다. 장무지굴근은 엄지발가락에서 그리고 장지굴근은 둘째부터 다섯째 발가락까지에서 정지한다.

장무지굴근은 보다 관심을 기울일 필요가 있다. 이 근육은 비골의 뒤쪽을 따라 기시하고, 하퇴부의 뒤쪽을 따라 내려가 내측과 밑의 작은 터널을 지나간 다음, 그 건이 엄지발가락의 기저부에서 정지한다. 장무지굴근은 엄지발가락의 굴곡, 점프에서 지면을 밀어내는 파워의 생성, 내측 종족궁의 지지 등 여러 역할을 한다. 포인과 를르베에서 장무지굴근 건의 반복적 과사용은 불편과 염증을 초래할 수 있는데, 이 질환을 댄서의 건염(dancer's tendinitis)이라고 한다. 또한 이 건은 터널 사이에 끼여 통증을 유발할 수 있으며, 이는 건이 벗겨지거나 찢어지는 현상을 초래할 수 있다. 장무지굴근 건의 과사용을 피하기 위해서는 발의 포인에 작용하는 모든 근육을 강화하는 것이 무엇보다 중요하다. 이를 위한 운동이 이 장에 포함되어 있다.

하퇴부의 외측에는 3개의 비골근(peroneal)이 있으며, 이들 근육은 비골에서 기시하고 발목관절의 외측을 지나 제5 및 제1중족골의 기저부에서 정지한다. 이들은 외번을 일으키고 하퇴부의 외측에 근력을 제공하며 외측 발목 염좌의 위험을 감소시킨다.

한편 하퇴부의 전방에는 전경골근(tibialis anterior), 장지신근(extensor digitorum longus)과 장무지신근(extensor hallucis longus)이 있다. 이들 근육은 발목의 족배굴곡, 발의 내번과 발가락의 신전을 일으키거나 보조한다. 이상의 외재근은 모두 하퇴부를 발목에 바짝 붙이는 작용을 해서 지지를 제공한다.

발바닥에서도 지지 근육이 층을 이루고 있다(그림 10-5). 이러한 내재근은 발뒤꿈치를 족근골 및 중족골에 연결하고 발가락을 신장시키는 역할을 한다. 무지외전근(abductor hallucis)은 종골의 내측에서 엄지발가락까지 주행하는 근육으로 엄지의 외전을 일으키고 내측 종족궁을 지지한다. 이 근육을 훈련하여 활성화하면 내측 종족궁 부위에서 근력이 길러질 수 있다. 이 장에 소개된 엄지발가락 외전 운동을 통해 이 근육을 강화할 수 있다. 또한 중족골과 족지골 사이에도 심부 근육이 있다. 이들 내재근의 약화는 갈퀴 발가락(clawing of the toes)을 유발할 수 있는데, 발가락이 신장된 상태로 있어야 점프에서 지면을 밀어내는 기술이 가능하다.

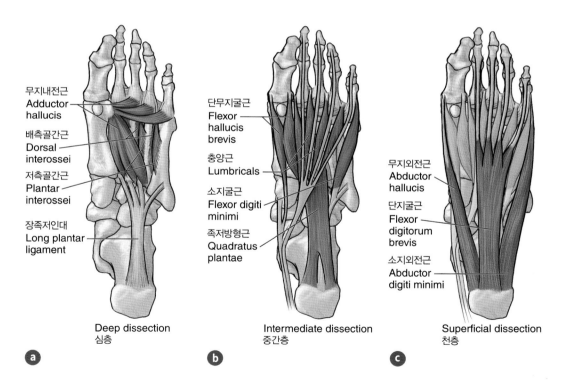

그림 10-5. 발의 내재근: (a) 심층, (b) 중간층과 (c) 천층.

댄스에 초점을 둔 운동

이 장에 소개된 운동을 수행하면서 근육이 발목을 바짝 붙여 지지하는 모습을 마음속에 그려본다. 매번 굴곡 또는 드미-쁠리에를 수행할 때마다 거골이 자신의 공간에서 안정적으로 위치해 지지하는 모습을 상상해본다. 모든 족궁을 따라 흐르는 에너지를 생각해본다. 매번 발을 포인 할 때마다 제2 및 제3중족골을 경골과 정렬해 완벽한 라인을 만든다. 발가락 아래를 신장시켜 갈퀴 발가락이 되지 않도록 해야 하며, 이렇게 하면 하프 뿌앙뜨에서 지지기반이 더 넓어져 균형을 잡기 위한 기반이 개선된다. 모든 운동을 다양한 속도로 수행하고 가동범위 내내 제어해 움직이도록 한다. 이 장은 족궁 강압 를르베를 자세히 설명하면서 끝을 맺는다.

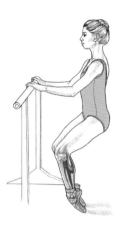

돔 만들기
Doming

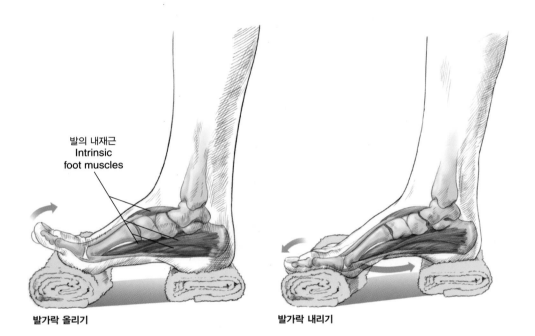

발의 내재근
Intrinsic
foot muscles

발가락 올리기　　　　　　　　　발가락 내리기

운동 방법

1. 앉아서 시작한다. 전족부를 돌돌 말은 수건에 얹고 발뒤꿈치를 또 하나의 말은 수건에 얹는다. 말은 수건을 이용하여 발의 거치가 중족골두에서 발뒤꿈치까지 고르게 균형이 잡히도록 한다.

2. 모든 발가락을 위로 들어 올리되 전족부는 말은 수건에서 들어 올리지 않는다. 다시 하중이 고르게 분산되도록 한다. 발가락을 바닥으로 밀기 시작하면서 발가락 아래를 신장시킨다.

3. 족궁 전체에 걸쳐 심부 내재근을 동원하고 중족골두를 발뒤꿈치 쪽으로 당긴다. 이러한 움직임은 중족족지관절(metatarsal phalangeal joint)에서 시작된다. 발가락을 오므려서는 안 되며, 내재근이 중족골두를 발뒤꿈치 쪽으로 당기도록 한다. 15회 반복하며, 최대 30회 반복을 수행한다.

관련근육

발의 내재근: 충양근, 골간근

댄스 포커스

안무에서 일부 요구사항으로 발은 큰 대가를 치를 수 있다. 수많은 작은 근육이 발바닥을 따라 위치하며, 이들 근육은 발의 포인, 하프 뿌앙뜨에서 풀 뿌앙뜨로의 움직임, 그리고 점프에서 지면을 밀어내는 동작에 기여한다. 내재근과 뼈의 해부구조가 발의 여러 족궁을 지지하고 발가락을 오므리지 않도록 돕는다. 이러한 지지를 이루기 위해 내재근이 활성화하는 것을 느껴야 한다. 눈을 감고 발에서 이런 특정 부위에 초점을 둔다. 수많은 근섬유와 함께 강한 근막이 수축하여 제어하는 모습을 마음속에 그려본다. 맨발로 댄스를 하든 혹은 포인트 슈즈나 캐릭터 슈즈(character shoes, 발레용 슈즈와 달리 뒤축이 있고 발등 위에 끈이 있기도 함)를 신고 댄스를 하든, 내재근이 강해야 점프와 뿌앙뜨에 필요한 파워와 탄력이 생긴다. 일부 워밍업과 기초적인 테크닉 수업으로는 발에서 이 특정한 부위에 대한 훈련이 부족할 수도 있다. 추가로 시간을 내어 발을 강화함으로써 족궁을 적절히 유지하는 것은 댄서의 몫이다.

응용운동 저항밴드 사용 돔 만들기
Doming With Resistance

저항밴드의 한쪽 끝부분을 바닥에 깔고 그 위에 한쪽 발을 얹는다. 밴드의 다른 쪽 끝을 붙잡아 밴드가 발가락 밑으로부터 올라가도록 한다. 전족부를 저항밴드에서 들어 올리지 않으면서 발가락을 위쪽으로 들어 올린다. 발가락을 밴드로 밀어 내리기 시작하면서 발가락 아래를 신장시킨다. 심부 내재근을 동원하고 중족골두를 밴드의 저항에 대항해 발뒤꿈치 쪽으로 당긴다. 발가락을 오므려서는 안 된다. 발가락을 밀어 내리기 시작하면서 심부 내재근을 동원하여 족궁을 강한 돔으로 만든다. 15회 반복하며, 최대 30회 반복을 수행한다.

엄지발가락 외전
Big-Toe Abduction

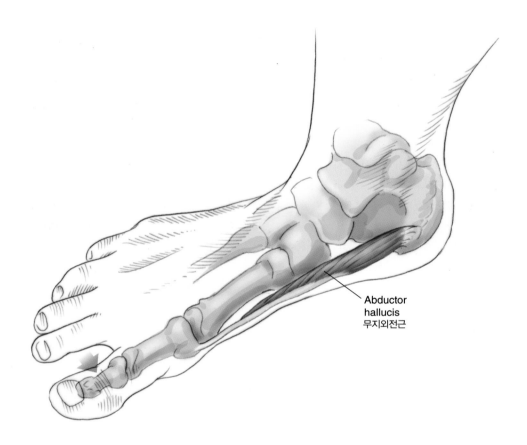

Abductor
hallucis
무지외전근

운동 방법

1. 앉아서 시작한다. 발을 바닥에 대고 중족골두와 발뒤꿈치 사이에서 하중이 고르게 분산되는 것을 강조한다.

2. 엄지발가락을 나머지 발가락들로부터 멀리 벌리도록 한다. 이러한 자세를 유지하면서 둘에서 넷까지 센 다음 천천히 되돌린다. 엄지발가락이 움직이면서 내측 종족궁이 들리는 것을 느낀다.

3. 10~12회 반복하면서 근육 수축을 느끼며, 12회 반복으로 최대 3세트 수행한다.

관련근육

무지외전근

댄스 포커스

내측 종족궁은 아름다운 돔 모양을 이루어야 하며, 이러한 아치가 나오지 않을 경우에 대개 강사는 발을 안으로 기울이지 말라는 지시를 한다. 시간이 흘러 무지외전근이 약화되고 인대가 늘어나면 내측 종족궁이 편평해질 것이다. 엉덩이로부터 턴아웃을 일으키는 대신 발로 턴아웃을 과장할 경우에 내측 종족궁이 무너질 수 있고, 이는 수많은 손상을 초래할 수 있다. 내측 종족궁을 따라 요구되는 적절한 탄력을 제공하도록 도우려면, 외측 종족궁을 따라 하중을 고르게 분산시켜 근육의 조정을 돕도록 한다.

일단 바를 벗어나 마루 중앙에서 훈련을 시작하면, 내측 종족궁 근육이 활성화하여 균형의 유지를 돕는다. 모든 스타일의 댄스는 끊임없는 체중 이동을 요구해 족궁의 형태를 변화시킨다. 이러한 변화를 감당하려면 족궁이 강해야 한다. 맨발로 댄스를 하든 혹은 포인트 슈즈나 캐릭터 슈즈를 신고 댄스를 하든, 댄서는 무지외전근을 사용하여 내측 종족궁을 지지할 수 있다. 내측 종족궁은 를르베에서 견고하고 안정되어야 하며, 쁠리에에서는 신장되지만 활성화되어야 하고, 균형을 잡기 위해서는 활성적이고 탄탄해야 한다.

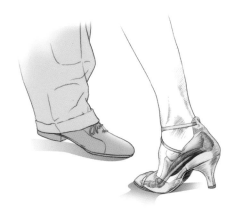

내번 프레스
Inversion Press

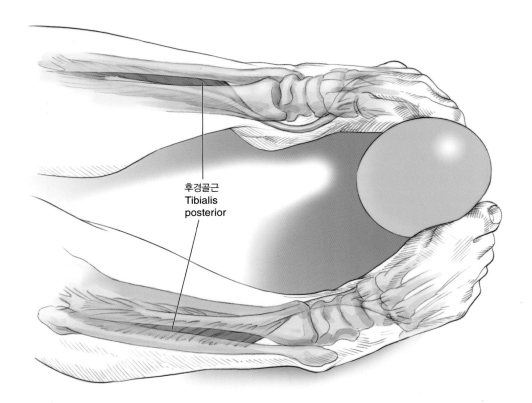

후경골근
Tibialis
posterior

운동 방법

1. 앉아서 양 무릎을 구부리고 발바닥을 나란히 바닥에 댄다. 중간 크기 볼을 양발의 전족부 사이에 낀다.

2. 양발의 발뒤꿈치를 바닥에 댄 채 전족부로 볼을 누르기 시작해 양발의 내측 종족궁을 들어 올린다.

3. 전족부를 안쪽으로 움직이면서 볼을 누르고 등척성 수축을 유지하며 둘에서 넷까지 센다. 10~12회 반복하고 최대 3세트 수행한다.

⚠️ **안전수칙:** 발목의 외측을 과도하게 스트레칭 하지 않도록 한다. 이 운동은 족궁 들어 올리기에 초점을 두고 발목의 내측을 강화하는 방향으로 사용해야 한다.

관련근육

후경골근, 장무지굴근과 장지굴근의 보조를 받음

댄스 포커스

후경골근은 내측 종족궁을 지지하고 회내에 대한 저항을
돕는다. 전경골근도 수축하지만, 후경골근이 발을 안쪽으로
당기고 족궁을 들어 올리는 것에 초점을 둔다. 거골은 비교적
중립 위치로 남아 발과 발목에 최대의 안정성을 제공해야
한다. 쁠리에에서는 회내가(그리고 를르베에서는 회외가) 어느
정도 자연스럽게 일어나나, 과도한 회내는 수많은 과사용 손상을
초래한다. 를르베를 수행하면서 후경골근의 건이 주상골, 중족골 등
여러 부위에 부착되어 있는 모습을 마음속에 그려봄으로써 이 건의
깊은 지지를 느낀다.

후경골근 건의 근력을 유지하면 점프에서 착지할 때에도 발과 발목의 안정성에 도움이 된다. 발은
점프 후 바닥에 닿으면서 관절 작용이 일어나기 시작하며, 후경골근은 족궁이 들린 느낌을 주도록
도와 보다 부드럽고 완충된 착지를 하는 데 도움을 줄 수 있다.

이 운동을 하면서 템포를 다양화하도록 하는데, 내번 움직임을 빨리 하고 천천히 되돌아간 다음
이러한 템포 변화를 반대로 한다. 이렇게 하면 근육 수축의 속도가 변화해 안무의 난이도 및 변화를
촉진할 것이다.

응용운동 **저항밴드 사용 내번**
Resisted Inversion

저항밴드를 발바닥에 두른다. 미리 밴드는 발의 외측으로 안정화하거나
고정한다. 밴드의 저항에 대항해 전족부를 안쪽으로 당긴다. 계속해서 완전한
가동범위로 움직인다. 이를 포인 자세와 플렉스 자세로 한다. 움직임을 제어해
최소한 10회 반복하고 각 자세로 10회씩 반복하는 세트를 최대 3세트 수행한
다음 발을 바꾼다.

윙잉
Winging

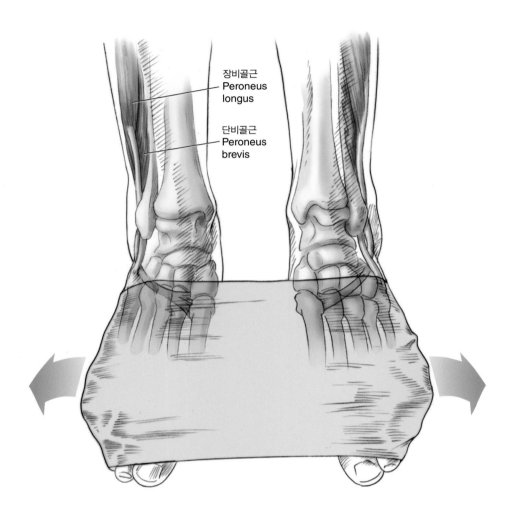

장비골근
Peroneus
longus

단비골근
Peroneus
brevis

운동 방법

1. 앉아서 탄력밴드를 묶어 양발의 전족부에 두른다. 편안히 호흡하고 밴드의 저항에 대항해 전족부를 바깥쪽으로 민다.

2. 이를 포인 자세와 플렉스 자세로 하고, 각 자세로 10회씩 반복하는 세트를 최대 3세트 수행한다. 가동범위 전체에 걸쳐 움직임의 제어를 다시 강조한다.

⚠ 안전수칙: 무릎에 회전력(torque)이 생기지 않도록 하며, 움직임을 발과 발목으로 고립시킨다.

관련근육

장/단/제3비골근, 장지신근의 보조를 받음

댄스 포커스

하퇴부의 외측을 따라 위치한 근육과 후경골근은 함께 등자(stirrup, 말을 탈 때 발을 받쳐주는 장비) 효과를 통해 몸을 지지해준다. 를르베에서 가동범위가 과도할 경우에 발목이 비틀리고 인대가 손상되지 않도록 하기 위해 댄서는 안정성을 필요로 한다. 비골근의 근력이 충분하지 않으면 발목이 계속해서 비틀려 관절이 불안정해진다. 이러한 위험은 모든 스타일의 댄스 움직임과 모든 포인 자세, 아울러 를르베, 점프 시 지면 밀어내기 및 착지에서 관찰된다. 등자가 발목을 안정되게 유지해줘 당신이 극한의 가동범위로 자유로이 발을 포인 하는 모습을 마음속에 그려본다. 댄서들이 입는 부상의 대다수는 하퇴부와 발에서 일어나며, 외상성 손상의 위험을 감소시키기 위해서는 발목을 강화하는 것이 무엇보다 중요하다.

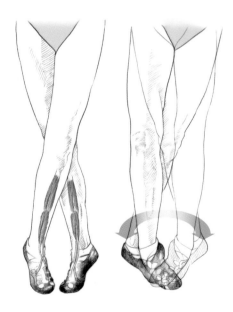

저항밴드 사용 를르베
Relevé With Resistance

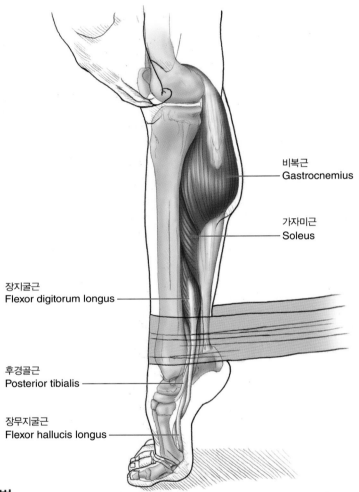

비복근
Gastrocnemius

가자미근
Soleus

장지굴근
Flexor digitorum longus

후경골근
Posterior tibialis

장무지굴근
Flexor hallucis longus

운동 방법

1. 강한 저항밴드를 튼튼한 탁자의 다리처럼 안정된 지지물에 두른다. 오른발을 밴드에 집어넣어 밴드가 발과 발목의 전방면을 가로질러 밀착되도록 한다.

2. 정렬에 초점을 두면서 밴드의 저항에 대항해 둘째 및 셋째 발가락 바로 위로 를르베를 수행한다.

3. 등척성 수축을 유지하면서 열에서 열둘까지 센 후 천천히 시작 자세로 되돌아간다. 10~12회 반복한 다음 측면을 바꾼다. 정렬에 초점을 두고 정렬을 흐트러뜨리지 않으면서 발목을 가능한 가장 높은 를르베로 들어 올리도록 한다.

관련근육

를르베: 비복근, 가자미근, 장/단비골근, 후경골근, 장무지굴근 및 장지굴근의 단축성 수축

하강: 위 근육들의 신장성 수축

댄스 포커스

이는 를르베 앙 뿌앙뜨의 높이를 증가시키고자 하는 댄서에게 아주 좋은 준비가 되는 운동이다. 완전히 체중을 지탱하는 자세에서 밴드의 저항에 대항해 움직이기 때문에, 이 운동은 근력, 가동범위와 균형 기술을 길러준다.

정렬을 생각해야 하며, 둘째 및 셋째 발가락 위로 를르베를 수행하는 데 초점을 두되 하프 뿌앙뜨에서 가능한 한 높이 들어 올린다. 댄서가 자신의 발을 관객에게 드러내는 방식은 매우 중요하다. 엉성한 풋워크, 낮은 를르베와 제한된 가동범위는 댄서, 특히 발레 댄서에게 매력적이지 않다. 준비 및 이행 스텝도 공연에서 아주 중요하다. 이들 부위에서 섬세한 움직임에 주의를 기울이면 다른 댄서와 차별화가 이루어진다. 올라가면서 발가락 아래의 굴근을 신장성으로 풀어주되 중족골들을 넓혀 견고한 지지기반을 마련하는 것을 생각한다. 비복근을 아킬레스건을 당겨서 강하게 동원하여 발뒤꿈치의 상승을 도와 가능한 가장 높은 하프 뿌앙뜨 자세를 취하도록 한다. 매일 10~20회 반복하는 것이 쉬워지면, 25~30회 반복까지 올려 근력을 기른다.

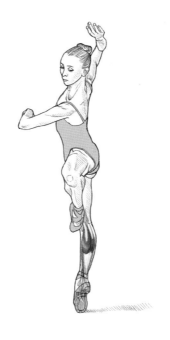

가장자리에서 볼 사용 를르베
Relevé With Ball Over the Edge

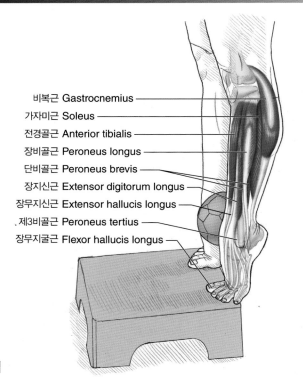

비복근 Gastrocnemius
가자미근 Soleus
전경골근 Anterior tibialis
장비골근 Peroneus longus
단비골근 Peroneus brevis
장지신근 Extensor digitorum longus
장무지신근 Extensor hallucis longus
제3비골근 Peroneus tertius
장무지굴근 Flexor hallucis longus

운동 방법

1. 다리를 나란히 한 채 바를 향하며, 안정된 박스의 가장자리 위에 선다. 작은 볼을 발뒤꿈치 사이에 낀다. 몸통을 재조정하여 중립 자세 정렬을 유지한다. 경골을 둘째발가락과 정렬한다.

2. 볼에 가벼운 압력을 가한 채 를르베를 시작하고 거골의 중앙을 둘째발가락 위로 정렬한다.

3. 이러한 자세를 유지하면서 둘에서 넷까지 센 후 움직임을 제어해 발뒤꿈치를 내린다. 적절한 정렬을 유지하고 볼을 발뒤꿈치 사이로 붙들면서 발뒤꿈치가 가능한 한 낮게 부드럽게 처지도록 한다. 10회 반복한다.

4. 이제 비복근의 정적 스트레칭을 위해 30~45초 동안 발뒤꿈치를 아래로 유지한 다음 다시 를르베 시리즈를 시작한다. 이상의 순서로 하는 동작 전체를 3~5회 반복한다. 이 운동은 근력 강화 및 스트레칭 목적으로 사용할 수 있다.

⚠ 안전수칙: 발목의 지지와 제어를 개선하려면, 가동범위 전체에 걸쳐 볼 조이기를 유지하여 발목이 바깥으로 낫처럼 휘어지지 않도록 한다. 제2 및 제3중족골 바로 위로 를르베를 수행하는 데 초점을 둔다.

관련근육

를르베: 비복근, 가자미근, 장/단비골근, 후경골근, 장무지굴근 및 장지굴근의 단축성 수축

를르베에서 되돌아가는 동작: 위 근육들의 신장성 수축

족배굴곡: 전경골근, 장지신근, 장무지신근, 제3비골근

댄스 포커스

자신의 체중에 대항해 운동하면 신체 자각(body awareness)이 높아지고 동적 단련이 증가한다. 이 운동을 이용하여 를르베에서 거골과 발뒤꿈치 간의 관계를 강화하도록 한다. 하퇴부의 외측과 후방이 놀라운 지지를 해주는 것을 느낀다. 발뒤꿈치가 약간 회외를 이루게 하면서 한번 운동해보면, 볼을 붙들 수 없다는 점과 발목이 불안정하게 느껴진다는 점을 알게 된다.

피벗(pivot)을 동반해 이동하는 움직임은 수평 방향으로 밀어내기 위해 파워를 요하며, 그러한 움직임을 수행하기 위해서는 하퇴부 외측의 근력과 함께 비복근 및 가자미근의 근력이 필요하다. 또한 하퇴부의 외측을 따라 위치한 근육은 그림에서처럼 꾸뻬 유형의 자세에서 근력과 아울러 발을 벌리는 능력도 제공한다.

점프에서 착지할 때에는 움직임을 제어해야 한다. 우리는 상향 단계에서 전력을 기울여 가속한 다음 하향 단계에서는 중력에 의지해 내려가는 경향이 있다. 이렇게 하향 단계에서 제어를 상실하면 부상을 당할 위험이 있다.

상급 응용운동 가장자리에서 볼 사용 신장성 운동
Eccentrics With Ball Over the Edge

앞의 운동을 진전시키려면, 볼을 발뒤꿈치 사이로 유지하면서 계속해서 를르베를 수행한다. 체위를 조정하여 균형을 유지하되, 볼을 붙들면서 한쪽 발을 떼어 족배굴곡을 일으킨다. 몸의 제어와 신장성 수축에 힘쓰면서 움직임을 제어해 다른 쪽 발뒤꿈치를 천천히 내린다. 일단 제어 속에 발뒤꿈치를 가능한 한 낮게 내렸으면, 반대쪽 발을 다시 박스의 가장자리 위에 놓고 양발로 를르베를 수행한다. 반대 측에서 반복한다. 다시 말해 양쪽 다리로 를르베를 하고, 한쪽 다리를 떼며, 한쪽 다리로만 내려간다. 각각의 측면에서 10~15회 반복하되 몸의 제어와 정렬에 힘쓴다.

앉아 가자미근 펌프
Seated Soleus Pump

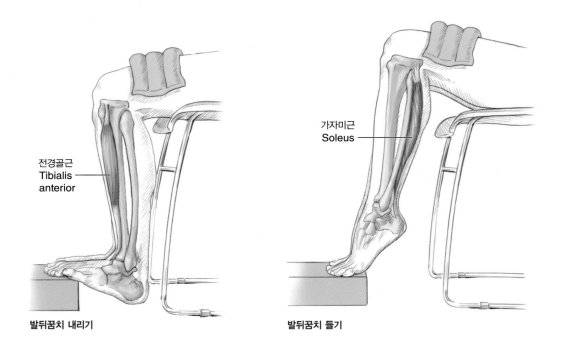

전경골근
Tibialis
anterior

가자미근
Soleus

발뒤꿈치 내리기

발뒤꿈치 들기

운동 방법

1. 다리를 나란히 한 채 의자에 앉아 발뒤꿈치를 바닥에 댄 상태를 유지하면서 전족부를 받침대에 올려 놓는다. 무릎이 90도 각도를 이루는지 확인하고, 작은 웨이트(약 2.5~4.5kg)를 각각의 대퇴부 위에 얹어 저항을 더한다.

2. 를르베를 시작해 완전한 가동범위로 움직이고, 둘째발가락을 거골의 중앙과 정렬한다. 발가락 아래를 신장시키고 중족골들을 확장시킨다.

3. 움직임을 제어해 시작 자세로 되돌아간다. 15~30회 반복하고 최대 3세트 수행한다. 심부 가자미 근을 동원한다. 이 운동의 를르베 부분에는 기타 근육도 관여하지만, 심부 가자미근에 주요 초점을 둔다.

⚠ **안전수칙**: 발목의 제어 및 경골과 제2중족골의 정렬을 유지하려면, 발목이 바깥으로 낫처럼 휘어 지지 않도록 한다.

관련근육

족배굴곡: 전경골근, 장지신근, 장무지신근

를르베: 가자미근

댄스 포커스

점프에서 움직임을 제어해 착지하는 것은 중요하다. 하퇴부 근육을 강화하면 를르베, 작은 점프 및 그랑 알레그로 움직임에서 내려올 때 몸을 제어할 수 있으며, 그러면 중력에 저항하는 것처럼 보이면서 부상을 방지할 수 있다. 그러기 위해 이 운동에서는 근육이 신장될 때 근력을 유지하도록 요구한다. 발가락이 먼저 바닥에 닿을 때, 착지의 충격을 흡수하기 위해 관절 작용이 필요하고 중력에 대항해 체중을 지지하기 위해 근지구력이 필요하다. 비복근은 대개 점프의 착지 단계에서 더 활성화되며, 가자미근을 강화하면 비복근을 더 잘 보조하게 된다.

아울러 가자미근에는 제1형 근섬유인 서근섬유가 더 많으며, 이 근섬유는 발목 위 하퇴부의 균형과 안정을 위해 신체 자각을 제공하는 데 도움을 준다. 인체에서 대부분의 근육에는 제1형 및 제2형 근섬유가 둘 다 포함되어 있지만, 가자미근은 거의 제1형 근섬유로 되어 있어 하퇴부가 자세 안정을 이룰 수 있다. 예를 들어 가자미근은 서 있을 때 앞으로 넘어지지 않도록 돕고 캐릭터 슈즈를 신고 댄스를 하든 혹은 포인트 슈즈를 신고 댄스를 하든 균형을 유지하도록 도와준다. 제1형 근섬유의 함량이 더 높기 때문에 가자미근은 비복근보다 피로에 더 저항하며, 근력을 향상시키기 위해서는 반복 횟수를 증가시켜야 할 것이다.

응용운동 **저항밴드 사용 펌프**
Resistance Band Pump

탁자의 가장자리에 앉거나 바 위로 다리를 늘어뜨려 바가 무릎의 뒤쪽 바로 위에 닿도록 한다. 저항밴드를 중족골두에 두른다. 발가락이 덮인 상태를 유지하면서 밴드를 위에서 잡는다. 대퇴사두근을 활성화하지 않으면서 밴드의 저항에 대항해 발을 밀어 족저굴곡을 일으킨다. 발가락을 포인 할 필요는 없으며, 발목만 포인 한다. 심부 가자미근의 수축을 강조하면서 발목의 포인과 플렉스를 교대로 한다. 30회 또는 그 이상 반복하고 최대 3세트 수행한다.

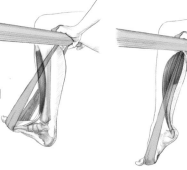

발뒤꿈치 내리기   발뒤꿈치 들기

발가락 분리 운동
Toe Isolations

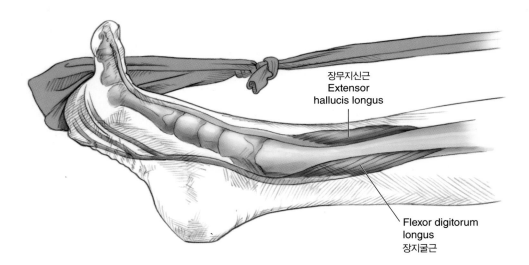

장무지신근
Extensor
hallucis longus

Flexor digitorum
longus
장지굴근

운동 방법

1. 바닥에 앉아 둘째에서 다섯째 발가락에 걸쳐 저항밴드를 두른다. 무릎을 펴고 양손으로 밴드의 양 끝을 잡는다.

2. 엄지발가락의 족배굴곡을 유지하면서 밴드의 저항에 대항해 나머지 발가락들을 포인 한다.

3. 발목은 포인 시킨 자세로 그리고 엄지발가락은 족배굴곡 시킨 상태로 둔 채 10~12회 반복한다. 둘째에서 다섯째 발가락까지를 완전한 가동범위로 움직인다. 움직임을 한층 더 분리하려면 이 운동을 한 번에 한 발가락씩 해도 된다.

⚠ 안전수칙: 밴드가 발가락을 감아올리고 압박하는 경향에 저항한다. 전족부의 내재근을 작용시키기 위해서는 발가락을 포인 하면서 발가락을 신장시키도록 한다.

관련근육

엄지발가락: 장무지신근

둘째에서 다섯째 발가락: 장지굴근

댄스 포커스

발가락 분리 운동은 둘째에서 다섯째 발가락까지를 사용할 필요성을 일깨워주는데, 이들 발가락은 몸을 바닥에서 밀어내는 역할을 한다. 이렇게 밀어내려면 엄지발가락과 장무지굴근을 사용해야 하나, 나머지 발가락들이 보조하도록 해야 한다. 이 운동에서는 엄지발가락을 신전된 자세로 유지해 족저굴곡의 움직임을 나머지 발가락들의 몫으로 분리할 수 있도록 한다. 그래서 엄지발가락의 신전을 유지하기 위해 장무지신근이 작용하는 것을 느낄 것이다. 대부분의 테크닉 수업으로는 댄서가 몸의 다양한 부위에서 추가로 근력을 기르기에 충분하지 않으며, 테크닉 수업에서는 점진적으로 가해지는 저항이 없다. 댄서가 하나의 수업에서 비복근을 강화하기에 충분한 를르베를 수행할 수도 있지만, 그러한 훈련은 발가락 굴근 또는 신근을 모두 단련하기에 충분하지 않을 수도 있다.

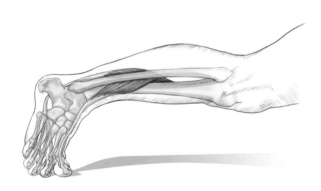

발목 족배굴곡
Ankle Dorsiflexion

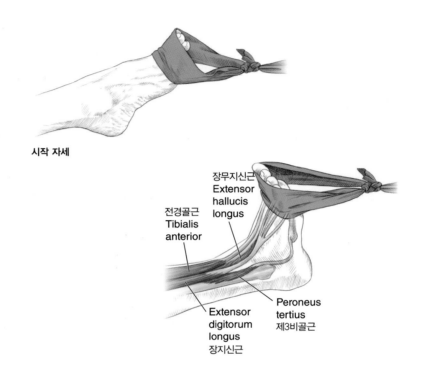

시작 자세

장무지신근
Extensor
hallucis
longus

전경골근
Tibialis
anterior

Extensor
digitorum
longus
장지신근

Peroneus
tertius
제3비골근

운동 방법

1. 앉아서 한쪽 끝을 고리 모양으로 매듭지은 저항밴드를 전족부에 두른다. 미리 밴드의 다른 쪽 끝은 몸의 앞쪽으로 안정된 기반에 고정시켜 둔다. 발목은 부드럽게 포인 한 자세로 시작하며, 밴드는 운동을 시작할 때 팽팽해야 한다.

2. 밴드의 저항에 대항해 발가락을 들어 올리고 발목을 굴곡시켜 계속해서 저항을 증가시킨다. 경골의 전방 근육을 수축시키고 후방 근육을 신장시키는 데 초점을 둔다.

3. 이러한 수축을 유지하면서 둘에서 넷까지 센 다음 천천히 시작 자세로 되돌아간다. 가동범위 전체에 걸쳐 밴드의 팽팽함을 유지한다. 15~30회 반복하고 최대 2세트 또는 3세트 수행한다.

⚠ 안전수칙: 발목이 낫처럼 바깥으로 휘어지거나 발이 벌어지지 않도록 하려면, 발목의 중립 자세에 초점을 두어 둘째발가락을 경골과 정렬한다.

관련근육

전경골근, 장지신근, 장무지신근, 제3비골근

댄스 포커스

경골의 앞쪽을 강하게 유지하면 발뒤꿈치로 댄스를 하거나 턴을 할 때 보다 안정된다. 댄서의 준비운동에는 를르베와 발가락의 포인이 현저한 비중으로 포함되지만 아마도 발뒤꿈치를 대고 몸을 뒤로 흔드는 동작은 포함되지 않을 것이다(일부 안무가는 이를 요구할지도 모른다). 그에 따라 하퇴부의 뒤쪽 근육이 앞쪽을 따라 위치한 근육보다 더 많이 작용하게 된다. 이러한 불균형은 과사용 손상을 일으키고 테크닉을 억제할 수 있다. 경골의 앞쪽을 따라 위치한 근육을 강화하면 정강이통(shin splint)의 위험이 감소할 수도 있다.

댄서가 수행하는 모든 그랑 쁠리에에서는 전경골근이 수축하여 경골을 지지해야 한다. 또한 이 근육은 체중을 앞쪽으로 옮기는 작용을 하여 를르베를 준비하며, 아주 잘 들린 족궁의 유지를 돕는다. 당신의 체력 훈련 프로그램에서 이 근육을 잊어서는 안 된다.

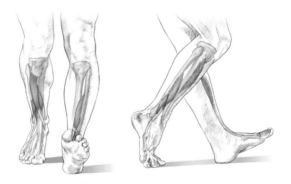

응용운동 **발뒤꿈치로 걷기**
Heel Walks

다리를 나란히 한 채 선다. 전족부를 들어 전경골근이 활성화하는 것을 느낀다. 등척성 수축을 위해 이러한 자세를 10초간 유지한 다음 전족부를 다시 내리면서 제어를 유지한다. 반복하되 이번에는 발뒤꿈치로 작은 걸음을 걷는다. 다시금 전경골근이 활성화하는 것을 느낀다. 둘째 및 셋째 발가락을 경골과 정렬하면서 전족부의 강한 들림을 유지한다. 발뒤꿈치로 걷기를 수행하면서 체중을 바로 발뒤꿈치의 중앙에 싣는다. 최소한 10걸음을 걷고 적어도 3회 반복한다.

족궁 강압 를르베
Forced Arch Relevé

이 운동은 발의 워밍업과 발목의 스트레칭에 도움을 줄 수 있다. 자세히 살펴보자.

1. 발을 패럴렐이나 턴아웃 자세로 둔 채 시작한다. 균형을 위해 바를 붙잡는다. 중립 척추 자세를 잡고 그러한 자세를 심부 복근으로 지지한다.

2. 발을 감아올려 하프 뿌앙뜨 자세를 취하고, 둘째 및 셋째 발가락 위로 오르는 데 초점을 둔다. 발뒤꿈치를 가능한 한 높이 들어 올리기 위해 하퇴부의 후방 근육이 동원되는 것을 느낀다. 안정성을 위해 하퇴부의 외측 근육이 동원되는 것을 느낀다. 발목의 내측 및 외측 인대가 작용하여 발목관절을 안정화하는 모습을 마음속에 그려본다. 몸통이 체중을 발가락 바로 위로 옮기도록 한다.

3. 높은 를르베를 유지하면서, 주의해서 무릎을 구부려 발가락 바로 위로 정렬하고 발목의 전방 부분을 가볍게 스트레칭 해서 그림처럼 족궁 강압 를르베를 수행한다. 신장성 스트레칭을 위해 발가락 아래가 신장되는 것을 느낀다. 가자미근이 하퇴부의 제어를 돕는 모습을 마음속에 그려보고 발뒤꿈치가 가능한 한 높이 들린 상태를 유지한다.

4. 쁠리에 자세에서 중립 골반 자세를 유지하며, 골반을 밀어넣어서는 안 된다. 골반에서의 움직임은 아주 제한되어야 한다. 고관절에서 대퇴골의 움직임을 골반으로부터 분리한다. 발목의 전방 부분을 따라 스트레칭을 계속해서 느낀다.

5. 대퇴사두근을 동원하고 발뒤꿈치의 높이를 유지하면서 천천히 무릎을 펴기 시작한다. 다시금 발목의 내측 및 외측 인대가 발목관절을 지지하는 모습을 마음속에 그려본다. 하퇴부의 후방 근육이 수축하는 것에 계속 초점을 두어 발뒤꿈치의 높이를 유지한다. 둘째 및 셋째 발가락 위로 정렬이 유지되는 한도의 높이로만 를르베를 수행한다. 발목이 낫처럼 바깥으로 휘어지거나 회외 되도록 해서는 안 된다.

6. 추선 정렬을 상기하고 몸통이 를르베 바로 위로 위치하도록 한다. 계속해서 발가락 아래를 스트레칭 하고 중족골두들을 넓혀 균형을 위한 넓은 기반을 만든다. 일단 높은 를르베를 이루었으면, 움직임을 제어해 천천히 시작 자세로 되돌아간다.

관련근육

를르베: 비복근, 가자미근, 후경골근, 장무지굴근, 장지굴근 및 장/단비골근의 단축성 수축

족궁 강압 를르베: 가자미근(기타 근육이 수축하는 가운데 주목해야 하는 근육)

11 댄서를 위한 전신 훈련 WHOLE-BODY TRAINING FOR DANCERS

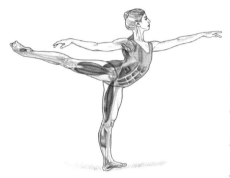

댄스 해부학 및 연구 분야는 대단한 성장을 이루었다. 이러한 발전은 이 분야에서 일하는 사람들에게 고무적인 현상이며, 이제 훌륭한 댄스 의학 전문가들이 세계 도처에 있다. 그러나 이와 같은 성장으로부터 가장 큰 혜택을 보는 사람은 바로 댄서이고 아울러 강사이다. 기초 댄스 의학은 더 나은 댄서 및 강사가 되도록 도울 수 있다. 전 세계의 운동선수들이 자신의 운동 기술을 향상시키기 위해 과학이 제공하는 것을 수용하고 있으며, 댄서도 똑같이 할 수 있다.

의학저널들에 발표되는 연구는 댄스 의학 전문가들에게 댄서를 도와주는 데 사용할 수 있는 중요한 정보를 제공한다. 예를 들어 그로스먼과 윌머딩(Grossman and Wilmerding, 2000)에 따르면 고관절 굴근을 단련하는 간단한 운동을 일상의 체력 훈련 프로그램에 포함시키면 데블로뻬의 높이가 향상될 수 있는 것으로 나타났다. 또한 바워먼 등(Bowerman et al., 2015)은 무릎 통증 및 손상이 잘못된 턴아웃, 과도한 요추 전만, 무릎의 틀어짐과 경골의 비틀림에 기인할 수 있다고 결론지었다.

댄서가 이와 같은 정보에 주목하여 댄스 특이적 운동을 자신의 체력 훈련 프로

그램에 통합하면 공연을 향상시키고 부상의 위험을 감소시킬 수 있다. 예를 들어 아라베스끄의 개선은 복근과 고관절 신근을 강화하면서 흉추의 움직임을 향상시키는 것처럼 간단할 수 있다. 턴아웃의 개선은 진정한 고관절 회전근을 활성화하면서 적절한 중립 골반 정렬을 이해하는 것처럼 간단할 수 있다. 체위를 잡는 원칙을 도입하면 댄서는 근육 협동을 향상시킬 수 있다. 근육과 뼈가 보다 정렬되어 있으면 전반적인 근육 작용이 덜 요구된다. 그러므로 댄서는 근육을 과도하게 긴장시키고 과사용 하지 않으면서 댄스 움직임을 수행할 수 있다.

정적 및 동적 스트레칭

유연성(flexibility)은 신체 조직의 본질적인 특성으로 한 관절 또는 일련의 관절들에서 손상 없이 성취할 수 있는 가동범위를 결정한다. 이와 같은 유연성은 정적 스트레칭(static stretching) 또는 동적 스트레칭(dynamic stretching)을 통해 기를 수 있으며, 이 둘을 결합하는 것이 댄서에게 가장 효과적일 것이다. 두 유형의 스트레칭을 간략히 검토해보자.

정적 스트레칭은 특정 근육 또는 근육군을 스트레칭 하고 스트레칭 자세를 일정 시간 유지하며, 관절의 움직임은 일어나지 않는다. 이러한 유형의 스트레칭은 근육을 신장시키고 근-건 복합체가 느슨하지 않도록 하며, 심한 통증을 일으키지 않아야 한다. 편안히 호흡하고 이완해 스트레칭에 들어가며, 다시 말하지만 관절이 움직이지 않도록 한다. 이는 안전하고 부드러운 유형의 스트레칭으로 근섬유를 손상시키지 않을 것이다. 정적 스트레칭은 운동 후 몸이 더워져 있을 때 수행하면 가장 효과적이다. 스트레칭 자세를 30~45초 동안 유지하는데, 이 정도면 근육의 이완과 스트레칭에 충분한 시간이 된다.

반면 동적 스트레칭은 움직임에 기반한 스트레칭으로 스포츠 특이적인 동작을 사용하여 정상보다 더 큰 관절 가동범위를 통해 몸의 여러 부위를 움직여 근육을 신장시킨다. 따라서 이러한 유형의 스트레칭에는 연습 또는 공연에서 수행할 댄스 움직임이 포함될 수도 있다. 또한 동적 스트레칭은 전신에 걸쳐 혈류를 증가시켜 근육 온도를 올릴 수 있는데, 이와 같은 근육 온도의 유지는 연습 사이에 아주 중요하다.

이 장에는 정적 및 동적 스트레칭이 모두 그림으로 설명되어 있어 댄서가 유연성을 향상시키고 부상의 위험을 감소시키도록 돕는다.

소도구

이 장에 소개된 운동은 이 책에서 앞서 논의된 근육을 다시 다루지만 저항을 증가시키기 위해 소도구(prop)를 사용한다. 물론 댄스 수업에서 저항으로 자신의 체중을 이용하나, 이는 근력을 증가시키기에 충분하지 않을 수도 있다. 작은 기구와 저항 도구를 추가하면 중력의 한계를 넘어 근력을 기르고, 체력 훈련 프로그램을 다양화하며, 균형 기술을 연마할 수 있다.

저항밴드와 프리 웨이트는 이미 소개되었으며, 아울러 기타 소도구를 사용하면 테크닉이 향상되고 훈련이 계속 새로울 수 있다. 예를 들어 짐볼, 미니 트램폴린, 폼롤러, 또는 회전 원판 위에서 운동하면 신체 자각(body awareness), 즉 고유수용감각(proprioception)이 증가할 수 있다. 이들 소도구는 운동의 난이도를 증가시키므로 전반적인 균형이 향상되도록 하고, 이는 댄스 경험으로 옮겨질 수 있다.

댄서가 균형을 유지하는 능력은 눈, 내이의 감각 수용체, 근육과 관절에서 자세 제어를 돕는 수용체 등 3개 자극 공급원에서 온다. 평탄하지 않거나 불안정한 표면에서 균형을 유지하려 할 때에는 언제나 감각 수용체를 자극하여 더 힘써 작용하도록 한다. 이 책에 소개된 어느 운동이라도 진전시키려면 다양한 시점에서 눈을 감아 심신의 통합에 초점을 둔다. 당신은 무대 조명이 갑자기 바뀌거나 꺼져 균형을 잃은 적이 있는가? 당신은 부상 후 자신의 균형감각이 약하다는 점을 깨달은 적이 있는가? 또한 균형감각은 사춘기의 급성장(growth spurt)에 의해 저하될 수 있으며, 이는 아울러 피로를 유발할 수 있다. 다시 말해 감각계가 급격한 변화를 겪으면 고유수용감각이 약화된다. 다행히도 균형 기술을 훈련하면 움직임의 정확성과 정밀성이 향상될 것이라는 점은 희소식이다.

훈련 지침

이 책에 소개된 모든 운동을 당신의 바쁜 일정에 맞춰 넣는 것이 걱정된다면, 한 번에 몇몇 운동에 초점을 두고 천천히 일부는 준비운동에, 다른 일부는 정리운동에 포함시킨다. 한 번에 하나의 개념만 수용하도록 하고, 그것을 1주일 동안 수행한 다음 점차 다른 것을 추가한다. 제4장, 제5장 및 제6장에서 택한 여러 운동을 격일로 실시하고 그 사이 날에 팔다리 운동을 시행한다. 이와 같은 운동을 사용하여 당신의 훈련 방식에 긍정적인 변화가 일어나도록 한다.

각각의 운동을 효율적으로 수행하기 위해 생각을 정리한다. 예를 들어 정렬은 움직임의 정밀성에 필수적이며, 그것은 전신 감각이다. 댄스를 하면서 신체의 여러 면을 따라 일어나는 각각의 움직임을 계속해서 마음속에 그려본다. 자신이 나쁜 습관을 점차 변화시키고 라인을 향상시킬 수 있는지에 주목한다.

불필요한 긴장을 풀면서 척추의 안정성을 유지한다. 댄스를 하면서 적절한 호흡 패턴을 이용해 폐활량을 개선한다. 심호흡은 중심부의 제어를 향상시키고 중심부로부터 움직이는 것을 지지한다. 호흡이 신체의 모든 근육에 도달하여 모든 움직임을 향상시키는 모습을 상상해본다.

고유수용감각의 개선은 기능적 훈련을 진전시키면서 심신의 통합을 이루는 것이다. 다양한 마루 운동에서 지지기반이 변화하는 동안 균형 자각을 유지한다. 바닥에서 바(bar)로 그리고 중앙으로 움직이면서 계속해서 자세 자각에 초점을 둔다. 턴을 하고, 점프하고, 또 를르베에서 균형을 잡으면서 새로운 균형 기술이 작용하는 모습을 상상해본다.

이 책에 소개된 많은 운동은 개별 근육군에 초점을 두어 특정한 댄스 움직임을 향상시키지만, 기능적 훈련은 한 걸음 더 나아간다. 기능적 훈련은 움직임을 지속하여 여러 관절을 사용해 움직임의 모든 평면으로 훈련하고 신경계를 촉진한다. 어쨌든 이는 당신이 수업, 연습과 공연에서 매일 하는 일이 아닌가! 당신은 움직임 전체를 훈련하고 여러 근육을 단련한다. 하지만 개별 근육군의 단련은 여전히 근력을 향상시키고 존재할 수도 있는 근육 불균형을 회복시킬 수 있다.

이 책에 소개된 운동을 사용할 때에는 기능적으로 생각한다. 즉 전신에 대해, 관절이 가동범위 전체에 걸쳐 어떻게 작용하는지에 대해, 그리고 효율적인 움직임에 대해 생각한다. 당신이 어느 스타일의 댄스를 수용하든지 간에 안무 변화와 바닥 및 의상 변화처럼 변화가 요구될 것이다. 당신의 기본적인 기술이 강하면 그러한 변화에 보다 쉽게 적응할 것이다.

근력을 기르려면 준비운동을 하고 정렬을 흐트러뜨리지 않으면서 피로할 때까지 운동을 반복한다. 진전을 이루려면 반복 횟수나 저항의 양을 늘리며 변화하는 댄스 템포와 연관해 속도를 다양화한다. 동일한 박력과 활기로 당신이 아주 좋아하는 댄스 스텝을 연습한다. 예를 들어 기본적인 점프 응용 동작을 반복하여 착지의 제어에 초점을 둔다. 심폐 지구력을 향상시키려면 반복 횟수를 늘린다. 잘못된 보상 움직임을 피하려면 움직임을 일으키는 근육군에 초점을 두되 운동하면서 전신에 대해 생각한다.

플라이오메트릭 훈련

한마디로 말해 플라이오메트릭 훈련(plyometric training)은 점프 콤비네이션 동작에서 파워와 높이를 기르도록 고안된 점프 훈련이다. 알다시피 댄서는 육체적 및 신경학적으로 모두 강해야 하나, 잠시 점프 파워의 본질에 초점을 맞춰보자. 파워는 근력과 속도가 결합한 것이다. 예를 들어 댄스를 할 때 댄서는 쁘띠 알레그로 및 그랑 알레그로 움직임을 위해 속도와 파워가 모두 필요하다. 이 장에는 착지 시 신장성 수축(즉 제어)을 돕고 착지 후 몸을 추슬러 바로 다음 점프로 들어가는 능력을 말하는 아모티제이션(amortization)을 돕기 위해 여러 플라이오메트릭 운동이 포함되어 있다. 또한 근육이 강하게 수축하여 몸을 공중으로 상승시키는 단축성 수축도 살펴본다.

댄스에 초점을 둔 운동

이 장에 소개된 운동은 대단히 도전적이다. 당신은 소도구를 추가하고 전신적이고 기능적인 움직임을 수행하게 된다. 각 운동의 원리를 당신의 특정한 댄스 스타일에 적용하는 것을 마음속에 그려본다. 최선의 결과를 얻기 위해서는 요구되는 올바른 움직임을 기억해야 한다. 이러한 운동에서 당신은 중심부와 균형 기술에 대한 도전을 증가시켜 훈련을 다음 단계로 끌어올린다. 이 장은 아라베스끄를 살펴보는 것으로 끝을 맺는다.

마음은 강력한 도구이다. 당신이 초점을 두는 대상을 선택한다. 마음을 가라앉혀 당신이 단련하는 특정한 신체 부위에 집중할 수 있도록 한다. 각각의 운동 전에 편안한 느낌을 유지하면서 시작 자세와 움직임의 수행에 집중한다. 긍정적 강화의 말만 사용해 자신과 대화한다. 그러한 마음속 대화의 흐름을 고무적이고 낙관적으로 유지한다.

벽에 기대어 쁠리에
Wall Plié

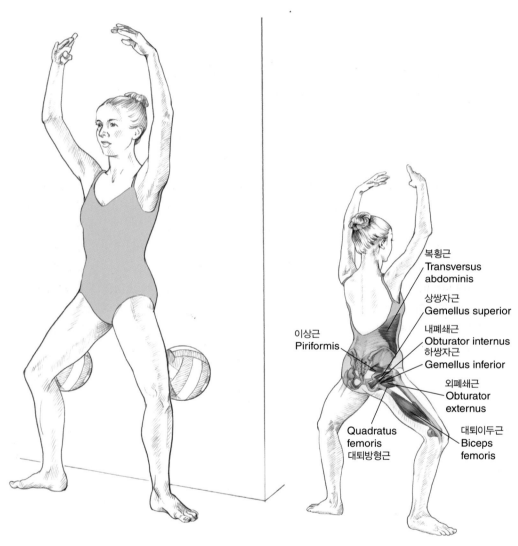

복횡근
Transversus
abdominis

상쌍자근
Gemellus superior

이상근
Piriformis

내폐쇄근
Obturator internus
하쌍자근
Gemellus inferior

외폐쇄근
Obturator
externus

Quadratus
femoris
대퇴방형근

대퇴이두근
Biceps
femoris

운동 방법

1. 등을 벽에 댄다. 다리를 턴아웃 시키고 발을 엉덩이 너비보다 더 넓게 벌린다(개인적으로 턴아웃이
   허용하는 정도에 따라 정렬함). 각각의 대퇴부와 벽 사이에 볼을 끼운다.
2. 숨을 들이쉬어 준비하고, 중립 척추 및 골반을 유지한다.

3. 강제 날숨을 쉬면서 심부 외회전근을 수축시켜 대퇴부로 볼을 민다. 중립 골반의 유지에 초점을 둔다. 각각의 다리에서 대퇴골을 거골 중앙과 제2중족골 위로 정렬하고, 이러한 자세를 유지하면서 둘에서 넷까지 센다. 8회 반복한다.

관련근육

복횡근, 중둔근, 대퇴사두근(대퇴직근, 외측/내측/중간광근), 봉공근, 대퇴이두근, 이상근, 상/하쌍자근, 내/외폐쇄근, 대퇴방형근, 전경골근, 비복근, 가자미근, 비골근

댄스 포커스

몸통을 과도하게 긴장시키지 않으면서 엉덩이를 편안히 유지하면 턴아웃이 개선된다. 이 운동을 통해 골반을 안정된 중립 자세로 유지하면서 심부 고관절 외회전근에 초점을 두도록 한다. 봉공근이나 외측 대퇴의 과사용 또는 골반의 경사 없이 고관절에서 진정한 외회전이 일어나는 느낌을 기억해야 한다. 대퇴골을 둘째발가락 위로 정렬하는 데 초점을 두며, 무릎에서 조금도 회전력(torque)이 생기지 않도록 한다. 경골의 긴 라인은 발의 중앙 바로 위로 두어야 한다. 잠시 눈을 감고 심부 외폐쇄근이 수축해 대퇴골을 바깥쪽으로 당겨 턴아웃을 증가시키는 모습을 마음속에 그려본다. 이제 이 회전근을 이완시킨다. 이 근육이 대퇴부의 외회전에서 얼마만큼의 견고함과 지지를 보여주는지를 느낄 때까지 수축의 세부 과정을 다시 반복한다. 엉덩이 분리에 초점을 두도록 재차 강조한다. 움직임이 고관절에서만 일어나 대퇴부가 열려 외회전되면서도 골반과 척추는 안정되도록 한다.

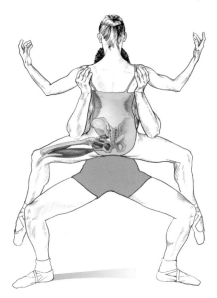

롤러에 발 얹어 브리지
Bridge With Feet on Roller

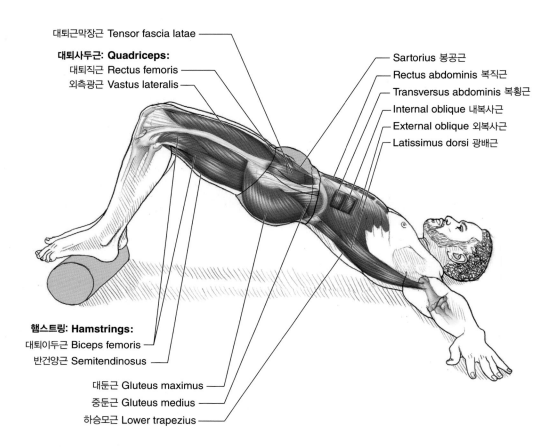

대퇴근막장근 Tensor fascia latae

대퇴사두근: Quadriceps:
대퇴직근 Rectus femoris
외측광근 Vastus lateralis

Sartorius 봉공근
Rectus abdominis 복직근
Transversus abdominis 복횡근
Internal oblique 내복사근
External oblique 외복사근
Latissimus dorsi 광배근

햄스트링: Hamstrings:
대퇴이두근 Biceps femoris
반건양근 Semitendinosus

대둔근 Gluteus maximus
중둔근 Gluteus medius
하승모근 Lower trapezius

운동 방법

1. 바로 누워 양팔을 어깨 높이에서 양옆으로 뻗는다. 중립 척추 자세를 잡는다. 무릎을 구부리고 발을 롤러에 얹는다.

2. 숨을 들이쉬어 준비하면서 흉곽을 확장시킨다. 숨을 내쉬면서 심부 복근과 복직근을 동원해 골반의 후방 경사를 일으킨다.

3. 계속해서 척추를 분절적으로 기울여 올려 고관절 신전을 일으키고, 엉덩이를 바닥에서 상승시킨다. 어깨, 엉덩이와 무릎이 정렬될 때까지 시상면으로 움직인다. 그러면 흉추의 상부 분절들을 바닥에 대고 있게 된다.

4. 이러한 자세를 유지하면서 셋에서 다섯까지 센다. 발뒤꿈치로 롤러를 눌러 롤러가 가능한 한 안정된 상태로 유지되게 한다. 고관절 굴근을 신장시킨다. 숨을 들이쉬어 준비하되 어깨를 상승시키지 않는다. 강제 날숨을 쉬면서 움직임을 제어해 천천히 기울여 내리기 시작하되, 흉골로 시작한 다음 흉추와 요추를 거쳐 엉덩이로 끝내 중립 척추 자세로 되돌아간다.

5. 10~30회 반복한다.

⚠ **안전수칙**: 요추를 과도하게 신전시키지 않도록 한다. 일단 브리지의 꼭대기에 이르렀으면 계속해서 복근, 대둔근과 햄스트링을 작용시켜 중립 골반 자세를 유지한다.

관련근육

복횡근, 복직근, 내/외복사근, 햄스트링(반건양근, 반막양근, 대퇴이두근), 대/중둔근, 광배근, 하승모근, 대퇴사두근(대퇴직근, 내측/외측/중간광근), 대퇴근막장근, 봉공근, 장요근, 골반저근(미골근, 항문거근)

댄스 포커스

대둔근, 햄스트링, 또는 척추 신근이 약한 댄서인 경우에 이 운동은 고관절 신근을 활성화하거나 수축시켜 몸통 및 골반 안정화와 고관절 신전(이 모두는 아라베스끄, 아띠뛰드 데리에르와 뚜르 쥬떼에서 필요하다)을 향상시키는 법을 배우도록 해주는 훌륭한 운동이다. 또한 이 운동은 댄서가 고관절 굴근, 대퇴사두근과 봉공근을 신장성으로 작용시키도록 돕는다. 이 운동은 공연 전에 준비운동으로 아주 좋은데, 많은 공간을 요하지 않음에도 전신에 유용한 운동이기 때문이다. 이 운동을 더욱 진전시켜 한쪽 다리를 들어 올리면 감각 수용체를 자극하고 몸통 안정근을 단련할 수 있다.

저항밴드 사용 측면 굴곡
Side Bend With Resistance

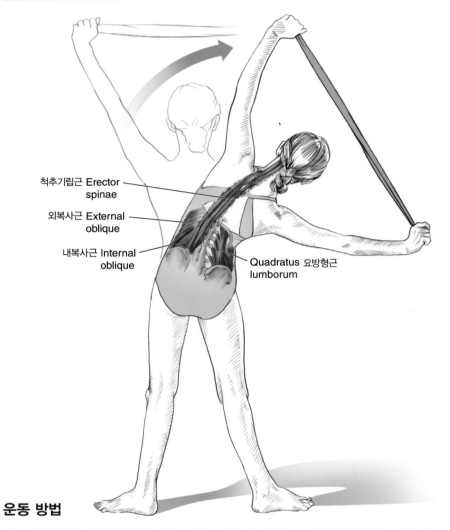

척추기립근 Erector spinae

외복사근 External oblique

내복사근 Internal oblique

Quadratus 요방형근 lumborum

운동 방법

1. 다리를 2번 자세로 한 채 견고하고 안정되게 선다. 저항밴드의 양 끝을 각각의 손으로 잡고 머리 위로 올린다. 양팔의 하중이 견갑골로 내려가는 것을 느끼고, 운동 내내 도전적인 저항을 제공할 정도로 양팔을 벌린다.

2. 숨을 들이쉬기 시작하면서 척추를 들어 올리고 신장시킨다. 전두면을 따라 움직여 몸통을 곧장 우측으로 굴곡시킨다. 오른쪽 견갑골이 아래로 밀리게 한다. 밴드로 견고한 저항을 유지한다. 이러한 자세를 유지하면서 숨을 내쉰다.

3. 왼쪽 발목을 플렉스 하고 그쪽 다리를 따라 신장되는 것을 느낀다. 왼쪽 발뒤꿈치와 대퇴부가
　협력하는 것에 초점을 두어 다리를 따라 턴아웃을 유지한다. 왼쪽 좌골을 바닥 쪽으로 뻗는다. 숨을
　들이쉬면서 되돌아간다. 각각의 측면으로 8회 반복한다.

⚠ 안전수칙: 중립 체위를 유지하여 골반의 전방 경사를 피한다. 무릎이 비틀리지 않도록 한다.

관련근육

내/외복사근, 복횡근, 복직근, 요방형근, 척추기립근(장늑근, 최장근, 극근), 광배근, 전거근, 하승모근

댄스 포커스

흉추를 따라서는 유연성이 부족하기 때문에 측면 굴곡과 몸통 회전이 어려울 수
있다. 축성 신장의 원칙은 움직임의 전 범위에 걸쳐 적용된다. 이렇게 신장시키면
척주를 따라 높이가 올라가 머리가 꼭대기에서 쉽게 균형을 잡으면서 동작이
커진다. 마치 각각의 추골을 별개로 움직이고 있는 것처럼 느껴 척추를
유연하지만 안정되게 한다. 척추를 따라 신장시키면 추골들 사이에 공간이 더
생기고 추간판에 압박이 덜 가해진다. 옆으로 하는 깡브레 또는 측면 경사
동작에서는 곧장 전두면을 따라 움직이고, 몸통 회전에서는 횡단면을 따라
움직인다. 우측 측면 굴곡을 할 때에는 왼쪽 요방형근이 신장되는 것을 느끼고,
골반은 몸통이 위쪽으로 당기는 것에 저항하기 위해 고정되고 안정된 것으로
느껴져야 한다. 반달을 마음속에 그려보고 측면으로 떠오르는 모습을 상상해본다.

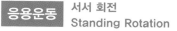

응용운동 서서 회전
Standing Rotation

보다 동적인 스트레칭을 추가하려면, 저항밴드 사용 측면 굴곡에서와 동일한 시작 자세로 시작하되
이번에는 다리를 엉덩이 너비 정도로 벌려 평행하게 위치시킨다. 숨을 들이쉬면서 늑골을 확장시켜
준비한다. 강제 날숨을 쉬면서 스쿼트 자세를 취하며, 대둔근을 이완시키고 몸을 뒤로 발뒤꿈치 쪽으로
가볍게 젖힌다. 패럴렐 드미-쁠리에 자세를 유지한다. 양팔은 머리 위로 장력이 있는 저항밴드를 들고
있다. 편안히 호흡하고 횡단면을 따라 몸통을 회전시키기 시작하되 골반은 회전시키지 않는다. 몸통의
스트레칭을 느낀 후 반대 측으로 반복한다. 각각의 측면으로 5~10회 반복한다.

대각선 비틀기
Diagonal Twist

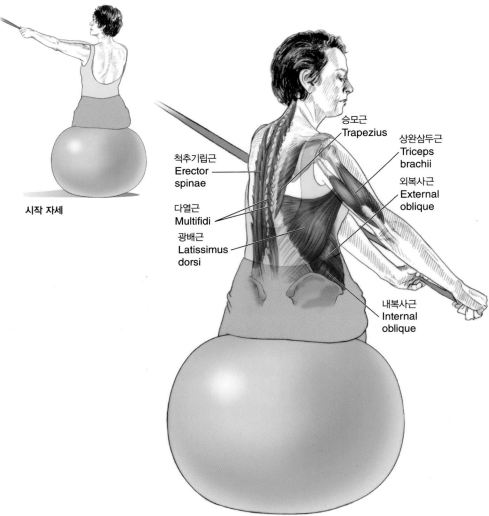

시작 자세

척추기립근
Erector
spinae

다열근
Multifidi

광배근
Latissimus
dorsi

승모근
Trapezius

상완삼두근
Triceps
brachii

외복사근
External
oblique

내복사근
Internal
oblique

운동 방법

1. 짐볼 위에 앉아 엉덩이와 무릎을 90도로 굴곡시키고 발을 바닥에 댄다. 미리 왼쪽 어깨 위 높은 곳에 매어둔 저항밴드의 다른 쪽 끝을 양손으로 잡는다. 짐볼 위에서 골반을 중립으로 유지하면서 몸통을 좌측으로 회전시킨다. 저항밴드를 잡고 있는 양손은 흉골과 정렬된 상태를 유지한다. 숨을 들이쉬어 준비한다.

2. 숨을 내쉬면서 심부 복근, 복사근과 견갑골 안정근을 동원하여 몸통을 우측으로 회전시킨다. 양팔은 밴드의 저항에 대항해 우측 아래로 대각선 패턴으로 당겨진다.

3. 이러한 자세를 유지하면서 둘에서 넷까지 센다. 복사근이 작용하여 중심부를 지지하는 것을 느낀다. 양손 및 펴진 팔꿈치가 흉골과 정렬된 상태를 유지한다. 숨을 들이쉬면서 천천히 되돌아간다. 각각의 측면으로 10~12회 반복한다.

⚠ **안전수칙:** 심부 복근의 수축에 대한 자각을 유지하여 척추를 지지함으로써 등 하부가 비틀리거나 불안정해지지 않도록 한다.

관련근육

광배근, 하승모근, 상완삼두근, 복횡근, 내/외복사근, 척추기립근(장늑근, 최장근, 극근), 다열근

댄스 포커스

회전 및 스파이럴 움직임에서 근력을 조화시키려면 중심부와 심부 척추의 근력이 필요하다. 회전을 증가시키기 위해서는 스파이럴이 일어나기 전에 목과 어깨에서 긴장을 풀어야 한다. 하부 척추를 안정되게 하려면 하부 복근을 동원해야 하는데, 이렇게 해도 회전을 증가시킨다. 대각선 비틀기는 등 상부를 신전시키고 몸통을 왼쪽으로 회전시켜 수 시간 연습하는 사교 댄서에게 아주 좋은 운동이다. 복사근은 양쪽에서 작용한다는 점을 기억해야 한다. 내복사근은 한쪽에서 수축하면 몸통이 그쪽으로 회전을 일으키는 반면 외복사근은 한쪽에서 수축하면 몸통이 그 반대쪽으로 회전을 일으키므로, 몸통이 한쪽으로 회전을 일으킬 때에는 그쪽 내복사근과 반대쪽 외복사근이 함께 수축한다. 이와 같은 근육 협동은 심부 척추기립근에서도 관찰된다. 이러한 사실은 중심부로부터 움직일 필요성을 강화하며, 댄서는 중심부 깊이 그리고 척추 가까이서 스파이럴 움직임을 시작해야 한다.

저항밴드 사용 하이 킥
High Kick With Resistance

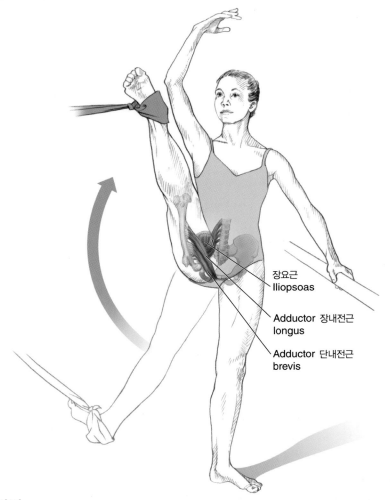

장요근
Iliopsoas

Adductor 장내전근
longus

Adductor 단내전근
brevis

운동 방법

1. 왼손으로 바를 잡고 오른쪽 다리는 턴아웃 시켜 옆으로 하는 땅뒤 자세로 둔 채 시작한다. 미리 측면으로 고정 물체에 매어둔 저항밴드의 다른 쪽 끝을 오른쪽 발목 주위에 묶는다. 다시 중립 체위를 잡는다. 중둔근을 동원해 지지하는 다리의 턴아웃 자세를 안정되게 한다.

2. 다리를 1번 자세로 신속히 옮기고 5번 자세로 교차시켜 그림에서와 같이 밴드의 저항에 대항해 바뜨망 드방을 수행하되, 지지하는 다리의 중둔근을 따라 있는 부위를 견고하게 유지한다. 호흡을 조정하여 다리가 올라가면서 숨을 들이쉬도록 한다.

3. 움직임을 중심부와 내측 대퇴로부터 낮은 범위로 시작한다. 1번에서 5번 자세로 옮길 때에는 발로 바닥을 쓸면서 움직여(brush) 고관절의 내전을 강조한 다음, 가능한 한 빨리 장요근을 동원하여 다리를 들어 올린다. 움직임을 제어해 천천히 되돌아간다.

4. 척추와 요방형근을 신장시킨다. 운동 내내 턴아웃을 유지한다. 6~8회 반복한 다음 저항 없이 6~8회 더 반복한다.

⚠ **안전수칙:** 골반 측면 경사(엉덩이 들림)를 피하도록 한다. 골반을 고정시켜 몸통 근육이 골반을 당겨 올리려 하는 것에 저항해야 한다. 골반이 아니라 대퇴부를 움직인다.

관련근육

움직이는 다리: 장내전근, 단내전근(낮은 수준), 장요근(높은 수준)

지지하는 다리: 고관절 외회전근, 대/중둔근, 햄스트링(반건양근, 반막양근, 대퇴이두근), 대퇴사두근(대퇴직근, 외측/내측/중간광근), 봉공근

몸통: 복횡근, 내/외복사근, 복직근

댄스 포커스

다리를 수월하고 우아하게 들어 올린다는 것은 추가 조정, 불필요한 체중 이동과 대퇴사두근의 과사용을 방지한다는 의미이다. 다리가 처음부터 효과적으로 작용하면 부상의 위험이 감소하고 테크닉이 향상된다. 다리가 더 높이 올라갈수록 심부 장요근은 더 힘써 수축해야 한다. 턴아웃을 가능한 한 크게 유지하도록 계속 노력한다. 움직이는 다리가 턴인 하기 시작하면 소둔근과 중둔근의 전방 섬유가 관여하기 시작해 엉덩이를 상승시킨다. 대퇴골의 내측에서 장요근이 부착되어 있는 곳을 마음속에 그려본다. 대퇴부의 그 부위에서 움직임을 시작하고 다리가 가슴으로 떠오르게 한다. 매번 다리를 들어 올릴 때마다 햄스트링, 둔근과 하부 척추 근육을 신장시킨다. 들숨이 다리를 들어 올리는 것을 돕고 날숨이 다리가 내려갈 때 척추를 안정되게 하도록 호흡 훈련을 한다. 그러면 다리가 날 수 있다.

원판 아띠뛰드
Attitude on Disc

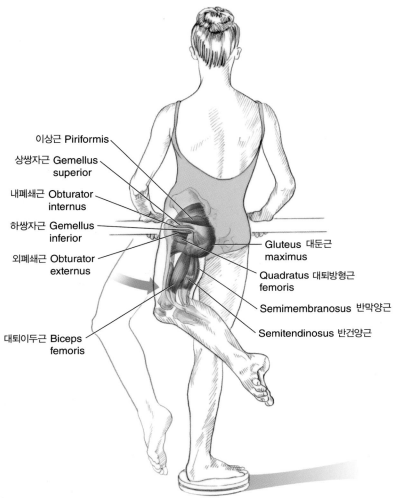

이상근 Piriformis

상쌍자근 Gemellus superior

내폐쇄근 Obturator internus

하쌍자근 Gemellus inferior

외폐쇄근 Obturator externus

대퇴이두근 Biceps femoris

Gluteus 대둔근 maximus

Quadratus 대퇴방형근 femoris

Semimembranosus 반막양근

Semitendinosus 반건양근

운동 방법

1. 오른쪽 다리를 턴아웃 시켜 원판에 얹은 채 바를 잡고 선다. 왼쪽 다리는 꾸뻬 자세로 둔다. 체위와 균형을 조정한다.

2. 들숨을 고관절 신전과 조화시켜 꾸뻬에서 아띠뛰드 데리에르로 움직인다. 다리가 상승하면서 이에 부응해 몸이 약간 전방으로 이동하고 골반의 회전이 이루어져야 한다. 심부 외회전근이 아띠뛰드 데리에르로 움직이는 다리를 턴아웃 시키는 것을 재차 강조한다. 심부 복근을 동원하여 하부

척추를 지지한다. 흉추를 신장시켜 긴 아치를 이루게 한다.

3. 이러한 자세를 유지하면서 둘에서 넷까지 세고, 대둔근과 햄스트링에 초점을 둔다. 날숨을 쉬면서 움직임을 제어해 거꾸로 움직여 꾸뻬 자세로 되돌아간다. 각각의 측면에서 10~12회 반복한다.

⚠ **안전수칙:** 심부 복근을 동원해 하부 척추를 보호한다.

관련근육

움직이는 다리: 이상근, 상/하쌍자근, 내/외폐쇄근, 대퇴방형근, 대둔근, 햄스트링(반건양근, 반막양근, 대퇴이두근)

지지하는 다리: 고관절 외회전근, 햄스트링(반건양근, 반막양근, 대퇴이두근), 중둔근, 비복근, 비골근

댄스 포커스

뒤쪽으로 하는 신전을 그러한 움직임을 주로 담당하는 근육으로 시작하면 테크닉의 질이 개선된다. 하부 척추를 보호하고 햄스트링과 대둔근의 근력을 기르면 아라베스끄가 향상된다. 다리를 뒤쪽으로 움직이는 연습을 하고 하부 척추가 움직이기 전에 다리가 얼마나 멀리 가는지를 알아본다. 당신은 겨우 15도 정도의 움직임을 이룰 수 있을지도 모르는데, 그러한 경우에 몸을 약간 전방으로 이동시켜 부응하되 햄스트링과 대둔근의 수축을 통해 계속해서 다리를 들어 올린다.

다리를 낮게 드는 아띠뛰드로 움직이든 혹은 완전한 아라베스끄로 움직이든, 복근을 동원하여 척추를 지지한다. 그리고 흉추를 따라 신장이 일어나게 한다. 복부에서 강한 들림을 유지하면서 등 중간의 추골이 움직여 신전되는 모습을 마음속에 그려본다. 그러면 등 상부와 가슴 부위에서 생각보다 움직이는 능력이 더 생긴다. 등 하부만 아치를 이루게 해서는 안 된다. 심부 외회전 근육을 사용하여 골반이 비틀리지 않도록 한다. 척추는 신장되고 가능한 한 가장 긴 아치로 움직인다는 점을 기억해야 한다. 근육의 협동과 아름다운 정렬은 목과 어깨에서 긴장을 감소시킨다.

플랭크와 파이크
Plank and Pike

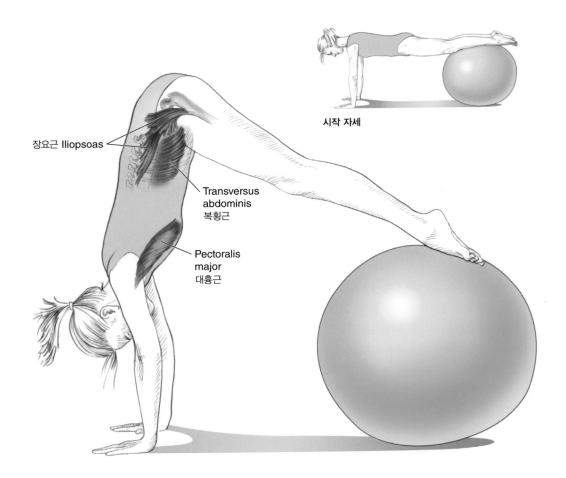

시작 자세

장요근 Iliopsoas

Transversus
abdominis
복횡근

Pectoralis
major
대흉근

운동 방법

1. 짐볼 위에 엎드려 눕는다. 손을 내디뎌 팔을 편 플랭크 자세를 취하고 경골이 볼의 꼭대기에 얹히도록 한다. 무릎을 펴고, 팔꿈치도 펴되 과신전 시키지 않도록 한다. 견갑골 안정근과 모든 몸통 안정근을 동원한다.

2. 숨을 들이쉬면서 복근 및 고관절 굴근의 수축과 아울러 약간의 골반 후방 경사로 움직임을 시작하여 엉덩이를 상승시켜 파이크 자세를 취한다. 볼을 가슴 쪽으로 당기면서 척추를 신장시키고 발을 포인 한다.

3. 이러한 자세를 유지하면서 숨을 들이쉬며 둘에서 넷까지 센다. 견갑골 하강과 내전을 다시 강조
한다. 숨을 내쉬면서 시작 자세인 플랭크 자세로 천천히 되돌아간다. 몸통을 견고하게 유지하여
척추를 보호한다. 6~8회 반복한다.

⚠ 안전수칙: 견갑골의 안정성을 유지하며, 견갑골의 익상 현상(winging of the scapula, 견갑골이
날개처럼 들리는 현상)을 피한다. 심부 복근을 동원하여 중력이 척추를 당겨 신전
시키는 경향에 저항한다.

관련근육

복횡근, 내/외복사근, 장요근, 대퇴근막장근, 대퇴사두근(대퇴직근, 내측/외측/중간광근),
햄스트링(반건양근, 반막양근, 대퇴이두근), 대/중둔근, 척추기립근(장늑근, 최장근, 극근), 다열근,
대흉근, 전삼각근, 하승모근, 광배근

댄스 포커스

가장 매혹적이고 어려운 안무 중 일부는 손을 짚고 댄스를 하는 것을 필요로 한다. 예를 들어 손 짚고
옆돌기(cartwheel), 손 짚고 뒤돌기(back handspring), 푸시업, 또는 한 손 짚고 쓰러지기를 요할 수도
있다. 어느 움직임이 요구되든 당신은 준비되어 있고 강해야 하나, 대부분의 댄스 테크닉 수업으로는
상체와 중심부를 충분히 단련하지 못할 것이다. 그러므로 이를 잘 해내는 것은 당신의 몫이다.

플랭크와 파이크 운동은 마음을 몸에 완전히 통합하는 기술이다. 이는
큰 근육은 물론 척추에 가까이 있는 작은 자세근의 수축을 요한다. 이러한
종류의 움직임을 도우려면 호흡 기술을 동원해야 한다. 깊은 측면 들숨을
연습하여 몸을 준비하고 움직이면서 강제 날숨을 연습하여 몸을 지지한다.
자신이 등 하부에서 안정성을 잃는 것으로 판단되면 하부 복근 훈련을
늘린다. 자신이 견갑골의 안정성을 유지할 수 없다고 판단되면 어깨
운동을 늘린다. 몸이 약할 경우에는 플랭크 유형의 자세를 사용하는
안무가 어렵고도 위험할 것이다. 그러나 체력 훈련을 하면 강력하고
원숙한 모습을 보여줄 것이다.

플라이오메트릭스
Plyometrics

평행 점프 스쿼트 Parallel Jump Squat

다리를 평행하게 두고 발을 엉덩이 너비로 벌린 채 거울을 향해 선다. 당분간은 그저 양손을 엉덩이에 얹는다. 편안히 호흡하면서 기본 스쿼트를 최소한 10회 수행하되, 엉덩이의 안정성에 초점을 두고 발뒤꿈치를 지면에 댄 상태를 유지하며 무릎을 발가락 바로 위로 유지한다. 엉덩이의 안정성과 적절한 다리 정렬을 유지할 수 있다면, 이어 스쿼트를 한 다음 가능한 한 높이 점프한다. 평행 스쿼트 자세로 착지한다. 골반 안정성과 다리 정렬을 유지할 수 있다면, 점프를 10회 더 수행한다. 안정성과 정렬을 계속해서 유지할 수 있다면, 점프를 10회 반복하는 세트를 2세트 더 수행해 점프를 10회 반복하는 세트를 총 3세트 완료한다. 적절한 정렬 및 제어를 유지할 수 있다면 스쿼트는 반복할 필요가 없다.

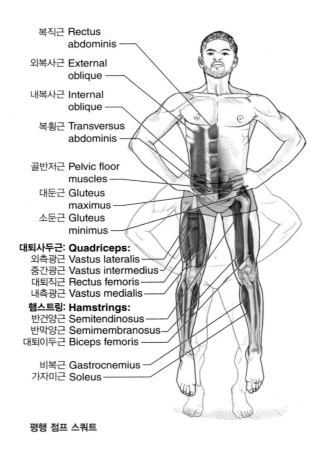

복직근 Rectus abdominis
외복사근 External oblique
내복사근 Internal oblique
복횡근 Transversus abdominis
골반저근 Pelvic floor muscles
대둔근 Gluteus maximus
소둔근 Gluteus minimus
대퇴사두근: **Quadriceps:**
외측광근 Vastus lateralis
중간광근 Vastus intermedius
대퇴직근 Rectus femoris
내측광근 Vastus medialis
햄스트링: **Hamstrings:**
반건양근 Semitendinosus
반막양근 Semimembranosus
대퇴이두근 Biceps femoris
비복근 Gastrocnemius
가자미근 Soleus

평행 점프 스쿼트

이동 점프 스쿼트 Traveling Jump Squat

양팔을 머리 위로 올린 채 평행 점프 스쿼트와 동일한 자세로 시작한다. 다시 말하지만 골반 안정성의 유지와 무릎을 발가락 위로 정렬한 상태의 유지에 초점을 둔다. 편안히 호흡하면서 스쿼트 자세를 취한다. 이제 가능한 한 높이 점프하면서 전방으로 25~30㎝ 이동한다. 움직임을 제어해 착지하고 정렬을 유지한다. 정렬을 유지할 수 있다면 이동 점프를 10회 더 수행한다. 그런 다음 동일한 이동 점프 운동을 반복하되 첫째 점프를 보다 느리게 그리고 둘째 점프를 보다 빠르게 한다. 느리고 빠른 점프를 교대로 해서 이동 점프를 총 10회(느리게 5회와 빠르게 5회) 수행한다.

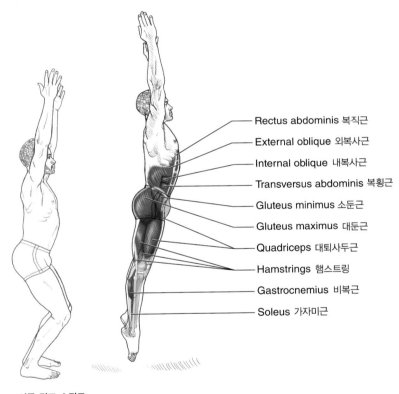

Rectus abdominis 복직근
External oblique 외복사근
Internal oblique 내복사근
Transversus abdominis 복횡근
Gluteus minimus 소둔근
Gluteus maximus 대둔근
Quadriceps 대퇴사두근
Hamstrings 햄스트링
Gastrocnemius 비복근
Soleus 가자미근

이동 점프 스쿼트

교대 점프 스쿼트 Alternating Jump Squat

파워 점프를 다음 단계로 진전시키려면, 양손을 엉덩이에 얹은 채 한 발로 하는 평행 스쿼트 자세로 시작한다. 편안히 호흡하면서 가능한 한 높이 점프하고 반대쪽 발로 착지한다. 골반 안정성과 다리 정렬를 유지할 수 있다면, 다리를 교대하면서 세트 당 점프를 총 10회까지 수행하고 3세트를 완료한다.

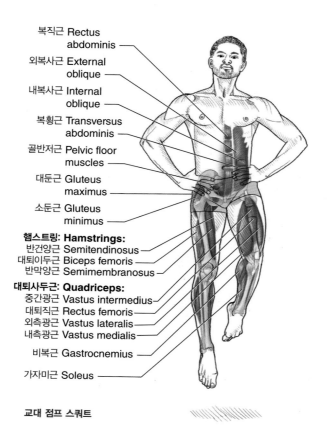

복직근 Rectus abdominis
외복사근 External oblique
내복사근 Internal oblique
복횡근 Transversus abdominis
골반저근 Pelvic floor muscles
대둔근 Gluteus maximus
소둔근 Gluteus minimus
햄스트링: Hamstrings:
반건양근 Semitendinosus
대퇴이두근 Biceps femoris
반막양근 Semimembranosus
대퇴사두근: Quadriceps:
중간광근 Vastus intermedius
대퇴직근 Rectus femoris
외측광근 Vastus lateralis
내측광근 Vastus medialis
비복근 Gastrocnemius
가자미근 Soleus

교대 점프 스쿼트

관련근육

상승: 비복근, 가자미근, 대퇴사두근(대퇴직근, 내측/외측/중간광근), 햄스트링(반건양근, 반막양근, 대퇴이두근) 및 대/소둔근의 단축성 수축

몸통 안정화: 복횡근, 내/외복사근, 복직근, 골반저근(미골근, 항문거근), 다열근

하강: 상승에서 작용하는 근육의 신장성 수축

⚠ **안전수칙:** 엉덩이 및 다리 정렬을 유지하여 부상을 방지하는 것이 무엇보다 중요하다. 플라이오
메트릭 훈련에서는 연습, 적절한 정렬과 근력이 요구된다. 플라이오메트릭 운동을 하기
전에 준비운동을 하도록 한다.

댄스 포커스

이러한 유형의 훈련은 강력한 점프 기술을 길러주고 착지 기술을 개선한다. 공중으로 점프하는 데
필요한 근육 수축을 시작할 때에는 대퇴사두근, 햄스트링, 대둔근, 전경골근과 비복근에서 강한
단축성 수축이 일어난다. 움직임을 제어해 착지할 때에는 점프에서 작용하는 이들 근육이 신장성
수축을 일으키며, 이는 안전한 착지에 극히 중요하다. 앞의 어느 운동을 연습하더라고 가동범위 전체에
걸쳐 움직여 최대의 효과를 보도록 하며, 특히 착지할 때 그렇다. 이들 운동에서는 빠르고 강한 단축성
수축에 이어 빠르고 강한 신장성 수축을 일으킨 후 또 다른 폭발적 수축을 일으켜 점프를 반복하는
일련의 과정을 거치게 된다. 아모티제이션 단계, 즉 이행 단계를 어렵게 하려면, 이동 점프 스쿼트
응용운동에서처럼 운동을 신속히 수행한다. 안정화와 정렬을 유지할 수 있다면, 속도를 교대하는 대신
해당 운동을 가능한 한 신속히 반복한다. 착지의 제어에 초점을 둔다.

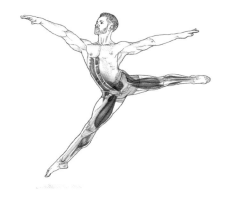

응용운동 상급 플라이오메트릭 훈련
Advanced Plyometric Training

플라이오메트릭 훈련을 진전시키려면, 이러한 유형의 점프를 그저 한 발로 연습하거나, 아니면 낮고
안정된 박스로 점프해도 된다. 이와 같은 응용운동에 익숙해지면, 미니 트램폴린 또는 기타 불안정한
표면으로 점프하는 것을 추가하되 나머지 응용운동에 숙달하였을 경우에만 그렇게 한다.

바운딩
Bounding

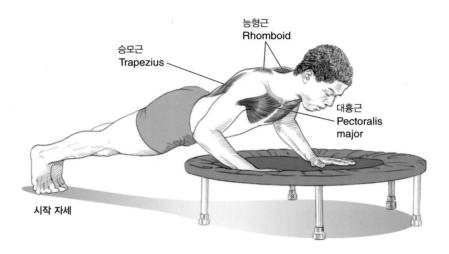

능형근
Rhomboid

승모근
Trapezius

대흉근
Pectoralis major

시작 자세

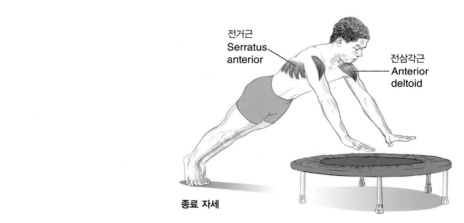

전거근
Serratus anterior

전삼각근
Anterior deltoid

종료 자세

운동 방법

1. 미니 트램폴린 위에서 양손을 어깨너비보다 더 넓게 벌린 전형적인 푸시업 자세로 시작한다. 다리는 펴고 발은 바닥에 댄다(또한 무릎을 바닥에 댄 채 시작해도 된다). 몸통을 재조정해 중심부를 제어한다.

2. 편안히 호흡하면서 움직임을 제어해 팔꿈치를 구부려 푸시업을 시작한다. 견갑골의 안정성을 유지한다.

3. 트램폴린을 눌러 몸을 공중으로 밀고, 움직임을 제어해 되돌아간다. 10~12회 반복한다.

⚠ 안전수칙: 몸통을 제어해 등 하부의 안정성을 유지한다. 견갑골의 제어를 유지하고 손목 굴근을 동원하여 손목의 과신전을 피한다.

관련근육

대흉근, 전삼각근, 전거근, 하승모근, 능형근, 복횡근, 내/외복사근, 복직근, 다열근

댄스 포커스

이 도약 운동은 거의 모든 까다로운 안무의 수행에 필요한 근력을 기르기 위해 중심부와 어깨를 단련하는 아주 좋은 운동이다. 또한 이는 동적 안정성을 기르는 데에도 매우 좋은 운동이다. 트램폴린 위에서의 반동은 또 다른 형태의 저항 훈련인데, 처음에는 그런 특성이 뚜렷하지 않을 수도 있다. 근육이 하향 단계에서 하중을 받아 신장되고(신장성 수축), 그런 다음 신속하고 강한 단축성 수축이 이어져 몸을 공중으로 민다. 이러한 복합 작용은 더 큰 근육 파워를 기르도록 돕는다. 이 사실은 그레이엄 테크닉(Graham technique)과 연관된 통제된 쓰러짐이 편안하게 보이도록 할 수 있다. 아울러 근육의 파워가 더 크면 재즈 스타일의 댄스에서 쓰러지고 되돌아가는 움직임을 수행할 때 긴장이 감소한다. 보다 일반적으로 말하자면, 반동 유형의 운동들로 구성해 안전하게 훈련하면 안무에서 요구되는 비정형적으로 쓰러지는 움직임의 복잡성에 대비할 수 있다.

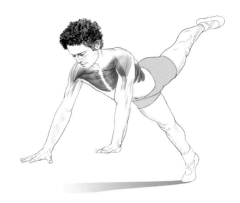

에어플레인 밸런스
Airplane Balance

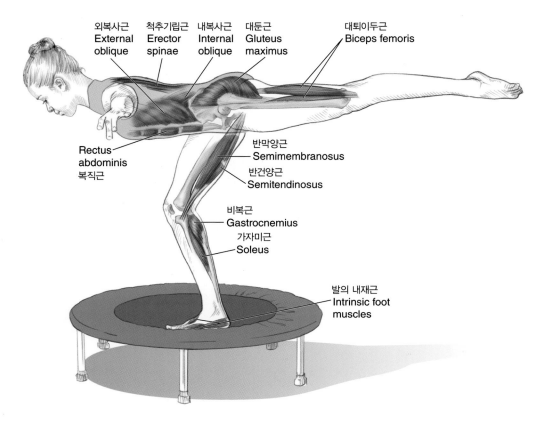

외복사근
External
oblique

척추기립근
Erector
spinae

내복사근
Internal
oblique

대둔근
Gluteus
maximus

대퇴이두근
Biceps femoris

Rectus
abdominis
복직근

반막양근
Semimembranosus

반건양근
Semitendinosus

비복근
Gastrocnemius

가자미근
Soleus

발의 내재근
Intrinsic foot
muscles

운동 방법

1. 미니 트램폴린의 중앙에서 평행한 자세의 한쪽 다리로 서서 몸을 앞쪽으로 구부린다. 다른 쪽 다리는 뒤쪽으로 뻗어 패럴렐 아라베스끄 자세로 둔다. 척추를 따라 신장시키고 등을 곧게 편 자세를 취한다. 양팔을 양옆으로 뻗는다.

2. 균형 기술을 조정하고 체중을 발의 볼과 발뒤꿈치 사이에 싣는다. 발의 내재근을 사용하고, 얕은 드미-쁠리에 자세를 추가한다.

3. 10~30초 동안 균형을 유지한다. 휴식한 다음 반복한다. 한쪽에서 3회 반복한 후 다른 쪽에서 반복한다. 편안히 호흡한다. 목과 어깨에서 긴장을 푼다. 복근을 제어하고 축성 신장의 원칙을 사용한다.

⚠️ **안전수칙:** 이 운동을 먼저 바닥에서 시도한 후 트램폴린을 사용한다. 얕은 드미-쁠리에 자세에서 균형을 잡고, 무릎을 둘째발가락 위로 정렬한 상태를 유지한다.

관련근육

몸통: 복직근, 내/외복사근, 척추기립근(장늑근, 최장근, 극근)

지지하는 다리: 발의 내재근, 비복근, 가자미근, 햄스트링(반건양근, 반막양근, 대퇴이두근), 대/소둔근

아라베스끄로 움직이는 다리: 햄스트링(반건양근, 반막양근, 대퇴이두근), 대둔근

댄스 포커스

균형 기술을 개선하기 위해 수행하는 운동은 신경계를 동원하며, 부상의 위험을 감소시킬 수 있다. 고유수용감각계를 자극하면 불필요한 근육 긴장이 완화되고 점프와 턴이 향상된다. 매일 약간의 시간을 내어 균형 잡기를 연습하도록 한다. 미니 트램폴린이 없을 경우에는 모래에서나 베개 위에서 균형을 잡는다. 족궁을 따라 시작해 중심과 체위를 잡는다. 체중을 제1 및 제5중족골과 발뒤꿈치 위로 정렬한다. 발의 심부 내재근이 몸을 지지하는 것을 느낀다. 척추와 다리를 따라 위치한 심부 자세근에 초점을 둔다. 정말로 균형이 잡혔을 때에는 근육의 힘이 덜 필요할 것이며, 이는 보다 효율적인 작용을 의미한다. 균형을 잡는 과정에서 내내 편안히 호흡한다. 호흡이 중심부를 진정시키고 긴장을 완화하도록 한다. 생각을 가다듬고 몸을 조정하여 몸, 마음과 정신 사이의 건강한 균형을 유지한다.

응용운동 데블로뻬 밸런스
Développé Balance

미니 트램폴린 또는 기타 불안정한 표면에 오른다. 지지하는(오른쪽) 다리를 약간 턴아웃 시킨다. 안정된 몸통 체위를 잡고 양팔을 1번 자세로 둔다. 왼쪽 다리를 꾸뻬 자세로 둔 채 시작한다. 균형을 유지하면서 천천히 왼쪽 다리를 움직여 빠쎄를 수행하며 양팔을 5번 자세로 높이 올린다. 척추와 골반을 안정되게 유지한다. 이러한 자세를 6~8초 동안 유지한 다음 천천히 팔과 다리를 시작 자세로 되돌린다. 5회 반복한 후 다른 쪽 다리로 바꾼다. 일단 다리를 빠쎄로 가져가는 움직임이 편안하게 느껴지면, 빠쎄를 거쳐 다리를 옆으로 드는 아띠뛰드 및 데블로뻬로 움직이도록 한다. 몸통 및 골반 안정성의 유지에 힘쓴다. 데블로뻬를 4회 시도한 후 측면을 바꾼다.

패럴렐 데가제
Parallel Dégagé

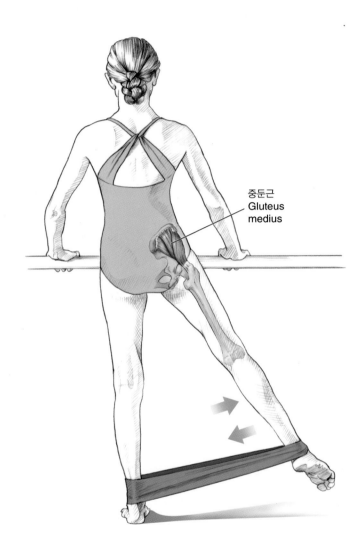

중둔근
Gluteus
medius

운동 방법

1. 다리를 나란히 한 채 선다. 탄력밴드를 양 발목에 걸고 양손을 바에 얹는다.

2. 편안히 호흡하면서 밴드의 저항에 대항해 오른쪽(움직이는) 다리를 일련의 패럴렐 데가제 동작으로 움직이기 시작한다.

3. 허리로부터 몸통을 들어 올리고 골반을 안정되고 견고하게 유지해 안정적인 중립 자세를 유지한다. 움직이는 다리의 중둔근이 밴드의 저항에 대항해 작용하는 것을 느끼면서 지지하는 다리의 중둔근이 안정된 골반을 유지하는 데 도움을 주도록 한다.
4. 각각의 다리로 8~10회 반복하는 것으로 시작하며, 3번의 풀세트까지 수행한다.

⚠ 안전수칙: 등 하부의 안정성을 유지한다. 밴드의 저항으로 엉덩이가 들리지 않도록 한다. 움직임을 대퇴부로만 분리한다.

관련근육

움직이는 다리: 중/소둔근, 대퇴근막장근

지지하는 다리: 대/중/소둔근, 대퇴근막장근, 고관절 외회전근(내/외폐쇄근, 이상근, 대퇴방형근, 상/하쌍자근, 중둔근의 후방 섬유), 봉공근, 햄스트링(반건양근, 반막양근, 대퇴이두근), 비복근, 비골근

댄스 포커스

근력을 기르기 위해서는 체력 훈련 프로그램에 저항 훈련을 추가해야 한다. 특히 골반의 안정성은 자세와 테크닉을 개선하는 비결이다. 이 운동은 근력의 증가를 도와주기 위해 댄서가 골반의 외측과 조화를 이루도록 돕는다. 예를 들어 중둔근은 데블로뻬와 그랑 바뜨망에서 지지하는 다리로 서도록 도울 것이다. 또한 이 근육은 옆으로 하는 모든 레이아웃 자세, 옆으로 이동하는 스텝과 점프 콤비네이션 동작에서 움직이는 다리를 도울 것이다. 골반의 안정성을 증가시키기 위해서는 척추를 따라 신장되는 것을 느끼고 둔부를 서로 조인다. 따라 움직이려는 등 하부로부터 대퇴부를 분리하는 데 초점을 둔다. 지지하는 다리를 따라 줄곧 내려가면서 견고함을 느낀다. 또한 반복 횟수를 증가시킴에 따라 지지하는 다리와 움직이는 다리의 엉덩이를 따라서도 단련을 느낄 것이다. 중둔근이 주동근육이지만, 이 운동은 안정성에 초점을 두기 때문에 전신을 동원한다.

햄스트링 정적 스트레칭
Hamstring Static Stretch

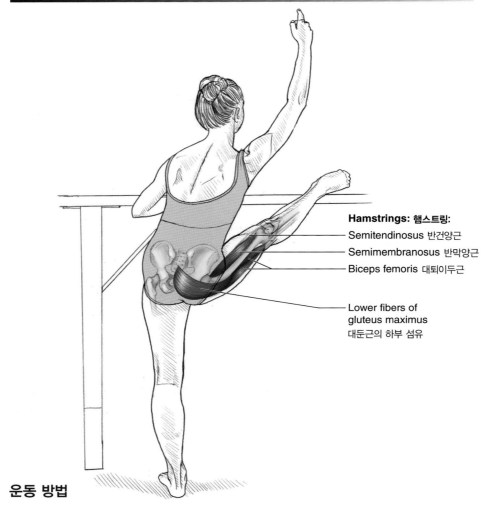

Hamstrings: 햄스트링:
- Semitendinosus 반건양근
- Semimembranosus 반막양근
- Biceps femoris 대퇴이두근

Lower fibers of
gluteus maximus
대둔근의 하부 섬유

운동 방법

1. 오른쪽 다리를 그림에서처럼 드방 자세로 바에 얹는다. 왼손으로 바를 붙잡을 수 있도록 몸의
   각도를 잡으면서 왼쪽 다리를 시상면에서 약간 외회전시킨다. 오른팔은 머리 위로 올린다.

2. 숨을 들이쉬면서 축성 신장을 일으켜 척추를 신장시킨다. 가슴이 처지지 않도록 하면서 몸통을
   앞쪽으로 기울이기 시작해 오른쪽 다리에서 강하지만 편안한 스트레칭을 느낀다.

3. 햄스트링과 대둔근을 이완시키고 신장시킨다. 마치 골반이 시상면을 따라 전방으로 기우는 것처럼
   느낀다. 편안히 호흡하면서 가슴에서 들림을 유지한다. 이완시켜 햄스트링 스트레칭을 하고 이러한
   자세를 30초 동안 유지한다. 3회 반복한 후 다른 쪽으로 옮긴다.

관련근육

대둔근의 하부 섬유, 햄스트링(반건양근, 반막양근, 대퇴이두근)

댄스 포커스

정적 스트레칭은 근섬유를 신장시켜 근육, 건과 관절에 유익하다.
이완시켜 스트레칭을 하도록 하되 통증을 일으키지 않아야 한다.
댄서는 유연성과 근력 사이에 적절한 균형을 이룰 필요가 있다.
그러나 오랜 스트레칭은 권장되지 않는데, 그것은 사실 약화를
일으키기 때문이다. 댄서에게 가장 유익한 스트레칭 접근법은 몸이 덥혀졌을 때 정적
및 동적 스트레칭을 결합하는 것이다. 동적 스트레칭은 댄스 움직임과 유사한 동작으로
수행돼 연습과 공연을 위한 준비가 되도록 도우며, 또한 수축하는 근육의 강화를 돕는다.
근력을 잃지 않으면서 가동범위를 증가시키려 한다면, 준비운동을 충분히 한 후 동적
및 정적 스트레칭 운동을 6~8주 실시한다. 그러면 그 결과에 만족할 것이다.

응용운동 가슴으로 대퇴부 당기는 동적 스트레칭
Dynamic Thigh-to-Chest Stretch

서서 편안히 호흡한다. 몸통 거치에 초점을 두면서 왼쪽 다리를 들어 올린다. 오른쪽 다리로 안정적인
균형을 유지한다. 왼쪽 대퇴부 아래로 양팔을 사용하여 대퇴부를 가슴 쪽으로 가볍게 당긴다. 요추와
엉덩이 후방이 신장되는 것을 느낀다. 균형을 유지하면서 왼쪽 다리를 천천히 놓아준다. 앞쪽으로
내디뎌 오른쪽 다리를 들어 올린다. 오른쪽 대퇴부 아래로 양팔을 사용하여 대퇴부를 가슴 쪽으로
가볍게 당기고 요추와 엉덩이 후방을 신장시킨다. 각각의 측면에서 10~12회 반복한다.

응용운동 드방 동적 스트레칭
Dynamic Devant Stretch

다리를 나란히 둔 자세로 선다. 몸통 거치를 잡는다. 양팔을 2번 자세로 양옆으로 내민다. 오른쪽
다리로 바닥을 쓸면서 천천히 움직여 드방 자세를 취하여 오른쪽 햄스트링에서 스트레칭을 느끼되
골반 거치를 유지한다. 이는 움직임을 제어해 다리를 들어 올리고 스트레칭 하는 것이다. 다리를
천천히 내린다. 균형을 유지하면서 앞쪽으로 내디뎌 다른 쪽에서 반복한다. 척추와 골반을 안정되게
유지하면서 다리가 천천히 들리고 스트레칭 되도록 한다. 각각의 측면에서 10~12회 반복한다.

아라베스끄
Arabesque

아라베스끄는 한쪽 팔을 앞쪽으로 뻗은 채 한쪽 다리의 엉덩이로부터 몸을 앞쪽으로 구부리면서 다른 쪽 팔과 다리를 뒤쪽으로 뻗는 자세이다. 꽤 평범하다는 생각이 들지 않는가? 그럼에도 아라베스끄는 단순한 자세 이상이라는 사실을 누구나 알고 있다. 처음으로 공연을 관람하는 어린 소녀들은 아라베스끄를 수행하려 한다. 젊은 학생들은 오디션을 위해 아라베스끄 자세를 취한 자신의 사진을 촬영한다. 모든 장르의 프로 댄서들은 심도 있게 연습하여 자신의 아라베스끄를 완성한다. 최근에 은퇴한 주요 발레 댄서가 내게 말하기를 자신은 18년간의 프로 경력을 통해 댄스 수업에서만 약 9만 8,000회의 아라베스끄를 수행하였다는 생각이 든다고 했다. 척추와 엉덩이에서 그가 수행한 신체 활동의 양을 상상해보라!

사실 아라베스끄는 댄스에서 가장 널리 사용되는 움직임의 하나이며, 가장 아름다운 움직임의 하나일 수 있다. 여기서는 기본적인 1번 아라베스끄를 해부학적으로 자세히 살펴본다.

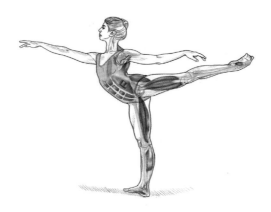

1. 오른팔을 앞쪽으로 1번 아라베스끄 자세로 두고 왼쪽 다리를 땅뒤 데리에르 자세로 둔 채 시작한다. 지지하는(오른쪽) 다리를 턴아웃 시키되, 외회전이 심부 외회전근에서 오도록 하고 햄스트링과 대퇴사두근을 강하게 수축시킨다. 지지하는 다리의 발과 발목은 체중이 5개 중족골 모두와 발뒤꿈치에 고르게 분산되도록 거치해야 하며, 발의 내측 종족궁과 내재근을 따라 근긴장에 면밀한 주의를 기울인다.

2. 움직이는(왼쪽) 다리도 외회전되어 있으면서 땅뒤 데리에르 자세로 펴야 한다. 골반과 척추가 약간의 좌측 회전으로 움직이기 시작한다.

3. 복근의 4개 층 모두와 심부 척추 신근이 근긴장을 일으켜 척추를 지지한다. 고관절 신근은 팽팽하고 하퇴부 후방 근육은 발을 포인으로 강하게 세운 자세를 유지하기 위해 수축한다.

4. 오른팔이 앞쪽으로 어깨보다 약간 더 높이 어깨 굴곡을 수행하면서 견갑골 안정근이 활성화하여 견갑골의 하강을 강하게 유지한다. 왼팔은 약간의 어깨 신전을 이룬 채 어깨 외전 상태에 있지만 역시 견갑골 안정근이 동원되어 견갑골의 하강을 강하게 유지한다. 양 손바닥은 아래로 향한다.

5. 왼쪽 다리가 들리기 시작하면서, 대둔근과 햄스트링의 수축과 조화를 이루어 심부 복근에서 강한 수축이 일어나 요추를 지지하고 척추 및 골반의 회전과 고관절 신전을 지지한다. 오른쪽 고관절을 굴곡시키기 시작하여 시상면을 따라 몸통의 전방 움직임이 더 일어나도록 한다.

6. 다리를 90도를 향해 들어 올리면서 요추 및 골반 안정성을 유지한다. 흉추가 신장되고 들리는 것을 느낀다. 흉골을 들어 올리고 척추 전체를 신전시킨다. 다리가 90도에 이르면서 척추 전체가 길고 아름다운 호를 그려야 한다.

관련근육

햄스트링(반건양근, 반막양근, 대퇴이두근), 대퇴사두근(대퇴직근, 외측/내측/중간광근), 복횡근, 복직근, 내/외복사근, 대둔근, 척추기립근(장늑근, 최장근, 극근), 이상근, 상/하쌍자근, 내/외폐쇄근

운동 색인

다리 LEGS

발목과 발 ANKLES AND FEET

전신 훈련 WHOLE-BODY TRAINING

참고 문헌

Bergland, C. 2013. Why is dancing so good for your brain? Psychology Today, October 1. www.psychologytoday.com/blog/the-athletes-way/201310/why-is-dancing-so- good-your-brain.

Bowerman, E.A., C. Whatman, N. Harris, and E. Bradshaw. 2015. A review of the risk factors for lower extremity overuse injuries in young elite female ballet dancers. Journal of Dance Medicine & Science 19(2): 51-56.

Earhart, G.M. 2009. Dance as therapy for individuals with Parkinson disease. European Journal of Physical and Rehabilitation Medicine 45(2): 231-238.

Friel, K., N. McLean, C. Myers, and M. Caceres. 2006. Ipsilateral hip abductor weakness after inversion ankle sprain. Journal of Athletic Training 41(1): 74-78.

Gildea, J.E., J.A. Hides, and P.W. Hodges. 2013. Size and symmetry of trunk muscles in ballet dancers with and without low back pain. Journal of Orthopaedic and Sports Physical Therapy 43(8): 525-533.

Grossman, G., and M.V. Wilmerding. 2000. The effects of conditioning on the height of dancer's extension in à la seconde. Journal of Dance Medicine & Science 4 (4): 117-121.

Hodges, P. 2003. Core stability exercise in chronic low back pain. Orthopedic Clinics of North America 34:245-254.

Hodges, P., and S. Gandevia. 2000. Changes in intra-abdominal pressure during postural and respiratory activation of the human diaphragm. Journal of Applied Physiology 89:967-976.

Koutedakis, Y., and A. Jamurtas. 2004. The dancer as performing athlete. Sports Medicine 34(10): 651-661.

Mirkin, G. 2014. Why ice delays recovery. DrMirkin.com. www.drmirkin.com/fitness/why-ice-delays-recovery.html.

National Institutes of Health. Office of Dietary Supplements. 2016. Calcium. U.S. Department of Health & Human Services, November 17. https://ods.od.nih.gov/factsheets/Calcium-HealthProfessional/

Ramkumar, P.N., J. Farber, J. Arnouk, K.E. Varner, and P.C. Mcculloch. 2016. Injuries in a professional ballet dance company: A 10-year retrospective study. Journal of Dance Medicine & Science 20(1): 30-37.

Richardson, C., P. Hodges, and J. Hides. 2004. Therapeutic exercise for lumbopelvic stabilization. New York: Churchill Livingstone.

Rodrigues-Krause, J., M. Krause, and A. Reischalk-Oliveira. 2015. Cardiorespiratory considerations in dance: From classes to performances. Journal of Dance Medicine & Science 19(3): 91-102.

Verghese, J., R.B. Ripton, M.J. Katz, C.B. Hall, C.A. Derby, G. Kuslansky, A.F. Ambrose, M. Sliwinski, and H. Buschke. 2003. Leisure activities and the risk of dementia in the elderly. New England Journal of Medicine 348:2508-2516.

Willard, F.H., A. Vleeming, M.D. Schuenke, L. Danneels, and R. Schleip. 2012. The thoracolumbar fascia: Anatomy, function and clinical considerations. Journal of Anatomy 221(6): 507-537.

Irvine, S., Redding, E., Rafferty, S. 2011. Dance fitness. International Association of Dance Medicine and Science. http://c.ymcdn.com/sites/www.iadms.org/resource/resmgr/resource_papers/dance_fitness.pdf

Wilmerding, V., Krasnow, D. 2011. Turnout for dancers: Supplemental training. International Association of Dance Medicine and Science. http://c.ymcdn.com/sites/www.iadms.org/resource/resmgr/imported/info/turnout_for_dancers_exercises.pdf

Kline, JB. Krauss, JR. Maher, S. Qu, X. 2013. Core strength training of home exercises and dynamic sling system for the management of low back pain in pre-professional ballet dancers. Journal of Dance Medicine and Science. 17(1): 24-25

Russell, J. McEwan, I. Koutedakis, Y. Wyon, M. 2008. Clinical anatomy and biomechanics of the ankle in dance. Journal of Dance Medicine and Science. 12(3): 76-77

근육 이름

– 주요 근육 이름을 영어, 한자어, 한글명으로 정리하였습니다.

A

Abductor digiti minimi	소지외전근	새끼벌림근
Abductor hallucis	무지외전근	엄지벌림근
Adductor brevis	단내전근	짧은모음근
Adductor hallucis	무지내전근	엄지모음근
Adductor longus	장내전근	긴모음근
Adductor magnus	대내전근	큰모음근
Anconeus	주근	팔꿈치근
Anterior deltoid	전삼각근	앞어깨세모근

B

Biceps brachii	상완이두근	위팔두갈래근
Biceps femoris	대퇴이두근	넙다리두갈래근
Biceps	이두근	두갈래근
Brachialis	상완근	위팔근
Brachioradialis	상완요골근	위팔노근

C

Coccygeus	미골근	꼬리근
Coracobrachialis	오훼완근	부리위팔근

D

Dorsal interossei	배측골간근	발등쪽뼈사이근

E

Erector spinae	척추기립근(척주기립근)	척추세움근
Extensor carpi radialis brevis	단요측수근신근	짧은노쪽손목폄근
Extensor carpi radialis longus	장요측수근신근	긴노쪽손목폄근
Extensor carpi ulnaris	척측수근신근	자쪽손목폄근
Extensor digitorum longus	장지신근	긴발가락폄근
Extensor digitorum	지신근	손가락폄근
Extensor hallucis longus	장무지신근	긴엄지폄근
External intercostals	외늑간근	바깥갈비사이근
External oblique	외복사근	배바깥빗근

F

Flexor carpi radialis	요측수근굴근	노쪽손목굽힘근
Flexor carpi ulnaris	척측수근굴근	자쪽손목굽힘근
Flexor digiti minimi	소지굴근	새끼굽힘근
Flexor digitorum brevis	단지굴근	짧은발가락굽힘근
Flexor digitorum longus	장지굴근	긴발가락굽힘근
Flexor hallucis brevis	단무지굴근	짧은엄지굽힘근
Flexor hallucis longus	장무지굴근	긴엄지굽힘근

G

Gastrocnemius	비복근	장딴지근
Gemellus inferior	하쌍자근	아래쌍동이근
Gemellus superior	상쌍자근	위쌍동이근
Gluteus maximus	대둔근	큰볼기근
Gluteus medius	중둔근	중간볼기근
Gluteus minimus	소둔근	작은볼기근
Gracilis	박근	두덩정강근

I

Iliacus	장골근	엉덩근
Iliococcygeus	장골미골근	엉덩꼬리근
Iliopsoas	장요근	엉덩허리근
Infraspinatus	극하근	가시아래근

Internal oblique	내복사근	배속빗근

L

Latissimus dorsi	광배근	넓은등근
Levator ani muscles	항문거근	항문올림근
Levator scapulae	견갑거근	어깨올림근
Lumbricals	충양근	벌레모양근

M

Middle deltoid	중삼각근	중간어깨세모근
Multifidi	다열근	뭇갈래근

O

Obturator externus	외폐쇄근	바깥폐쇄근
Obturator internus	내폐쇄근	속폐쇄근

P

Palmaris longus	장장근	긴손바닥근
Pectineus	치골근	두덩근
Pectoralis major	대흉근	큰가슴근
Pectoralis minor	소흉근	작은가슴근
Peroneus brevis	단비골근	짧은종아리근
Peroneus longus	장비골근	긴종아리근
Peroneus tertius	제3비골근	셋째종아리근
Piriformis	이상근	궁둥구멍근
Plantar interossei	족측골간근	발바닥쪽뼈사이근
Popliteus	슬와근	오금근
Posterior deltoid	후삼각근	뒤어깨세모근
Pronator teres	원회내근	원엎침근
Psoas major	대요근	큰허리근
Psoas minor	소요근	작은허리근
Pubococcygeus	치골미골근	두덩꼬리근
Puborectalis	치골직장근	두덩곧창자근

Q

Quadratus femoris	대퇴방형근	넙다리네모근
Quadratus lumborum	요방형근	허리네모근
Quadratus plantae	족저방형근	발바닥네모근

R

Rectus abdominis	복직근	배곧은근
Rectus femoris	대퇴직근	넙다리곧은근
Rhomboid	능형근	마름모근
Rhomboid major	대능형근	큰마름모근
Rhomboid minor	소능형근	작은마름모근

S

Sartorius	봉공근	넙다리빗근
Scalenes	사각근	목갈비근
Semimembranosus	반막양근	반막모양근
Semitendinosus	반건양근	반힘줄모양근
Serratus anterior	전거근	앞톱니근
Soleus		가자미근
Sternocleidomastoid	흉쇄유돌근	목빗근
Subscapularis	견갑하근	어깨밑근
Supraspinatus	극상근	가시위근

T

Tensor fasciae latae	대퇴근막장근	넙다리근막긴장근
Teres major	대원근	큰원근
Teres minor	소원근	작은원근
Tibialis anterior	전경골근	앞정강근
Tibialis posterior	후경골근	뒤정강근
Transversus abdominis	복횡근	배가로근
Trapezius	승모근	등세모근
Triceps brachii	상완삼두근	위팔세갈래근
Triceps	삼두근	세갈래근

모든 운동은 신체를 아는 것으로부터!!

요가 아나토미 개정판
해부학적으로 쉽게 배우는 요가

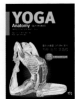

요가 아나토미는 완전히 새로운 관점에서 각각의 요가 동작을 보여준다. 즉, 정확한 요가 자세 뿐만 아니라 요가 동작을 할 때 호흡의 흐름과 근육, 관절 움직임의 해부구조를 엑스레이 필름을 보듯이 투영해서 볼 수 있도록 정리한 요가 교재이다.

저자: 레슬리 카미노프 · 에이미 매튜스
역자: 한유창 이종하 오재근
가격: 24,000원

▶ 원정혜 박사 추천도서

필라테스 아나토미 개정판
해부학적으로 쉽게 배우는 필라테스

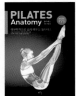

상세한 설명과 단계적인 지침, 그리고 명쾌한 해부 그림을 통해 필라테스 운동과 프로그램의 내부를 들여다 보게 한다.

저자: 라엘 아이자코비츠 · 캐런 클리핑어
역자: 이지혜 오재근 최세환 한유창
가격: 25,000원

스트레칭 아나토미 3판 개정
해부학적으로 쉽게 배우는 스트레칭

『스트레칭 아나토미』는 여러 분야의 전공에 도움이 되는 책이다. 의학, 간호학, 체육, 물리치료, 스포츠마사지, 에어로빅, 무용, 육상, 구기운동, 보디빌딩 등 자신의 전공에 맞게 이 책을 응용할 수 있다.

저자: 아놀드 G. 넬슨 · 주코 코코넨
역자: 오재근 이종하 한유창
가격: 23,000원

보디빌딩 아나토미 개정판
신체 기능학적으로 배우는 웨이트트레이닝

보디빌딩 아나토미는 스포츠 지도자는 물론이고 사회체육을 전공하는 대학생, 보디빌더, 보디피트니스 선수, 퍼스널 트레이너, 그리고 야구, 축구 등 각 종목 체력 담당 트레이너 및 1·2급 생활스포츠지도사 및 전문스포츠지도사 자격을 취득하기 위해 준비하는 수험생들의 필독서이다.

저자: 닉 에반스
역자: 창용찬
가격: 25,000원

골프 아나토미 개정판
신체 기능학적으로 배우는 골프

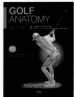

비거리 향상과 정확한 샷 게임 능력 향상, 그리고 부상 없이 골프를 즐기는 것은 모든 골퍼들의 바람일 것이다. 『골프 아나토미』는 이러한 골퍼들의 바람을 충족시켜 줄 수 있는 몸을 만드는 데 큰 도움이 되는 책이다.

저자: 크레이그 데이비스 · 빈스 디사이아
역자: 박영민 오재근 이종하 한유창
가격: 28,000원

보디웨이트 트레이닝 아나토미
신체 기능학적으로 배우는 보디웨이트 트레이닝

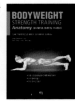

보디웨이트 트레이닝의 과학과 운동방법을 배울 수 있는 특별한 책으로, 언제 어디서나 할 수 있는 가장 효과적인 보디웨이트 운동 156가지가 컬러 해부 그림, 단계적인 운동 설명 및 상세한 운동 지침을 통해 소개되어 있다.

저자: 브레트 콘트레레즈
역자: 정태석 홍정기 오재근 권만근
가격: 22,000원

달리기 아나토미 개정판
신체 기능학적으로 배우는 달리기의 모든 것

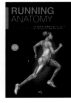

달리기에 적합한 근력, 스피드, 지구력을 향상시키는 비법과 동작의 효율성을 최적화하는 법, 부상을 최소화하는 법, 장비에 관한 것 등 달리기에 대한 모든 것을 알려준다.

저자: 조 풀리오 · 패트릭 밀로이
역자: 최세환 오재근 한유창
가격: 24,000원

수영 아나토미
신체 기능학적으로 쉽게 배우는 수영

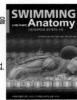

수영에 적합한 근력, 스피드, 지구력을 길러주는 운동과 4가지 영법에서의 근골격계 역할을 그림으로 보여준다.

저자: 이안 맥클라우드
역자: 오재근 육현철 이종하 최세환 한규조
가격: 19,000원

▶ 최일욱, 지상준, 김진숙 감독 추천도서

무술 아나토미
신체 해부학적으로 배우는 무술

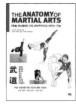

태권도 용무도 합기도 유도 검도 쿵푸 무에타이 등 무술 수련자를 위한 최고의 훈련 지침서로 차기 메치기 넘기기 등에 사용되는 근육에 대한 해부학적 운동 가이드이다.

저자: 노먼 링크 · 릴리 쵸우
역자: 오재근 조현철 김형돈 이재봉 최세환
가격: 19,000원

축구 아나토미 개정판
신체 기능학적으로 쉽게 배우는 축구

근력, 스피드, 민첩성과 순발력을 길러 축구 경기력을 향상시키는 비법을 알려준다. 선수, 코치 혹은 팬이든, 진정한 축구인이라면 반드시 읽어야 할 책이다.

저자: 도널드 T. 커켄달 · 애덤 L 세이어즈
역자: 이용수 오재근 천성용 정태석 한유창
가격: 27,000원

댄스 아나토미 개정판
해부학적으로 쉽게 배우는 댄스

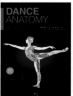

발레, 모던 댄스, 힙합댄스, 재즈댄스, 사교댄스 등을 배우는 학생뿐만 아니라 댄스, 댄스 지도자, 안무가, 댄서를 치료하는 의료인에게 매우 유용한 책이다.

저자: 재키 그린 하스
역자: 한유창 최세환 오재근
가격: 29,000원

사이클링 아나토미 개정
신체 기능학적으로 배우는 자전거 라이딩

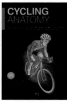

사이클링에서 파워를 최대화하고 부상을 최소화하며, 운동 수행능력을 최고로 향상시킬 수 있는 89가지의 가장 효과적인 운동법이 담겨 있다.

저자: 섀넌 소븐덜
역자: 이종하 오재근 한유창
가격: 28,000원

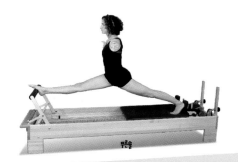

필라테스 지도자와 교습생을 위한 교과서

엘리 허먼의
필라테스 리포머
ELLIE HERMAN'S PILATES REFORMER

100개 이상의 리포머 동작 수록
- 단계적이고 체계적으로 구성된 동작 사진 수록
- 올바른 호흡법 및 구체적인 동작 요령 설명
- 운동 효과 및 재활 적용 사항 서술
- 특별 조언 및 이미지 형상화
- 레벨별 동작 별도

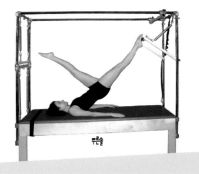

필라테스 지도자와 교습생을 위한 교과서

엘리 허먼의
필라테스 캐딜락
ELLIE HERMAN'S PILATES CADILLAC

35개 이상의 캐딜락 동작 수록
- 단계적이고 체계적으로 구성된 동작 사진 수록
- 올바른 호흡법 및 구체적인 동작 요령 설명
- 운동 효과 및 재활 적용 사항 서술
- 특별 조언 및 이미지 형상화

필라테스 지도자와 교습생을 위한 교과서

THE PILATES WUNDA CHAIR

필라테스
운다 체어

해부학적으로 배우는 기구 필라테스 체어

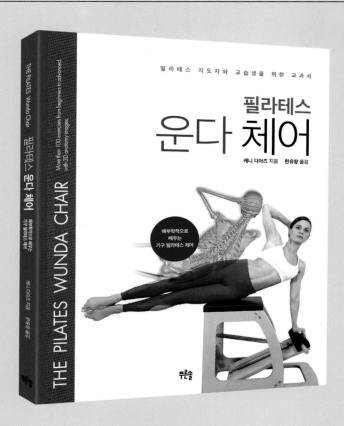

100개 이상의 필라테스 체어 동작 수록

- 체계적으로 구성된 동작 사진 및 3D 해부 그림 수록
- 운다 체어를 스트레칭 도구로 사용하는 방법 소개
- 운동 프로그램의 설계 원칙과 사례 제시